肿瘤相关病症中医外治手册

王绍霞　王　红　张怀宝　主编

河南科学技术出版社

·郑州·

图书在版编目（CIP）数据

肿瘤相关病症中医外治手册/王绍霞，王红，张怀宝主编. —郑州：河南科学技术出版社，2015.11（2017.12 重印）

ISBN 978-7-5349-7991-0

Ⅰ.①肿… Ⅱ.①王… ②王… ③张… Ⅲ.①肿瘤-外治法-手册 Ⅳ.①R273-62

中国版本图书馆 CIP 数据核字（2015）第 249992 号

出版发行：河南科学技术出版社

地址：郑州市经五路 66 号　　邮编：450002

电话：（0371）65737028　65788613

网址：www.hnstp.cn

策划编辑：李喜婷　范广红　胡　静

责任编辑：胡　静

责任校对：柯　姣

封面设计：张　伟

版式设计：张金霞

责任印制：张艳芳

印　　刷：河南新华印刷集团有限公司

经　　销：全国新华书店

幅面尺寸：170 mm×240 mm　　印张：14.25　　彩插：4　　字数：220 千字

版　　次：2015 年 11 月第 1 版　　2017 年 12 月第 3 次印刷

定　　价：38.00 元

主编简介

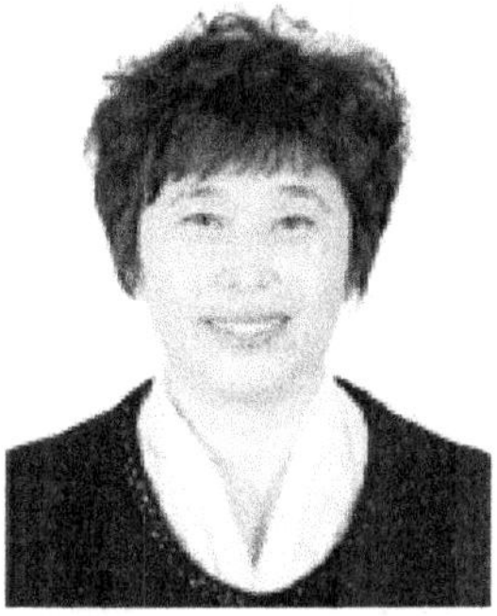

王绍霞，女，主任护师，硕士生导师，外聘教授，河南省肿瘤医院中西医肿瘤外治中心负责人，中西医结合科护士长。世界中医药学会联合会肿瘤外治法专业委员会常务理事，河南省护理学会安宁护理学组组长，河南省中医药学会中西医结合专业委员会副主任委员，河南省护理学会中医、中西医结合护理专业委员会副主任委员，郑州市中医药学会中西医结合护理专业委员会副主任委员。发表学术论文30余篇，获得厅级科研成果3项，主持省级、厅级科研课题各1项。

专业特长：从事肿瘤临床工作33年，采用中医外治方法，在治疗顽固性呃逆、恶心、呕吐、腹泻、便秘、纳差、嗳气、腹胀、手足综合征、疼痛、失眠、癃闭等肿瘤患者伴随病症方面及肿瘤临床护理、临终关怀方面有丰富经验。

编委会名单

主　编　王绍霞　王　红　张怀宝

副主编　刘晓莉　唐静雯　李红杰　孟照英　明　月　刘红静

编　委　姬亚明　史雪林　赵　婵　陈倩倩　陈丽敏　赵亚莉　李莉莉　王瑞娟　高亚娜　黄　玉

摄　影　姬亚明

序一

清代著名医家费伯雄对于疾病治疗有着深刻的认识，其曰："天下无神奇之法，只有平淡之法，平淡之极，方能神奇。"这说明中医临床治疗的关键在于对于身体的必要尊重与顺从。"平淡之法"，即指对身体不刺激、不对立、不征服，在一种完全顺从身体的变化之下展开对疾病的治疗。这种理念非常符合当今癌症临床治疗"以人为本"的思想，而中医外治更体现了这种"平淡之法"的魅力和神奇。

肿瘤综合治疗的开展，突出了中医药在肿瘤治疗中的作用，而中医外治作为中医治癌的奇招以其简单性、方便性、无毒性和有效性在肿瘤临床治疗中显示了其独到的优势和特色。中医外治法是与中医的内服药物治疗方法相对而言的。其与内治法一样，均是以中医的整体观念和辨证论治思想为指导，运用各种不同的方法将药物施于皮肤、孔窍、腧穴等部位，以发挥其疏通经络、调和气血、解毒化瘀、扶正祛邪等作用，使失去平衡的脏腑阴阳得以重新调整和改善，从而促进机体功能的恢复，达到治癌防癌，改善患者生活质量，有效控制临床症状和对放射治疗、化学治疗减毒增效的目的。

肿瘤中医外治可以说具有悠久的历史，在《灵枢·痈疽》中就有记载："发于腋下赤坚者，名曰米疽，治之以砭石，……涂以豕膏。"豕膏系指用豕脂调制的软膏剂。唐代孙思邈用赤龙汤及天麻洗之，敷二物飞乌膏及飞乌散治疗乳岩，提出若始作者，可敷黄芩漏芦散及黄连胡粉散。陈实功创乾坤一气膏敷贴外治，专治痞积，毋论新久立效；创飞龙阿魏化坚膏治疗失荣，倡导内外结合治疗肿瘤；同时，创皮试，预测疾病转归。清代吴师机在《理瀹骈文》中运用很多外用方法治疗肿瘤，有膏药疗法、湿热疗法、腊疗法、泥疗法等，丰富了肿瘤外治的理论和方法。现代医家在继承前人经验的基础上，不断创新，在肿瘤中医外治临床研究中多有创新和发展，特别在控制肿瘤、减轻症状，缓解癌性疼痛，控制癌性胸腹水，防治手术并发症，治疗化疗和放疗的损伤等多方面发挥了越来越重要的作用。

河南省肿瘤医院的王绍霞教授率先建立了国内首家中西医肿瘤外治中心，尤其是在西医肿瘤专科医院中，实在难能可贵。王绍霞教授在临床实践中不断总结，积极探索和推广中医药外治在肿瘤临床中的应用，并组织编写了《肿瘤相关病症中医外治手册》，读后感受颇深，这是一本非常符合临床需要的好书，值得一读！

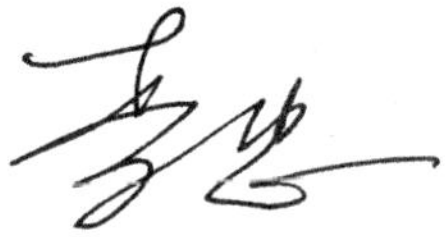

北京中医药大学东直门医院教授

世界中联肿瘤外治法专业委员会常务副会长兼秘书长

2015 年 7 月 26 日

序二

肿瘤是严重威胁人类健康的常见病、多发病，其发病率逐步上升，严重影响百姓的健康，而肿瘤患者的生活质量是社会关注的焦点。中医外治法是在中医整体观和辨证论治思想的指导下，因人、因时、因病而灵活应用的综合治疗方法之一。

河南省肿瘤医院中医外治组王绍霞主任及其团队，通过多年中医外治的临床应用，积累了一定临床经验，他们把中医辨证施治理论与中医技术相结合，用于减轻肿瘤患者常见症状，减轻痛苦，提高生活质量，取得了较好的效果，得到患者的广泛认可。《肿瘤相关病症中医外治手册》是他们多年临床经验的总结。

本书的特点是突出中医特色技术的综合应用，把症状与辨证、辨证与技术综合分析，使中医特色技术实施更具有实用性和指导性，方法具体，可供医务人员借鉴。希望读者通过相互交流学习，在中医外治上不断创新与发展。

中国中医科学院广安门医院护理部主任

中华中医药学会护理分会主任委员

2015 年 8 月 18 日

前　言

兴趣是最好的老师。记得在我上小学的时候，姐姐的脚上长了 2 个鸡眼，她走路变得一瘸一拐。我突然想到父亲的一个朋友曾说过，用一种植物的茎点燃熏烤可以治疗鸡眼，就和姐姐像做游戏似的，找来这种“药材”在姐姐脚上的病变部位熏烤起来，每个鸡眼熏烤大约 40 分钟后，姐姐的脚居然感觉不到行走时的疼痛了。而且，一周后 2 个鸡眼先后完整脱落，40 年过去了至今没有复发。以后这种方法又为多名同学和邻居治好脚疾，使我幼小的心中充满了为人解除痛苦的快乐，对医学产生了极大的兴趣，最大的梦想就是长大当一名能驱除病魔的医务工作者。

1982 年护理专业毕业后，我被分配到河南省肿瘤医院，看到肿瘤患者在接受手术、放射治疗、化学治疗的同时，还要忍受肿瘤伴随病症：术后胃肠瘫痪综合征，尿潴留，放射性肠炎，放射性皮炎，放射治疗和化学治疗所致的恶心、呕吐、腹痛、腹泻、便秘、骨髓抑制、失眠、抑郁、顽固性呃逆等病症的折磨，对于这些病症西医治疗方法要么收效甚微，要么副作用很大，患者常常痛苦难耐。我想到了中医，便通过阅读当时能借到的中医书籍和医学期刊，尝试着用中医外治的方法去解决，先后在治疗恶心、呕吐、腹痛、骨髓抑制、失眠、顽固性呃逆等方面取得了较好疗效。我从郑州大学临床医疗专业毕业后，师从河南中医药大学针灸推拿系黄喜梅教授，后又被派送到中国中医科学院西苑医院进修学习，中医基础理论渐感有所提高，中医外治基本技能在临床实践中不断得到完善。

经过 30 多年的临床实践，从辨证分型到采用中医外治方法，我渐渐形成了自己的特色，在治疗肿瘤相关病症方面取得了较好疗效，得到医院领导的重视和支持，在国内肿瘤专科医院成立了首家中西医肿瘤外治中心。医院先后从上海、南京等中医药大学引进4名博士、硕士，从全院抽调8名护士分别派送到全国各大中医院进修学习，组成了10余人的中医外治团队。医院为我们提供了约2 000平方米的诊疗场所，确保有需求的患者能够得到及时的治疗，给我们开展中医外治奠定了坚实的基础。

本书中的外治方法，是我30余年临床实践及我的外治团队的经验总结，其中不仅蕴含着患者及其家属对疾病的态度，更饱含着他们对医者的信赖和对健康的渴望。期望能通过本书，给同行在治疗肿瘤相关病症及疑难杂症方面，予以启迪，起到抛砖引玉的作用，以造福广大肿瘤患者，并使祖国传统的中医外治方法得以传承和发扬光大。

谨对30年来给予我帮助、信任和支持的老师、同行、领导表示衷心的谢意。由于本人水平所限，加之图片拍摄角度误差等因素，疏漏之处在所难免，敬请专家同仁不吝赐教。

王绍霞

2015年10月

目　　录

总　论

各　论

总论

第一章　中医外治法在肿瘤治疗中的运用

外治法是相对于内治法而言，泛指一切口服药物以外的施于体表或从体外施治的疗法。它们主要利用药物透过皮肤、黏膜、腧穴（又称穴位）、孔窍等部位直接吸收，发挥整体和局部调节作用。

人体是一个有机的整体，内脏疾病必然会在体表、经络、九窍有所反映，即所谓“有其内必形著于外”。中医外治法治疗肿瘤源远流长，早在公元前1300年的甲骨文中，就有对中医外治经验的大量文字描述，《灵枢·痈疽》曰：“发于腋下赤坚者，名曰米疽，治之以砭石，欲细而长，疏砭之，涂以豕膏。”经文中的“豕膏”即是用豕脂调制而成的外用软膏剂，《景岳全书·积聚》云：“凡坚硬之积，必在肠胃之外、募原之间，原非药力所能猝至，……以攻其外。”张景岳已经认识到对于肿瘤，内用药常常“非药力所能猝至”，需借助外治法直达病所，内外同用方可起到治疗作用。后世吴师机在《理瀹骈文》中提出：“外治治理，即内治治理，外治之药即内治之药，所异者法耳。”他临证善用敷、熨、熏、擦等各种外治方法，治疗多种疑难病症，尤其是症瘕、痈疽等类似现代肿瘤的病症。近些年来，中医外治法以其独特的优势，在肿瘤的治疗与调护过程中发挥着越来越大的作用，在直接杀灭瘤体，治疗癌性疼痛、恶性腹水、放射治疗（简称放疗）和化学治疗（简称化疗）后毒副反应及防治术后并发症等方面都有良好的效果。

一、中医外治方法

中医外治的方法，大致有以下几种。

1. 贴敷法

（1）直接贴敷法：通常采用新鲜生药，捣成泥状，外敷于肌表。常用外敷的生药有扶桑叶、仙人掌、芦荟、海带、蒲公英、蟾蜍皮等。适用于防治因静脉给予化疗药物而对局部组织和血管造成强烈刺激所引起的局部持续性疼痛。

（2）膏药外敷法：膏药是中医外治法的一大特色，主要包括软膏剂和硬膏剂。临床根据病情辨证选药，制成膏剂后外敷于肌表特定部位，如肿瘤对应的体表部位、疼痛部位、穴位或者脏腑体表投影区域应用范围较广，在肿瘤治疗的全过程皆可配合使用。

（3）散剂外敷法：散剂是将药物粉碎，混合均匀，制成粉末状制剂。与膏剂相比，制备更为简便，吸收更快，节省药材，而且便于使用和携带。其适用范围与膏剂类似，多用于癌性腹水、癌性疼痛、术后并发症等。

2. 涂擦法

涂擦法主要针对酊剂而言，酊剂多为中药经过乙醇或白酒泡制而成，直接涂擦于肌表，具有活血化瘀、舒经通络、行气散滞、利水消肿、镇静止痛之功。尤其适用于各种癌性疼痛及化疗引起的静脉炎等。

3. 熏洗法

熏洗法是用中药煎汤，乘其热气进行熏蒸、淋洗和浸浴病患部位的方法。此法借助药力和热力的综合作用，可疏通腠理，流通气血，去腐生肌，减轻渗出，改善局部血供和全身功能。适用于术后并发症、癌性疼痛等。

4. 灌肠法

灌肠法是将中药药液从肛门灌入或者点滴入肠道，以发挥药液在肠道内对肿瘤的直接抑制和杀灭作用，达到治疗肿瘤、缓解症状目的的一种方法。此法主要针对胃肠道肿瘤及其并发症等。

5. 雾化吸入法

雾化吸入法是利用现代雾化技术将中药雾化后，通过口鼻吸入而达到治疗目的的一种方法。此种方法简便，吸入时口咽黏膜用药均匀，吸收面积较大，温度接近体温，药物易于进入黏膜表皮细胞，但是由于其给药途径的特殊性，决定了其应用范围不是很广，临床常用于肺部及鼻咽部的肿瘤。

6. 穴位注射法

穴位注射法是将药物注射入穴位内，通过经络穴位的作用发挥穴位和药物的双重治疗作用。常用的中药注射液有黄芪注射液、当归注射液、丹参注射液、柴胡注射液、参附注射液等，临床亦有用西药注射液的，如地塞米松、丙酸睾丸酮、粒细胞集落刺激因子、复合维生素 B 等。

7. 针灸法

针刺法能够疏通经络，祛痰散结，调和气血，改善气血运行，临床应用方便，无成瘾性和毒副作用。随着现代科学技术的发展，针刺疗法有了很大改进，诸如皮内针、电针等临床已经很常见。针刺法多用于癌性疼痛、癌性肠梗阻，以及化疗引起的骨髓抑制、恶心、呕吐等。艾灸法能够通经活络，行气活血，祛湿逐寒，消肿散结，同时借其温热刺激达到改善微循环、提高机体免疫功能的目的。多适用于放疗、化疗毒副反应和改善癌症晚期患者生活质量。

随着临床技术手段的进步，中医外治的方法与治疗范围都有了一定的发展。当前临床多用的肿瘤外治法有局部薄贴法、围敷法、腐蚀法、熏洗法、填塞法、灌肠法、中药离子透入法、超声药物透入法、中药介入疗法、腔内中药注入法、雾化吸入法等，具有简、便、验、廉的特点。

二、中医外治法的疗效

中医外治法在肿瘤治疗中的显著疗效主要表现在以下几个方面。

1. 止痛

癌性疼痛（简称癌痛）是慢性疼痛之最烈者，多发生在癌症的中晚期，世界卫生组织的统计资料表明，70%的癌症晚期患者可出现显著疼痛，每年至少有 350 万癌症患者遭受疼痛的折磨。缓解疼痛是治疗的重要一环，也是一大难题。目前多采用强力镇痛西药，以图暂时缓解，但其毒副作用众所周知。我国传统医学对癌症很早就有认识，认为肿瘤多由癌毒、痰湿胶结导致肿块，肿块阻塞经络，致使气滞血瘀，瘀则不通，不通则痛。临床上可供辨证选用的止痛药物很多，在行气、活血、通络、消肿、清热、散结等诸药之中都有止痛药，辨证辨病结合配制的外敷中草药制剂对各种癌痛疗效尤其明显，可直接作用于病变部位，并持久发挥镇痛作用。

2. 消块

外治法不仅在癌痛方面有独特的疗效，还能标本兼治，抑制和缩小瘤体。现代医学诊断的恶性肿瘤，多属中医积聚范畴。因此，在外治法中多选用活血化瘀药物。由于麝香能“通诸窍，开经络，透筋骨，……治积聚”，因此成为膏药中的常见药物，借以统率诸药由表入里，以达到治本的目的。

3. 逐水

在肺癌、胃癌、肝癌等中晚期患者中，胸腹水较常见，且多为血性，不能被利尿剂所缓解，并可引起低钾等电解质紊乱，具有顽固、量大、反复出现的特点，患者容易产生抗药性。

4. 提高免疫功能

大量的临床实验表明，针刺、艾灸、气功锻炼等传统外治疗法可以提高机体的免疫功能，提高患者的生活质量。

近年来随着世界卫生组织对针灸疗效的肯定，中医外治疗法在全世界范围内得到广泛的运用，以其简单、方便、安全、有效、无污染等特点，深受各国人民的喜爱。特别是 2014 年 11 月在北京举行的“世界中医药学会联合会肿瘤外治法专业委员会成立大会暨第一届国际学术年会”更促进了中医外治在肿瘤中的发展，为中医药的更广泛运用提供了桥梁。

第二章　阴阳、五行与精气学说

一、阴阳学说

阴阳，是中国古代哲学的一对重要范畴。阴阳学说是中国古代朴素的对立统一理论，是人们借以认识和解释世界的一种世界观和方法论。阴阳的起源可以追溯到夏商时代，而阴阳学说的形成，则不晚于春秋战国时期。西周末年，人们已用阴阳的矛盾运动来解释节气、地震等自然现象。《易经》中用阴爻（--）和阳爻（—）两种符号来表示阴阳。成书于战国至秦汉之际的《黄帝内经》引入了阴阳学说以阐述人体的生理功能、病理变化及人与自然界的关系，将阴阳学说与医学结合，形成了独具特色的中医阴阳学说，自此阴阳学说成为中医理论体系密不可分的一个重要组成部分。

（一）阴阳的基本概念

阴阳，是对自然界相互关联的某些事物和现象对立双方的概括，它既可以代表两个互相对立的事物，也可以代表同一事物内部存在的相互对立的两个方面。阴阳最初的含义甚为朴素，以日光向背而言——向光者为阳，背光者为阴。向阳的地方光明、温暖；背阳的地方黑暗、寒冷。于是古人即以光明、黑暗、温暖、寒冷分阴阳，经过漫长的历程，其含义被渐次引申。

（二）阴阳的属性

阴阳学说认为，宇宙间凡属相互关联且又相互对立的事物或现象，或同一事物内部相互对立的两个方面，都可以用阴阳来概括分析其各自的属性。前者如天与地、日与月、水与火等；后者如寒与热、升与降、明与暗等。划分阴阳的标准为“水火”标准。一般来说，凡是运动的、外向的、上升的、温热的、无形的、明亮的、兴奋的都属于阳；相对静止的、内守的、下降的、寒冷的、有形的、晦暗的、抑制的都属于阴。如就天地而言，则“天为阳，地为阴”，由于天气清轻向上故属阳，地气重浊凝滞故属阴；就水火而言，则“水为阴，火为阳”，由于水性寒而润下故属阴，火性热而炎上故属阳；就物质的运动变化而言，“阳化气，阴成形”，物质从有形化为无形的过程属于阳，由无形凝聚成有形的过程属于阴。将阴和阳的相对属性引入医学领域，人体中具有中空、外向、弥散、推动、温煦、兴奋、升举等特性的事物及现象统属于阳，而具有实体、内守、凝聚、宁静、凉润、抑制、沉降等特性的事物和现象统属于阴，如脏为阴而腑为阳，精为阴而气为阳，营气为阴而卫气为阳，等等。

事物的阴阳属性不是绝对的，而是相对的。其相对性有两方面的内容，一方面表现为在一定的条件下，阴阳之间可以相互转化，即阴可以转化为阳，阳也可以转化为阴；另一方面则体现了事物的无限可分性，即阴阳之中还可以再分阴阳。

（三）阴阳学说的基本内容

1. 阴阳的对立制约

阴阳对立制约，是指阴阳双方具有相互制约、相互斗争和相互排斥的特性。阴阳学说认为，自然界一切事物或现象都存在着相互对立的阴阳两个方面，如上与下、左与右、天与地、动与静、出与入、升与降、昼与夜、明与暗、寒与热、水与火等。阴阳双方是对立的，好似矛盾双方，互不相容；同时由于对立互制的结局使事物和现象得到统一。如天与地构成地球，白天与黑夜构成一日，一呼一吸维持生命，新陈代谢维持能量守恒。

阴阳的相互对立，主要表现于它们之间的相互斗争、相互制约。正是由于阴与阳之间的这种相互对立制约才维持了阴阳之间的动态平衡，因而促进了事物的发生、发展和变化。如春、夏、秋、冬四季有温、热、凉、寒的气候变化，春夏之所以温热，是因为春夏阳气上升抑制了秋冬的寒凉之气；秋冬之所以寒冷，是因为秋冬阴气上升抑制了春夏的温热之气的缘故。这是自然界阴阳相互制约、相互消长的结果。

人体处于正常生理状态下，相互对立着的阴阳两方面也不是平平静静、各不相干地共处于一个统一体中，而是处在相互制约、相互排斥、相互消长的动态之中的。人体阴阳之间的动态平衡，是阴阳双方相互对立、相互制约的结果。如人体中的阳气能推动和促进机体的生命活动，加快新陈代谢，而人体中的阴气能调控和抑制机体的代谢和各种生命活动，阴阳双方相互制约而达到协调平衡，则人体生命活动健康有序，即《素问·生气通天论》所说的“阴平阳秘，精神乃治”。

如果阴阳之间的对立制约关系失调，动态平衡遭到了破坏，则标志着疾病的产生。阴阳双方中的一方过于亢盛，则过度制约另一方而致其不足，即《素问·阴阳应象大论》所说的“阴胜则阳病，阳胜则阴病”，可称为“制约太过”。阴阳双方中的一方过于虚弱，无力抑制另一方而致其相对偏盛，即通常所说的“阳虚则阴盛”“阴虚则阳亢”，或“阳虚则寒”“阴虚则热”，可称为“制约不及”。

2. 阴阳的互根互用

阴阳互根，即指阴和阳任何一方都不能脱离另一方而单独存在，每一方都以相对的另一方的存在作为自己存在的前提和条件。阴阳学说认为，一切事物或现象中相互对立着的阴阳两个方面具有相互依存、互为根本的关系。如没有上也就无所谓下，没有下也就无所谓上；没有热也就无所谓寒，没有寒也就无所谓热；等等。所以说阳依存于阴，阴依存于阳。阴阳的这种相互依存的关系，称为“互根”。

阴阳互用，是指阴阳双方具有相互资生、促进和助长的关系。《素问·阴阳应象大论》说：“阴在内，阳之守也；阳在外，阴之使也。”其指出阳以阴为基，阴以阳为偶；阴为阳守持于内，阳为阴役使于外，阴阳相互为用，不可分离。如王冰注《素问·生气通天论》说：“阳气根于阴，阴气根于阳，无阴则阳无以生，无阳则阴无以化。”

3. 阴阳相互消长

阴阳消长，即指阴阳双方不是一成不变的，而是处于不断的增长和消减的变化之中，双方在彼此消长的运动过程中保持着动态平衡。其表现形式有：此长彼消（阴长阳消、阳长阴消），此消彼长（阴消阳长、阳消阴长），此长彼亦长（阴长阳长、阳长阴长），此消彼亦消（阴消阳消、阳消阴消）。

4. 阴阳相互转化

阴阳转化，是指在一定条件下阴阳双方可以向其各自相反的方向转化，即阳可以转化为阴，阴可以转化为阳。例如一年四季气候的变化，属阳的夏天可以转化为属阴的冬天，属阴的冬天又可以转化成属阳的夏天；人体的病证，属阳的热证可以转化为属阴的寒证，属阴的寒证又可以转化为属阳的热证。

阴阳相互转化，一般都产生于事物发展变化的“物极”阶段，即所谓“物极必反”。如果说阴阳消长是一个量变的过程，那么阴阳转化则是在量变基础上的质变。热性病中由高热突然出现体温下降、四肢厥冷等，即属于“突变”的形式。在疾病的发展过程中，阴阳的转化常常表现为在一定条件下的表证与里证、寒证与热证、虚证与实证的相互转化。如邪热壅肺的患者，表现为高热、面红、咳喘、气粗、烦渴、脉数有力等，属于阳实热证。邪热极盛，耗伤正气，可致正不敌邪，而突然出现面色苍白、四肢厥冷、精神萎靡、脉微欲绝等一派虚寒表现的阴证。再如寒饮中阻的患者，本为阴证，但寒饮停留日久，郁滞不行，可以化热，转为阳证。上述两个病例中，前者的热毒极重，后者的寒饮停久，即是促成阴阳相互转化的内在必备条件。

（四）阴阳学说在中医学中的应用

1. 说明人体的组织结构

人体是一个有机整体，人体内部充满着阴阳对立统一的关系。中医学根据阴阳学说来“解剖”人体结构，执简驭繁，简单实用。从人体部位来说，上部为阳，下部为阴；体表为阳，体内为阴；背属阳，腹属阴；四肢外侧为阳，四肢内侧为阴。以脏腑来分，五脏（心、肝、脾、肺、肾）属阴，因其功能以静为主；六腑（胆、胃、小肠、大肠、膀胱、三焦）属阳，因其功能以动为主。五脏之中又可根据其位置分为阳脏（心、肺）和阴脏（肝、脾、肾），每一脏腑之中又可将其功能归为阳，而其物质归为阴。此外，经络亦可分为阳经、阴经等。

2. 概括人体的生理功能

中医学认为人体的正常生命活动是阴阳两个方面保持着对立统一的协调关系的结果。所谓健康，就是阴阳平衡状态。人体的物质基础属阴，而生理功能活动属阳，二者互相依存。生理活动以物质为基础，而生理活动的结果又不断促进物质的新陈代谢。如果人体的阴阳不能相互依存，相互为用，人的生命就会中止。

3. 阐释人的病理变化

阴阳学说还被中医学用来说明人体的病理变化，认为疾病的发生，是人体阴阳失衡所致。阴阳失衡的表现形式很多，可归纳为阴或阳的偏盛偏衰，以及对另一方的累及等，这些可统称为“阴阳不和”。许多情况下，疾病发生、发展的过程，就是正邪抗争、各有胜负的过程。这一过程可以用阴阳偏胜、阴阳偏衰、阴阳互损、阴阳转化给以概括性的解释。

（1）阴阳偏胜：包括阴偏胜和阳偏胜，是指在邪气作用（或本身功能病理性亢奋）下所致的阴或阳的任何一方高于正常水平的病变。《素问·阴阳应象大论》说：“阴胜则阳病，阳胜则阴病。阳胜则热，阴胜则寒。”

（2）阴阳偏衰：包括阴偏衰（阴虚）和阳偏衰（阳虚），是指阴或阳低于正常水平的病理变化。《素问·调经论》指出：“阳虚则外寒，阴虚则内热。”由于阳虚，不能制约阴寒，可出现虚寒征象，即阳消阴长，“阳虚则寒”；阴虚，无力制约阳热，可出现虚热征象，即阴消阳长，“阴虚则热”。

（3）阴阳互损：是指体内的正气，特别是阴液与阳气之间的病理关系，包括阴损及阳和阳损及阴。阴阳互损体现了阴阳互根互用的关系。阴阳互损的最终表现为“阴阳俱损”“阴阳两虚”。

（4）阴阳转化：是指阴阳失调所表现出的病理现象，在一定的条件下可以相互转化。《素问·阴阳应象大论》中的“重寒则热，重热则寒”及“重阴必阳，重阳必阴”就是说明这类病理情况。

4. 指导疾病的诊断和治疗

由于中医认为疾病发生发展的原因是阴阳失调，所以对于任何疾病，无论其病情如何复杂多变，都可以用阴阳学说加以诊断。中医诊断疾病首先要分清阴阳，既可以用阴阳来概括证型，又可以用阴阳来分析四诊。如望诊色泽鲜明者属阳，晦暗者属阴；闻诊声音洪亮者属阳，语声低微者属阴；脉象浮、数、洪大者属阳，沉、迟、细小者属阴等。从证型来看，病位在表属阳，实证属阳，热证属阳；而病位在里属阴，虚证属阴，寒证属阴等。

在决定治疗原则和临床用药时，中医学也是以阴阳学说作为指导的。如对于阳邪过盛所致的实热证，以热者寒之的原则用寒凉药物清热；对于阴盛所致的实寒证，则应以寒者热之的原则用温热药来祛寒；而对于阴虚所致的虚热证，要以滋阴药以补虚；对于阳虚引起的虚寒证，则要以温阳药以补阳；在阴阳两虚的情况下，就必须阴阳两补，如气血双补。六味地黄丸中的山茱萸之“阳中求阴”就体现了阴阳互根互用原理。

阴阳学说还可用来概括中药的性味，并用以指导临床使用。一般来说，寒、凉药属阴，温、热药属阳；味酸、苦、咸者属阴，味辛、甘、淡者属阳；具有收敛、沉降作用者属阴，而具有发散、升浮作用者属阳。在临床用药时，应当根据疾病的阴阳性质决定治疗原则，再根据药物的阴阳属性来决定用药。

5. 指导疾病的预防

中医学认为，人体内部的阴阳变化如能保持与天地间阴阳变化协调一致，就能够祛病延年。如在春夏季节保养阳气，秋冬季节固阴气，以顺应四时、调节阴阳，不仅可使人体健康，并可增强预防疾病的能力。相反，如果不能顺应四时、把握阴阳，便会导致疾病的发生。

二、五行学说

（一）五行学说的基本概念

“五”指木、火、土、金、水五种物质，“行”有运动变化、生生不息之意。“五行”又称“五材”，中国古代人民在长期的生活和生产实践中认识到木、火、土、金、水是构成世界必不可少的最基本的物质，认为宇宙万物都是由这五类属性的物质发生、发展、运动、变化的结果，五行之间存在着既相互资生又相互制约的因果关系，在不断的相生相克运动中维持着动态的平衡，这就是五行学说的基本涵义。

中医学把五行学说应用于医学领域，以五行学说来阐释人体局部与局部、局部与整体、体表与内脏的有机联系及人体与外在环境的统一。五行学说作为一种思维方法贯穿于中医学理论体系的各个方面，用以说明人体的生理病理，并指导疾病的诊断和治疗，成为中医学理论体系的重要组成部分。

（二）五行学说的基本内容

1. 五行的各自特性

（1）“木曰曲直”：曲，屈也；直，伸也。曲直，是指树木的枝条具有生长、柔和、能屈能伸的特性。引伸为凡具有生长、升发、条达、舒畅等性质或作用的事物和现象，归属于木。

（2）“火曰炎上”：炎，是焚烧、炎热、光明之义；上，是上升。炎上，是指火具有炎热、上升、光明的特性。引伸为凡具有温热、上升、光明等性质或作用的事物和现象，归属于火。

（3）“土爰稼穑”：爰，通“曰”；稼，即种植谷物；穑，即收获谷物。稼穑，泛指人类种植和收获谷物的农事活动。引伸为凡具有养育、生化、承载、受纳性质或作用的事物和现象，归属于土。故有“土载四行”“万物土中生”“万物土中灭”和“土为万物之母”的说法。

（4）“金曰从革”：从，顺也；革，即变革。从革，是指金有刚柔相济之性：金之质地虽刚硬，可作兵器以杀戮，但有随人意而更改的柔和之性。引伸为凡具有沉降、肃杀、收敛等性质或作用的事物和现象，归属于金。

（5）“水曰润下”：润，即滋润、濡润；下，即向下、下行。润下，是指水具有滋润、下行的特性。引伸为凡具有滋润、下行、寒凉、闭藏等性质或作用的事物和现象，归属于水。

从上述五行的特性中可以看出，五行学说中的木、火、土、金、水已经不仅仅是这五种具体物质本身，而是五种物质不同属性的概括。

2. 对事物属性的五行分类

五行学说依据五行各自的特性，对自然界的各种事物和现象进行归类，从而构建了五行系统。事物和现象五行归类的方法，主要有取象比类法和推演络绎法两种。

（1）取象比类法：“取象”，即从事物的形象（形态、作用、性质）中找出能反映本质的特有征象；“比类”，即以五行各自的抽象属性为基准，与某种事物所特有的征象相比较，以确定其五行归属。事物或现象的某一特征与木的特性相类似，则将其归属于木；与水的特性相类似，则将其归属于水；其他以此类推。例如，以方位配五行：日出东方，与木升发特性相似，故东方归属于木；南方炎热，与火特性相类似，故南方归属于火；日落于西方，与金之沉降相类似，故西方归属于金；北方寒冷，与水之特性相类似，故北方归属于水；中原地带土地肥沃，万物繁茂，与土之特性相类似，故中央归属于土。

（2）推演络绎法：即根据已知的某些事物的五行归属，推演归纳其他相关的事物，从而确定这些事物的五行归属。例如，已知肝属木（大前提），由于肝合胆、主筋，其华在爪、开窍于目（小前提），因此，可推演络绎胆、筋、爪、目皆属于木；同理，心属火，则小肠、脉、面、舌与心相关，故亦属于火；脾属土，胃、肌肉、唇、口与脾相关，故亦属于土；肺属金，大肠、皮肤、毛发、鼻与肺相关，故亦属于金；肾属水，膀胱、骨、发、耳、二阴与肾相关，故亦属于水。

3. 五行的生克乘侮

五行学说以五行间的相生、相克关系来探索和阐述事物间的相互联系和相互协调，以五行间的相乘、相侮关系来探索事物间协调平衡被破坏后的相互影响。

（1）相生：是指一事物对另一事物具有促进、助长和资生的作用。五行中相生的次序是：木生火，火生土，土生金，金生水，水生木，依次相生，如环无端，生化不息。在五行的相生关系中，任何一“行”都具有“生我”和“我生”两方面的关系，生我者为母，我生者为子。所以，五行相生的关系又叫“母子关系”。以水为例，生我者为“金”，则金为水之母；我生者为“木”，则木为水之子。其他四行以此类推。

（2）相克：是指一事物对另一事物的生长和功能具有制约的作用。五行相克的次序是：木克土，土克水，水克火，火克金，金克木。这种关系中，任何一“行”都具有“我克”和“克我”两方面的关系，我克者为我所胜，克我者为我所不胜。因此，五行的相克关系又称为“所胜”与“所不胜”的关系。以“木”为例，克我者为“金”，我克者为“土”；那么土就是木之“所胜”，金就是木之“所不胜”。其他四行以此类推。

（3）相乘：意为乘虚侵袭，是指一行对另一行的过度克制。

（4）相侮：就是持强凌弱，指一行对另一行的反克。例如：金本克木，木本克土，但当木气亢盛，土气虚衰时，由于金不能对木加以克制，亢盛的木不仅可以乘土之虚而“乘土”，同时也会反过来持己之强来“侮金”。五行的乘侮关系，是五行关系失去正常协调的表现。

（三）五行学说在中医学中的应用

1. 说明五脏生理功能及相互关系

（1）说明五脏的生理特点：五行学说将人体五脏分别归属于五行，并以五行的特性来说明五脏的生理功能。①肝木：木有生长、升发、舒畅、条达的特性，肝喜条达而恶抑郁，有疏通气血、调畅情志的功能，故以肝属木；②心火：火有温热、向上、光明的特性，心主血脉以维持体温恒定，心主神明为脏腑之主，故以心属火；③脾土：土性敦厚，有生化万物的特性，脾主运化水谷、化生精微以营养脏腑形体，为气血生化之源，故以脾属土；④肺金：金性清肃、收敛，肺具有清肃之性，以清肃下降为顺，故以肺属金；⑤肾水：水具有滋润、下行、闭藏的特性，肾有藏精、主水功能，故以肾属水。

（2）构建天人一体的五脏系统：五行学说除以五行特性类比五脏的生理特点外，还以五脏为中心，推演络绎整个人体的各种组织结构与功能，将人体的形体、官窍、精神、情志等分归于五脏，构建以五脏为中心的生理病理系统，并将自然界的五方、五气、五色、五味等与人体的五脏联系起来，建立了以五脏为中心的天人一体的五脏系统，将人体内外环境联结成一个紧密联系的整体。如"东方生风，风生木，木生酸，酸生肝，肝生筋，……肝主目"，这样把自然界的东方、春季、青色、风气、酸味等，通过五行的木与人体的肝、筋、目联系起来，构筑了联系人体内外的肝木系统，体现了天人相应的整体观念。

（3）说明五脏之间的生理联系：五脏的功能活动不是孤立的，而是互相联系的，而五行的相生相克即说明了五脏的相互资生和相互制约的关系。

2. 表述脏腑间的病理影响

五行学说还可以说明病理情况下脏腑的相互影响。不论是一脏（腑）受病还是多脏（腑）受病，本脏（腑）的病可以传至他脏（腑），他脏（腑）的病也可以影响本脏（腑）。如肝病可以传脾（木乘土），脾病也可以传肝（土侮木），肝脾也可以同病（木郁土虚），肝病也可以传心（母传子病）、传肺（木侮金）、传肾（子病及母）。肝病如此，其他脏（腑）也可类推，都可以用五行生克乘侮的关系，说明它们在病理上的相互影响。

3. 用于指导诊断和治疗

（1）指导脏腑用药：不同的药物可分为青、赤、黄、白、黑"五色"及酸、苦、甘、辛、咸"五味"，按照五行归属来确定药物性能。青色、酸味入肝，赤色、苦味入心，黄色、甘味入脾，白色、辛味入肺，黑色、咸味入肾。如白芍、山茱萸味酸入肝经，以补肝之精血；丹参味苦、色赤入心经，以活血安神；石膏色白、味辛入肺经，以清肺热；白术色黄、味甘，以补益脾气；玄参、生地色黑、味咸入肾经，以滋养肾阴等。

（2）控制疾病的传变：根据五行生克乘侮理论，五脏中一脏有病，可以传及其他四脏而发生传变。如肝有病可以影响到心、肺、脾、肾等脏。心、肺、脾、肾有病也可以影响肝脏。因此治疗时除治疗本脏腑病变外，还要依据生克乘侮规律，照顾其他脏腑，预防传变。《难经·七十七难》说："见肝之病，则知肝当传之于脾，故先实其脾气。"这里的"实其脾气"，是指在治疗肝病的基础上佐以补脾、健脾之法。

（3）确定治则治法：依据五行相生规律，虚则补其母，实则泻其子。补母，适用于母子关系的虚证。如肝血不足，除须用补肝血的药物（如白芍等）外，还可以用补肾益精的药物（如何首乌等），通过"水生木"的作用促使肝血的恢复。泻子，适用于母子关系的实证。如肝火炽盛，除须用清泻肝火的药物（如龙胆草、柴胡等）外，还可用清泻心火的药物（如生地黄、木通等），通过"心受气于肝""肝气舍于心"的机制，以消除亢盛的肝火。

依据五行相克规律，抑强扶弱。人体五脏相克关系异常而出现的相乘、相侮等病理变化的原因，不外乎"太过"和"不及"两个方面。抑强，适用于相克太过引起的乘侮病证。如肝气横逆，乘脾犯胃，出现肝脾不调、肝胃不和之证，称为"木旺乘土"，治疗应以疏肝平肝为主。扶弱，适用于相克之力不及或因虚而被乘袭所产生的乘侮病证。如肝虚气郁，影响脾胃之健运，则称为"木不疏土"，治宜补肝和肝为主，兼顾健脾之法。

三、精气学说

（一）精的概念

精，又称"精气"，与"气"同义，均为宇宙万物生成的原始物质，但含有"气中之精粹"的意义。如《管子·内业》说："精也者，气之精者也。"

（二）气的概念

气，指一切无形的、不断运动的物质。气极其细微而分散，用肉眼是看不见的，故古人称为"无形"，但是由于气的活动力很强，而且不断地运动，人们可以从事物的运动变化中测知气的存在。

（三）精气学说的内容

1. 精气是构成宇宙的本原

精气学说认为宇宙的产生是精气运动的结果，天、地、水、火、日、月、时间、气候等世界万事万物都是精气的变化所致。如《素问·阴阳应象大论》曰："积阳为天，积阴为地"。精气为事物的起点，也是事物的终点，始终处于如环无端的循环之中。宇宙万物之气的存在形式不过两种，一种是无形的，一种是有形的。所谓“有形”，指无形的气凝聚而稳定的状态，就形成了看得见摸得着的实体，“有生于无”（《道德经》），称为“形质”，简称“形”；所谓“无形”，即精气处于弥散而运动的状态，充塞于无垠的宇宙空间，是精气的基本存在形式，此时有形化为无形，称为“无形”，简称“气”。如煤气的液化气、气化液过程，正如古人云“阳化气，阴成形”。

2. 精气的运动与变化

精气的运动，称为气机。气机的运动形式多种多样，归纳为四种：升、降、出、入。升，即由下向上的趋势和运动；降，即由上向下的趋势和运动；出，即由内向外的趋势和运动；入，即由外向内的趋势和运动。这些运动，从不停息，正常情况下，以其自身协调的规律，始终保持升与降、出与入的相对的、动态的平衡状态。通过精气的运动，必然产生各种各样的变化，这些变化，称为气化。气化的表现十分复杂，如无形之气变为有质之形；有质之形化为无形之气；无形再变为另一种无形；有形再变为另一种有形；有形之体本身不断变化，共同构成世界万物之间之“气与形”“气与气”“形与形”“形自变”四类气化形式。

气化过程分为“化”与“变”两种不同的类型。《素问·天元纪大论》说：“物生谓之化，物极谓之变。”化，是指气的缓和运动所促成的某些改变，类似于今之“量变”；变，是指气的剧烈运动所促成的显著变化，类似于今之“质变”。不管“化”，还是“变”，皆取决于气的运动。一旦气的运动停止，则各种变化也就终止。故说气的运动是产生气化过程的前提和条件，而在气化过程中又寓有气的各种形式的运动。气的运动维持气化过程是永恒的、不间断的，它们是宇宙万物发生、发展与变化的内在机制。故万物皆气化，气化生万物。如动物之生、长、壮、老、已，植物的生、长、化、收、藏，无不如此。气化，不知何时开始，但却永无停止。

气的运动和气化的关系十分密切，即必须通过气的运动才能产生气化。如果气的升降出入运动一旦停止，气化也就停止了。所以，气机是气化的前提，没有气机，就没有气化，也就没有世界一切变化。故《素问·六微旨大论》中提到：“出入废则神机化灭，升降息则气立孤危。”动物和植物的气化，必须在气机运动中才能得以顺利进行。精气构成整个世界，气机促使气化，世界因此成为永恒。万事万物，都是气机气化的具体表现。

3. 精气是天地万物相互联系的中介

物体与物体之间看似相互独立，没有联系，其实充满着精气，并相互作用，互相渗透，发生感应甚至是交换。因此，精气一是充当了天、地、万物之间的中介，将宇宙万事万物联系在一起成为一个整体；二是使万物得以相互感应，万物之间通过精气形成相通状态。《灵枢·岁露》说："人与天地相参，与日月相应也。"例如万有引力，磁石与地球极性，乐器之共振与和弦，日月潮汐与女子月经等。

4. 天地精气化生为人

人类由天地阴阳精气交感化合而生，人类不仅有生命，还有精神活动，并且都依赖于精气及活动。《素问·宝命全形论》说："人以天地之气生，四时之法成。""天地合气，命之曰人。"庄子说："人之生，气之聚也。聚则生，散则死。"天地之精气是构成人体的基本物质。

（四）精气学说在中医学中的应用

1. 对精气生命理论构建的影响

（1）精气是人体生命的动力，是对人体有益之气，是生命活动的动力。人之五脏六腑、形体官窍、血和津液等，皆为有形属静之物质，必须在气机的推动下才能活动。如心主行血，肺司呼吸，脾主运化水谷之精微，肾司封藏先天之精气，肝主疏泄等生理功能，都是在气的推动下进行的。

（2）精气足，则生命活动正常。人于出生之前，在母体中已得到了父母给予的先天之精气；出生之后，通过肺吸入自然之清气，由脾胃吸收水谷之精气。三气相合，经过气化，化生人体之精气。这种气推动着人体脏腑、经络、形体和官窍的生理功能活动。精气充足，则生理活动正常，生命力旺盛；若精气不足，则气虚，推动全身或局部的生理功能活动无力，继而出现全身或局部虚弱的征象，而补气治疗后，精气充足，诸症亦随之消失。

（3）人体的运动必须协调而通畅。人体气的运动和自然界一样，具有升、降、出、入四种形式。在正常情况下，升与降、出与入保持平衡状态。如失去平衡，则为病态。如升力不足为气陷，发为内脏下垂；下降不足则气逆，发为咳、呕等；气行不畅为气滞，发为胀、痛等。调整气机不畅状态则可以促使人体恢复健康。

2. 对中医学整体观念构建的影响

中医学的整体观念，即中医学对人体自身的完整性及人与自然、社会环境相统一的认识。它认为人体自身是一个有机整体；人生活在自然、社会环境中，必然受到自然与社会环境各种变化的影响，人类在适应自然与社会环境的斗争中维持着机体的生命活动。

古代哲学的精气学说认为，精气的概念涵盖了自然、社会、人类的各个层面，精气是自然、社会、人类及其道德精神获得统一的物质基础；精气是宇宙万物的构成本原，人类为自然万物之一，与自然万物有着共同的化生之源；运行于宇宙中的精气，充塞于各个有形之物之间，具有传递信息的中介作用，使万物之间产生感应。这些哲学思想渗透到中医学中，促使中医学形成了同源性思维和相互联系的观点，构建了表达人体自身完整性及人与自然社会环境统一性的整体观念。

中医学认为，人与自然、社会环境之间时刻进行着各种物质与信息的交流：通过肺、鼻及皮肤，体内外之气进行着交换；通过感官，感受与传递着自然与社会环境中的各种信息。因而通过气的中介作用，人与自然、社会环境之间是相互统一的。自然、社会环境的各种变化，对人体的生理、病理则产生一定影响。剧烈的气候变化与社会动荡，则引致病邪的产生，侵犯人体而致疾病发生。中医学的整体观念，强调从宏观上、从自然与社会的不同角度，全方位研究人体的生理病理及疾病的防治。

第三章　藏象与经络

一、藏象学说

（一）藏象的概念

藏，同“脏”，是指隐藏于体内的内脏，包括五脏、六腑和奇恒之腑（通称为“脏腑”），是以五脏为中心的五个生理病理系统。象，是这五个生理病理系统的外在现象和比象。形象，指内脏的解剖形态；征象，指内脏反映于外的生理病理现象；应象，指五脏对应四时阴阳之象。

藏象，又作“脏象”，是指隐藏于体内的内脏及其表现于外的生理病理征象及与自然界相通应的事物和现象。

脏腑是内脏的总称，它包括五脏（心、肝、脾、肺、肾）、六腑（胆、胃、小肠、大肠、膀胱、三焦）及奇恒之府（脑、髓、骨、脉、胆、女子胞）。

藏象学说是研究各脏腑的形态结构、生理功能、病理变化和脏腑与精气血津液神之间、脏腑之间、脏腑与形体官窍及自然社会环境之间相互联系的学说。它是中医学特有的关于人体生理病理的系统理论，也是中医学理论体系的核心部分。

（二）脏腑的分类及其生理特点

五脏属于实体性脏器，藏精气而不泻，满而不能实；六腑属于中空有腔性脏器，传化物而不藏，实而不能满；奇恒之府为中空有腔性脏器，藏精气而不泻。

1. 五脏

（1）心：心位于胸中，两肺之间，膈膜之上，外有心包包裹。心的主要功能是主血脉和主神志。心开窍于舌，其华在面，在志为喜，在液为汗。心与小肠相表里。

(2) 肺：肺位于胸腔，左右各一，覆盖于心之上，又称“华盖”。肺的主要生理功能是主气、司呼吸，主宣发肃降，通调水道。肺外合皮毛，开窍于鼻，在志为忧，在液为涕。肺与大肠相表里。

(3) 脾：脾位于中焦，主要功能是主运化、升清和统摄血液。脾开窍于口，其华在唇，主肌肉四肢，在志为思，在液为涎。脾与胃相表里。

(4) 肝：肝位于胁部。肝的主要生理功能是主疏泄和主藏血。肝开窍于目，主筋，其华在爪，在志为怒，在液为泪。肝与胆相表里。

(5) 肾：肾位于腰部，故称“腰为肾之府”。肾的主要生理功能是藏精，主水，主纳气。肾主骨生髓，其华在发，开窍于耳和二阴，在志为恐，在液为唾。肾与膀胱相表里。

2. 六腑

(1) 胆：胆附于肝，胆内所藏胆汁由肝之余气所生化。胆的主要生理功能是主决断，助消化。胆的形态似腑，胆汁直接帮助消化食物，故为六腑之一。因胆藏精汁，而无传化水谷的功能，故又属奇恒之府。

(2) 胃：胃位于中焦，上口为贲门接食管，下口为幽门通小肠。胃分三部，分别称为上脘、中脘、下脘，统称胃脘。胃的主要生理功能是受纳与腐熟水谷和主降浊。

(3) 小肠：小肠位于腹中，上接幽门与胃相通，下端接阑门与大肠相连。小肠的主要生理功能是受盛化物和泌别清浊。

(4) 大肠：大肠位于腹中，上端在阑门处与小肠相接，下端紧接肛门。大肠的主要生理功能是传化糟粕。传化，即传导、变化。大肠接受小肠下输的食物残渣，向下传导，同时吸收其中部分水液，将糟粕变为粪便，经肛门排出体外。大肠的功能失调，主要表现为传导失常和排便的改变。

(5) 膀胱：膀胱位于下腹。膀胱的主要生理功能是贮存和排泄尿液。水液经肾的气化生成尿液，下输于膀胱。膀胱内的尿液贮存到一定容量，经肾和膀胱的气化作用，可及时自主地排出体外。膀胱功能失调，主要表现为尿液的排泄失常。

(6) 三焦：六腑之三焦的形态结构被认为是腹腔中的肠系膜及大小网膜，其生理功能为疏通水道和运行水液。

部位之三焦的生理功能为通行诸气和运行水液。其按部位划分为上焦

(膈以上，包括心、肺)、中焦（膈至脐，包括脾胃、肝胆)、下焦（脐以下，包括肾、膀胱、大肠、小肠等)。

3. 奇恒之腑

奇恒之腑是脑、髓、骨、脉、胆、女子胞的总称。其形态似腑，功能似脏，故曰“奇恒”。

髓、骨、脉、胆前面已介绍。

(1) 脑：脑居于头颅内，由髓汇集而成，故又称“髓海”。脑的生理功能有：①主宰生命活动；②主精神意识；③主感觉运动。

(2) 女子胞：女子胞，又称“胞宫”，即子宫。位于小腹部，在膀胱之后，大肠之前，呈倒梨状。其生理功能有：①主持月经；②孕育胎儿。

(三) 脏腑之间的关系

1. 五脏之间的关系

(1) 心与肺：心主血，肺主气，心血载气并维持肺之呼吸，肺气助心行血。

(2) 心与脾：心主血，脾主运化，心血滋养维持脾运，脾运化水谷精微化生心血。心主血，推动血行；脾统血，血行脉道，共同维持血液的正常运行。

(3) 心与肝：心主血，推动血行；肝藏血，贮藏调节血量，共同维持血液运行。心主神志，主管精神活动；肝主疏泄，调节情志活动。

(4) 心与肾：心火下降，肾水上济，心肾水火相济，心肾相交（水火既济)。心肾不交则出现失眠、心悸、怔忡、心烦、腰膝酸软等临床表现。

(5) 肺与脾：肺司呼吸，吸入自然界清气；脾主运化，吸收水谷之精气；二气聚于胸中，生成宗气。肺通调水道，输布排泄水液；脾运化水液，吸收输布水液，共同维持水液代谢正常。

(6) 肺与肝：肺气，主清肃下降；肝气，主疏泄升发；一升一降，使全身气机调畅。

(7) 肺与肾：肺（为水之上源）主通调水道，肾（为主水之脏）主水，二者保证水液正常输布排泄。肺（为气之主）司呼吸，肾（为气之根）主纳气，共同完成呼吸运动。

(8) 肝与脾：肝（主疏泄)，调畅气机，分泌胆汁，协助脾运；脾（主运化)，运化正常有利于肝之疏泄。肝藏血，调节血量；脾统血，固摄血液，维持血液的正常运行。

(9) 肝与肾：肝藏血，滋肾化精；肾藏精，养肝化血；精血同源，肝肾同源。

(10) 脾与肾：脾运化水谷精微充养肾精，肾阳温煦以助脾运。

2. 脏与腑之间的关系

脏与腑之间的关系主要是阴阳表里相互配合的关系。脏为阴，腑为阳；阳者为表，阴者为里。一脏一腑，一里一表，相互配合，由其经络互为络属，使得五脏与六腑生理功能相互联系，病理变化相互影响。

二、经络学说

（一）经络的概念

经络是运行气血、联系脏腑和体表及全身各部的通道，是人体功能的调控系统。经络是由经脉和络脉所组成。

经，有路径之意，是经络系统中的主干；络，有网络之意，是经脉别出的分支，较经脉细小，纵横交错，遍布全身，浅而在表。

经络学说是阐述人体经络的循行分布、生理功能、病理变化及其与脏腑相互关系的学说。经络学说是针灸推拿学科的基础，也是中医基础理论的重要组成部分。

（二）经络系统的组成

经络系统的组成有：十二经脉（经络的主体，起运行气血的主导作用）、奇经八脉（一些特殊的经脉，对各经络起统率、联络和调节气血的作用）、十二经别（经脉深部的分支，起表里相合的作用）、十五络脉（经脉外部的分支，起沟通表里和渗灌气血的作用）、三百六十五络（经络的小支，联系各腧穴）。

（三）经络的作用

经络的作用有：①联络内外，网络全身；②运行气血，协调阴阳；③抗御病邪，反映证候；④传导感应，调整虚实。

（四）经络学说的临床运用

经络学说不仅可以说明人体的生理功能，还可以说明病理变化，指导辨证归经、针灸治疗和预防保健，在临床应用广泛。

第四章　临床常用辨证方法

辨证，是在望、闻、问、切四诊所得信息的基础上进行诊断的思维过程。严格地说，辨证是指根据症状、体征等临床资料，在中医学理论指导下，进行综合分析，认识现阶段疾病的各种证素，并做出具体证名诊断的过程。中医学在发展过程中形成的辨证分类方法有多种，其中最基本最常用的方法是八纲辨证、脏腑辨证和经络辨证。

一、八纲辨证

八纲辨证是指把四诊所收集的资料经过综合分析，将病变概括为阴、阳、表、里、寒、热、虚、实八个部分，从而辨清病的部位、性质、正邪盛衰、类别的辨证方法。

八纲辨证将病证从类别上分为阴证、阳证，从病位上分为表证、里证，从病性上分为寒证、热证，从邪正盛衰上分为虚证、实证。

（一）阴阳辨证

阴阳是八纲中的总纲。

1. 阴证

阴证是指阳气虚衰或寒邪凝滞的证候。

临床表现：精神萎靡，面色苍白，畏寒肢冷，气短声低，口不渴，便溏，尿清长，舌淡胖嫩、苔白，脉弱。其证候属虚、属寒。

2. 阳证

阳证是指体内热邪壅滞或阳气亢盛的证候。

临床表现：身热面赤，精神烦躁，气壮声高，口渴喜饮，大便秘结，小便短赤，舌红绛、苔黄，脉洪、滑、实等。

（二）表里辨证

表、里是辨疾病部位、病情轻重和病势趋向的两个纲。

1. 表证

表证是指病邪侵袭人体卫表、肌肤的证候。

（1）临床表现：发热、恶寒或恶风、舌苔薄白、脉浮为主。

（2）病程特点：病程短，恶风、恶寒。

2. 里证

里证是与表证相对而言，指病变部位深、累及脏腑气血的一类病证。

（1）临床表现：“非表即里”，即凡除表证及半表半里证的特定证候外均属里证范畴。主要以脏腑功能失调的临床表现为主。

（2）病程特点：病程长，不恶风寒，脉象不浮。

（三）寒热辨证

寒热是辨别疾病性质的两个纲。阳盛则热，阴盛则寒。阳虚生内寒，阴虚生内热。寒热是阴阳偏盛、偏衰的具体表现。辨寒和热，是辨疾病的性质，是治疗中立法用药的依据之一，如寒者热之，热者寒之。

1. 寒证

寒证是指感受寒邪或阳虚阴盛，表现为机体功能活动抑制或衰减的证候。

临床表现：恶寒或畏寒，喜暖，口淡不渴，面色苍白，肢冷蜷卧，小便清长，大便稀溏，舌淡、苔白而滑，脉迟。

2. 热证

热证是指感受热邪或阳盛阴伤，表现为机体功能活动亢进的证候。

临床表现：发热喜凉，口渴喜冷饮，面红目赤，烦躁不宁，痰涕黄稠，大便秘结，小便短赤，舌红、苔黄而干，脉数。

（四）虚实辨证

虚实是用以概括和辨别正气强弱和正邪盛衰的两个纲。

1. 虚证

虚证指人体正气不足，脏腑功能衰退，气、血、阴、阳虚损的证候。

（1）血虚证：指血液不足，不能濡养全身各部所表现出的证候。

（2）气虚证：指全身或某一脏腑功能减退所表现出的证候。

（3）阴虚证：指体内阴液不足、亏损所表现的证候。

（4）阳虚证：指体内阳气不足所表现出的证候。

2. 实证

实证是指邪气盛，脏腑功能亢盛的证候。

二、脏腑辨证

脏腑辨证是指根据脏腑的生理功能和病理特点，辨别脏腑病位及脏腑阴阳、气血、虚实、寒热等变化，从而为治疗提供依据的辨证方法。

（一）心

1. 心气虚

心悸，胸闷，气短，精神疲倦，活动后加重，面色白，或有自汗，舌淡嫩，脉虚等。

2. 心阳虚与心阳暴脱

心悸，心胸憋闷或痛，自汗，畏冷肢凉，面色淡白，或嘴唇紫暗，舌淡胖、苔白滑，脉弱或结代，或见肢体浮肿。

3. 心血虚

心悸，头晕，健忘，多梦，面色淡白或萎黄，唇舌色淡，脉细弱。

4. 心阴虚

心悸，心烦，失眠，多梦或见五心烦热，盗汗，午后潮热，两颧发红，舌红少津，脉细而数。

5. 心火亢盛

发热，心烦，失眠，面赤，口渴，尿黄，便结，舌尖红赤、苔黄，脉数；或见舌赤烂疼痛；甚或狂躁谵语，神志不清。

6. 心脉痹阻

心悸怔忡，心胸憋闷或刺痛，痛引肩背内壁，时发时止，舌暗或有紫斑，脉细涩或结代。

7. 痰迷心窍

神识痴呆，朦胧昏昧或精神抑郁，表情淡漠，喃喃自语，举止失常或突然不省人事，喉中痰鸣，舌苔白腻，脉缓而滑。

8. 痰火扰心

发热，口渴，面赤气粗，便秘尿赤；或喉间痰鸣，胸闷，心烦，不寐，甚则狂躁妄动，胡言乱语，哭笑无常，舌红、苔黄腻，脉滑数。

（二）肺

1. 肺气虚

咳嗽无力，动则气短，痰液清稀，声音低怯，神疲乏力，或有自汗、畏风，易于感冒，面色淡白，舌质淡嫩、苔白，脉虚或浮而无力。

2. 肺阴虚

干咳少痰或痰黏难咳，口燥咽干，形体消瘦，五心烦热，颧红、盗汗或痰中带血，甚则咯血，舌红少津，脉细数。

3. 风寒犯肺

咳嗽，痰稀色白，微恶寒，发热，喉痒，鼻塞，流清涕，无汗，舌苔薄白，脉浮紧。

4. 风热犯肺

咳嗽，痰少色黄黏稠，鼻塞，咽喉疼痛，口微渴，身热恶风，舌尖红、苔薄黄，脉浮数。

5. 燥邪犯肺

干咳无痰或黏痰难咳，咳甚则胸痛，甚或咯血，口鼻唇咽干燥，便结，常兼头身酸楚，微有恶寒发热，舌淡、苔薄白或薄黄，脉浮细。

6. 寒痰阻肺

咳嗽痰多、色白易咳，胸闷或见气喘，喉中有哮鸣声，恶寒，肢冷，舌淡、苔白腻或白滑，脉弦或滑。

（三）肝

1. 肝气郁结

情志抑郁，易怒，胸闷，喜太息，胸肋、少腹胀闷窜痛，妇女经前乳房、少腹胀痛，月经不调，或咽部有梗阻感，吐之不出，咽之不下，或见颈部瘿瘤，胁下症块，舌苔薄白，脉弦。

2. 肝火上炎

头晕胀痛，面红目赤，口舌咽干，急躁易怒，不眠或恶梦纷纭，胸胁灼痛，便秘尿黄，耳鸣如潮，舌红、苔黄，脉弦数。

3. 肝血不足

眩晕耳鸣，面白无华，爪甲不荣，视力减退，肢体麻木，关节拘急不利，手足震颤，月经量少色淡，甚则闭经。舌淡、苔白，脉细。

4. 肝阳上亢

眩晕耳鸣，头目胀痛，面红目赤，急躁易怒，腰膝酸软，失眠多梦，头重脚轻，心悸健忘，舌红少津，脉弦有力或脉细数。

5. 寒滞肝脉

少腹牵引睾丸坠胀疼痛，阴气收引，小腹剧痛或颠顶冷痛，遇寒甚痛，得温痛缓，病见形寒肢冷，呕吐清涎或干呕，舌苔白滑，脉沉紧或弦紧。

6. 肝胆湿热

胁肋胀痛，口苦纳呆，呕恶腹胀，寒热往来，黄疸，大便不调，小便短赤或阴囊湿疹，睾丸红肿热痛，妇女带下黄臭，外阴瘙痒，舌红、苔黄腻，脉细数。

（四）脾

1. 脾阳虚

腹胀纳少，大便溏泄，或周身浮肿，或白带量多质稀，腹痛喜温喜按，四肢欠温，舌淡胖、苔滑白，脉沉迟无力。

2. 脾气虚

腹胀纳少，食后尤甚，大便溏薄，并见全身乏力，肢体倦怠，气短懒言，形体消瘦或见肥胖浮肿，面色萎黄，舌淡、苔白，脉缓弱。

3. 脾气下陷

脘腹重坠作胀，食后益甚；或肛门便意频繁且坠重不适，甚则脱肛，舌淡、苔白，脉细缓。

4. 脾不统血

便血、尿血、鼻出血、牙龈出血或妇女月经过多、崩漏等，常伴食少便溏，神疲乏力，少气懒言，面色无华，舌淡，脉弱。

5. 寒湿困脾

脘腹痞闷胀痛，食少便溏，泛恶欲吐，口淡不渴，头身困重，或见面色萎黄或肌肤面目发黄，而其色泽晦暗如烟熏或肢体浮肿。舌苔白腻，脉濡缓。

6. 湿热蕴脾

脘腹痞闷，呕恶厌食，尿黄或面目肌肤发黄，黄色鲜明如橘子皮，口干而苦，便溏或肢体困重，皮肤发痒，舌红、苔黄腻，脉濡数。

（五）胃

1. 胃寒

胃脘冷痛，轻则绵绵不止，重则拘急剧痛，遇寒加剧，得温则减，口淡不渴，泛吐清水，呃逆呕吐，舌淡，苔滑白，脉弦或迟。

2. 胃热

胃脘灼痛、吞酸嘈杂，渴喜冷饮，消谷善饥或食入即吐，口臭，牙龈肿痛、腐烂或出血，苔黄、舌红少津，脉滑数。

3. 胃虚

胃脘隐痛，口干唇燥，饥不欲食或干呕呃逆，大便干燥，便秘，舌红少苔或光红，脉细数。

4. 胃实

脘腹胀痛，厌食，口气酸臭或酸腐蚀臭，大便不爽，舌苔垢腻，脉滑。

（六）肾

1. 肾阳虚

面色㿠白或黧黑，形寒肢冷，腰膝以下尤甚，腰膝酸软而痛，男子阳痿、精冷，女子宫寒不孕，小便清长，夜尿多或尿少浮肿，腰以下肿甚，按之没指，舌淡胖或舌边有齿痕、苔白滑，脉沉弱。

2. 肾阴虚

腰膝酸软而痛，头晕，耳鸣，失眠，健忘，齿松，发脱，口咽干燥，形体消瘦，五心烦热，潮热盗汗，骨蒸发热，颜面午后潮红，男子阳强易举、遗精、早泄，女子经少或经闭、崩漏，小便短黄，舌红少津、少苔，脉细数。

3. 肾不纳气

久喘不止，呼多吸少，气不得续，动则喘息更甚，咳嗽吐痰稀薄，甚或尿随咳出，自汗神疲，声音低怯，耳鸣失聪，腰膝酸软，舌淡胖、苔白滑，脉细沉无力。喘息严重者，可见冷汗淋漓，肢冷面青；脉浮大无根；或见气短息促，颧红心烦，躁扰不宁，咽干口燥，舌红少津，脉细而数。

4. 肾气不固

神疲，耳鸣，重听，腰膝酸软，小便频数清长，或尿后余沥不尽，或遗尿，夜尿多，甚至小便失禁；男子遗精，女子带下清稀，或胎动易滑，大便滑泄不止甚至失禁；舌淡，脉弱。

5. 肾虚水泛

周身浮肿，下肢尤甚，按之如泥，腰腹胀满，尿少，咳逆上气，痰多稀薄，动则喘息，舌苔淡白，脉沉滑。

（七）膀胱

膀胱湿热

尿频、尿急、尿道灼痛、尿色黄赤短少，或有发热腰痛，或尿血，或尿中有沙石，舌红、苔黄腻，脉数。

三、经络辨证

经络辨证，是以经络学说为理论依据，对患者的若干症状、体征进行分析综合，以判断病属何经、何脏、何腑，从而进一步确定发病原因、病变性质、病理转机的一种辨证方法，是中医诊断学的重要组成部分。

经络是人体经气运行的通道，又是疾病发生和传变的途径。其分布周身，运行全身气血，联络脏腑肢节，沟通上下内外，使人体各部相互协调，共同完成各种生理活动。故当外邪侵入人体，经气失常，病邪会通过经络逐渐传入脏腑；反之，如果内脏发生病变，同样也循着经络反映于体表，在体表经脉循行的部位，特别是经气聚集的腧穴之处，出现各种异常反应，如麻木、酸胀、疼痛，对冷热等刺激的敏感度异常，或皮肤色泽改变，或见脱屑、结节等。如《素问·脏气法时论》曰："肝病者，两胁下痛，引少腹；……肺病者，喘咳逆气肩背痛。"胁下、少腹、肩背便是该脏经络循行之处。正由于经络系统能够有规律地反映出若干证候，因此临床根据这些证候，用经络辨证的方法以进一步确定病变性质及其发展趋势。

经络辨证与脏腑辨证互为补充，二者不可截然分开。脏腑病证侧重于阐述脏腑功能失调所出现的各种症状，而经络病证则主要是论述经脉循行部位出现的异常反应，对其所属脏腑病证论述较为简略，是对脏腑辨证的补充，对临床各科，特别是针灸、按摩、气功等治疗具有重要意义。

（一）十二经脉病证

十二经脉，包括手、足三阴经和三阳经。它们的病理表现有三个特点：一是经脉受邪、经气不利出现的病证与其循行部位有关，如膀胱经受邪则腰背、腘窝、足跟等处疼痛；二是与经脉特性和该经所属脏腑的功能失调有关，如肺经为十二经之首，易受外邪侵袭而致气机壅塞，故见胸满、咳喘气逆等肺失宣降的症状；三是一经受邪常影响其他经脉，如脾经患病可出现胃脘疼痛、食后作呕等胃经病证。综上可见十二经病证是有一定规律可循的，掌握其规律和特点，便可以帮助我们推求出病因病机与病名，更好地指导临床。

1. 手太阴肺经病证

手太阴肺经病证是指手太阴肺经经脉循行部位及肺脏功能失调所表现的临床证候。肺主气，司呼吸，连喉系，属于太阴经，多气多血，每日寅时周身气血俱注于肺。

（1）临床表现：肺胀、咳喘、胸部满闷，缺盆中痛，肩背痛，或肩背寒，少气，伤风，自汗出，臑或臂内前廉痛，掌中热，小便频数或色变等。

（2）证候分析：肺者生气之源，其脉循胃口上膈属肺。肺合皮毛，肌表受邪，内传于肺，失其宣降，致胸闷胀满，咳喘气逆；缺盆为十二经通络，与肺接近，肺气不畅，故见疼痛；肺经行于胸臂间，其经气不利，则肩背及臑、臂内侧前缘疼痛，掌中热；邪客于肌表，卫气郁闭，故是恶寒发热；腠理不固，则汗出；外邪入里化热，或肺经有热，则可见烦渴、咽干；肺为肾母，邪伤其气，故小便频数或色变。

2. 手阳明大肠经病证

手阳明大肠经病证是指手阳明大肠经经脉循行部位及大肠功能失调所表现的临床证候。大肠禀燥化之气，主津液所生，属手阳明经，每日卯时周身气血俱注于大肠。

（1）临床表现：齿痛，颈肿，咽喉肿痛，鼻衄，目黄口干，肩臂前侧疼痛，拇、食指疼痛及活动障碍。

（2）证候分析：手阳明大肠经的支脉，从缺盆上颈贯颊入齿，故病则齿痛、颈肿、咽喉肿痛，大肠经之别络达目，邪热炽盛，则目黄口干；热盛迫血妄行，故鼻衄；病邪阻滞经脉，气血不畅，则肩臂前侧疼痛；拇、食指疼痛及活动障碍，均为本经经脉所及的病变。

3. 足阳明胃经病证

足阳明胃经病证是指足阳明胃经经脉循行部位及胃腑功能失调所表现的临床证候。脾与胃相连，以脏腑而言，均属土；以表里而言，脾阴而胃阳；以运化而言，脾主运而胃主化。足阳明胃经多气血，每日辰时周身气血俱注于胃。

（1）临床表现：壮热，汗出，头痛，颈肿，咽喉肿痛，齿痛，或口角㖞斜，鼻流浊涕，或鼻衄，惊惕狂躁，或消谷善饥，脘腹胀满，或膝腹肿痛，胸乳部、腹股部、下肢外侧、足背、足中趾等多处疼痛，足中趾活动受限。

（2）证候分析：胃经多气多血，受邪后易从阳化热，则见里实热证。里热内盛则壮热；邪热迫津外出致汗出；胃火循经上炎，则见头痛、颈肿、咽喉肿痛、齿痛、口唇疮疹；若风邪侵袭，可见口角㖞斜，鼻流浊涕；热盛迫血妄行，则鼻衄；热扰神明，则惊惕发狂而躁动，胃火炽盛，致消谷善饥；胃病及脾，中焦气阻，则脘腹胀满；胃经受邪，气机不利，则所循行部位如胸乳部、腹股部、下肢外侧，足背、足中趾等多处疼痛，且活动受限。

4. 足太阴脾经病证

足太阴脾经病证是指足太阴脾经经脉循行部位及脾脏功能失调所表现的临床证候。脾为胃行其津液，为十二经脉的根本，属足太阴经，主血少气旺，每日巳时周身气血注于脾。

（1）临床表现：舌本强，食则呕，胃脘痛，腹胀善噫，得后与气则快然如衰，身体皆重。舌本痛、体不能动摇，食不下，烦心，心下急痛，溏泄，症瘕，泄、水团、黄疸，不能卧，股膝内肿厥，足大趾不用。

（2）证候分析：脾经血少气旺，如果经气发生变动，因其脉连舌本，所以发生舌根强硬现象。脾病失运，所以食则呕，胃脘痛，腹胀。若阴盛而上走阳明，故气滞而为嗳气；得后与气则快然如衰者，为脾气得以输转而气通，所以矢气或大便后腹胀和嗳气就得以衰减或暂时消除。脾主肌肉，湿邪内困，故身体皆重。脾不健运，筋脉失养，则舌本痛，肢体关节不能动摇。足太阴支脉，上膈注心中，故为烦心，心下急痛。脾经有寒，则为溏泄；脾经有郁滞则为症瘕。脾病不能制水则为泄，为水闭，为黄疸，不能卧。足太阳脾经起于大趾。上膝股内前廉，故为肿，为厥，为大趾不用等病。

5. 手少阴心经病证

手少阴心经病证，是指手少阴心经经脉循行部位及心脏功能失调所表现的临床证候。手少阴心经少血多气，十二经之气皆感而应心，十二经之精皆贡而养心，故为生之本，神之居，血之主，脉之宗。每日午时周身气血仅注于心。

（1）临床表现：心胸烦闷疼痛、咽干、渴而欲饮、目黄、胁痛、桡臂内侧后缘痛厥，掌中热。

（2）证候分析：心属火脏，故心经病变多见热证。心火内盛，则心胸烦闷疼痛；本经的支脉从心系上挟于咽部，故心火上炎，心阴耗损，则咽干，渴而欲饮；手少阴支脉系于目系，又出于胁下，故目黄胁痛。心脉又循桡臂内侧入掌中，故而可见桡臂内侧后缘痛和掌中发热之征。

6. 手太阳小肠经病证

手太阳小肠经病证，是指手太阳小肠经经脉循行部位及小肠功能失调表现出的临床证候。小肠为受盛之官，化物所出，与心为表里，属太阳经，少气多血。每日未时周身气血俱注于小肠。

（1）临床表现：耳聋、目黄、咽痛，肩似拔、桡似折，颈项肩桡肘臂外后廉痛。

（2）证候分析：小肠经属阳，其病多热。小肠经支脉从缺盆循颈上颊，至目锐眦，即入耳中，故出现聋、目黄、咽痛；肩似拔、桡似折，乃由于手太阳之脉循桡外后廉出肩解绕肩胛，交肩上的缘故。热邪侵袭小肠经脉，则肩、肘、臂外侧后缘等处疼痛。

7. 足太阳膀胱经病证

足太阳膀胱经病证，是指足太阳膀胱经经脉循行部位及膀胱功能失调所表现的临床证候。膀胱为州都之官，藏津液，属太阳经，少气而多血。每日申时周身气血俱注于膀胱。

（1）临床表现：发热，恶风寒，鼻塞流涕，头痛，项背强痛；目似脱项如拔，腰似折，腘如结，踹如裂；癫痫、狂证、疟疾、痔疮；腰脊、腘窝、腓肠肌、足跟和小趾等处疼痛，活动障碍。

（2）证候分析：膀胱经行于背部，易受外邪侵袭。邪客体表，卫阳郁滞，故发热，恶风寒，鼻塞流涕。本经脉上额交颠入络脑，故头痛，项背痛；又因足太阳经起目内眦，还出别下项、抵腰中、过髀枢、下合腘中、贯踹内，故本经有病，疼痛得眼珠好像要脱出一样，颈项好像被人拉拔一样，腰好像要折断一样，膝弯部位好像结扎一样不能弯曲，踹部（小腿肚）像撕裂一样疼痛，股关节屈曲不利，其所过部位均疼痛，足小趾不能随意运动；热邪极盛则发生癫痫、狂证、疟疾；热聚肛门，气血壅滞，则酿生痔疮。

8. 足少阴肾经病证

足少阴肾经病证，是指足少阴肾经经脉循行部位及肾脏功能失调所表现的临床证候。肾脏藏精主水，属阳气初转、阳气乍生的少阴，属少阴经，多气而少血。每日酉时周身气血俱注于肾。

（1）临床表现：面黑如漆柴，头晕目眩；气短喘促，咳嗽咯血；饥不欲食，心胸痛，腰脊下肢无力或痿厥，足下热痛；心烦、易惊、善恐、口热舌干，咽肿。

（2）证候分析：肾虽属阴，内藏元阳，水中有火；肾又为五脏之本，则易影响其脏腑而出现寒热错杂、虚实相兼的证候。肾主水，水色黑，肾精亏损，不能上荣于面，故见面黑如漆柴，头晕目眩；金水相生，肾虚子病及母，故咳唾有血或气促而喘。肾阴不足，虚火上犯于胃，致饥不欲食；心肾不交，故心烦、易惊、善恐、心胸痛；病邪阻滞肾经，则腰脊下肢无力或痿厥，足下热痛。

9. 手厥阴心包经病证

手厥阴心包经病证，是指手厥阴心包经经脉循行部位及心包络功能失常所表现的临床证候。心包络为心之宫城，位居相火，代君行事，属于厥阴经，少气而多血。每日戌时周身气血俱注于心包络经。

（1）临床表现：手心热，臂肘挛急，腋肿，甚则胸胁支满，心烦、心悸、心痛，喜笑不休，面赤目黄等。

（2）证候分析：心包为心之外围，内寄相火，其病多见热证并往往影响到心。手厥阴之脉起于胸中，循胸出胁，入于掌中，故其所循行的部位发生病变，引起手心热，上肘部挛急，腋肿，胸胁支满；气血运行不畅，则心悸、心痛；神魂不宁，则心烦甚或喜笑不休；心火上炎，故目赤目黄。

10. 手少阳三焦经病证

手少阳三焦经病证，是指手少阳三焦经经脉循行部位及三焦功能失调所表现的临床证候。三焦为人体水谷精微化生和水液代谢的通路，总司人体的气化，属手少阳经，少血多气。每日亥时周身气血俱注于三焦。

（1）临床表现：耳聋，心胁痛，目锐眦痛，颊部耳后疼痛，咽喉肿痛，汗出，肩肘、前臂痛，小指、食指活动障碍。

（2）证候分析：三焦之脉上项系耳后，故本经受邪，热邪上扰，则见耳聋，三焦出气以温肌肉、充皮肤，故为汗出。三焦是主气所生病者，气机抑郁，则心胁不舒而痛，肩肘，前臂疼痛，小指、食指活动障碍，都是由于经脉循行之处经气不利所引起。

11. 足少阳胆经病证

足少阳胆经病证，是指足少阳胆经经脉循行部位及胆腑功能失常所表现的临床证候。胆为中精之府，十一经皆取决于胆，属足少阳经，多气少血。每日子时周身气血俱注于胆。

（1）临床表现：口苦、善太息，心胁痛不能转侧，甚则面微有尘，体无膏泽，足外反热。头痛颔痛，缺盆中肿痛，腋下肿，马刀侠瘿，汗出振寒为疟，胸、胁、肋髀、膝外至胫，绝骨外踝前及诸节皆痛，足小趾、次趾不用。

（2）证候分析：胆经为人体气机出入之枢纽，邪客于此，气机失常，则见胆液外溢而口苦，胆郁不舒，故善太息。足少阳之别，贯心循胁里，故心胁痛不能转侧；足少阳之别散于面，胆木为病，故面微有尘，体无膏泽。少阳属半表半里，阳胜则汗出，风胜则振寒而为疟。其他各症，皆为其经脉所及经气不利而成。

12. 足厥阴肝经病证

足厥阴肝经病证，是指足厥阴肝经经脉循行部位及肝脏功能失调所表现的临床证候。肝主藏血，主疏泄，属足厥阴经，少气而多血。每日丑时周身气血俱注于肝。

（1）临床表现：腰痛不可俯仰，面色晦暗，咽干，胸满，腹泻，呕吐，遗尿或癃闭，疝气或妇女少腹痛。

（2）证候分析：足厥阴的支脉与别络，和太阳少阳之脉同结于腰踝下中部下部之间，故病则为腰痛不可俯仰。肝血不足，不能上养头面，致面色晦暗；肝脉循喉咙之后，上入颃颡，上出额，其支者从目系下颊里，故病则咽干，肝经上行挟胃贯膈，下行过阴器抵少腹，故病则胸满，呕吐、腹泻，遗尿或癃闭，疝气或妇女少腹痛等。

（二）奇经八脉病证

奇经八脉为十二正经以外的八条经脉，除其本经循行与体内器官相连属外，并通过十二经脉与五脏六腑发生间接联系，尤其是冲、任、督、带四脉与人体的生理、病理都存在着密切的关系。奇经八脉具有联系十二经脉，调节人体阴阳气血的作用。分言之，督脉总督一身之阳；任脉总任一身之阴；冲脉为诸脉要冲，源起气冲；带脉状如腰带，总束诸脉；阳跷为足太阳之别脉，司一身左右之阳；阴跷为足少阴之别脉，司一身左右之阴；阳维脉起于诸阳会，阴维脉起于诸阳交，为全身纲维。

1. 督脉病证

督脉病证，是指督脉循行部位及与其相关的脏腑功能失调所表现的临床证候。督脉起于会阴，循背而行于身之后，为阳脉的总督，故又称为“阳脉之海”，其别脉和厥阴脉会于颠，主身后之阳。

（1）临床表现：腰骶脊背痛，项背强直，头重眩晕。大人颠疾，小儿风痫。

（2）证候分析：脉起于会阴，并于脊里，上风府、入脑、上颠、循额，故病邪阻滞督脉，经气不利，则腰骶脊背痛，项痛强直；督脉失养，脑海不足，则见头晕头重；若阴阳气错乱，则可出现大人癫疾和小儿风痫。

2. 任脉病证

任脉病证，是指任脉循行部位及与其相关脏腑功能失调所表现的临床证候。任脉起于中极之下，循腹而行身之前，与冲脉主身前之阴又称“阴脉之海”。任脉又主胞胎。

（1）临床表现：脐下、少腹阴中疼痛，男子内结七疝，女子带下症瘕。

（2）证候分析：任脉主阴，易感寒邪，寒凝于脉，血行不畅，则脐下、少腹阴中疼痛；任脉主身前之阴，阴凝寒滞，气血瘀阻，则见男子疝气，女子带下症瘕积聚。

3. 冲脉病证

冲脉病证，是指冲脉循行部位及其相关脏腑功能失调所表现的临床证候。冲脉起于气街，与少阴之脉挟脐上行，有总领诸经气血的功能，能调节十二经气血，故又称为“血海”“经脉之海”，与任脉同主身前之阴。

（1）临床表现：气逆里急，或气从少腹上冲胸咽，呕吐、咳嗽；男子阳痿，女子经闭不孕或胎漏。

（2）证候分析：冲为经脉之海，由于冲脉之气失调，与足阳明之气相并而上逆，气不得降，故出现气从少腹上冲胸咽，呕吐、咳嗽等症；冲为血海，与任脉共同参与生殖功能，冲任失调或气血不充，致男子阳痿、女子经闭不孕等。

4. 带脉病证

带脉病证，是指带脉循行部位及其相关脏腑功能失调所表现的临床证候。带脉起于季胁，绕腰一周，状如束带，总约十二经脉及其他七条奇经。

（1）临床表现：腰酸腿痛，腹部胀满，赤白带下，或带下清稀，阴挺、漏胎。

（2）证候分析：带脉环腰，总束诸脉，人身冲任二脉与阳明合于宗筋，会于气街，皆属于带脉，而络于督脉，则太冲所以能够上养心肺，须赖带脉以主持之，而人身之气所以能上下流行，亦赖带脉为关锁。带脉经气不利，故出现腰酸腿痛；中气不运，水湿困阻于带脉，则腹部胀满，带下清稀量多；带脉气虚，不能维系胞胎，则见阴挺、漏胎。

5. 阳跷、阴跷脉病证

阳跷、阴跷脉病证，是指阳跷、阴跷脉循行部位及其相关脏腑功能失调所表现的临床证候。阴跷主一身左右之阴，阳跷主一身左右之阳，均起于眼中。跷脉左右成对，均达于目内眦，有濡养眼目、司开合的作用。

（1）临床表现：阳跷为病，阴缓而阳急；阴跷为病，阳缓而阴急。阳急则狂走，目不昧；阳跷急则阴厥。

（2）证候分析：阳跷、阴跷二脉均起于足跟，阳跷循行于下肢外侧，阴跷循行于下肢内侧，二者协调关节，有保持肢体动作矫捷的作用。如某侧发生病变，则经脉拘急，而另一侧则相对弛缓。两脉均达于目内眦，故阳跷患病，阳气偏亢则目内眦赤痛，或失眠而狂走；阴跷患病，阴寒偏盛则下肢厥冷。

6. 阳维、阴维病证

阳维、阴维病证，是指阳维、阴维二脉循行部位及其相关脏腑功能失调所表现的临床证候。阳维起于诸阳之会，阴维起于诸阴之交，分别维系三阳经和三阴经。

（1）临床表现：阳维为病苦寒热，阴维为病苦心痛。若阴阳不能自相维系，则见精神恍惚，不能自主，倦怠乏力。

（2）证候分析：人身阳脉统于督，阴脉统于任，而诸阳清阴之散现而会者，又必有经脉以维系而主持之，二维脉有维系阴阳之功能。阳维脉起于诸阳会，以维系诸阳经，由外踝而上行于卫分，故阳维脉受邪可见发热、恶寒；阴维脉起于诸阴交，以维系诸阴经，由内踝而上行于营分，故阴维脉受邪则见心痛。若二脉不能相互维系，阴阳失调，阳气耗伤则倦怠无力，阴精亏虚则精神恍惚，不由自主。

第五章 肿瘤患者的情志与饮食

一、七情过度是肿瘤发生的重要原因

中医将喜、怒、忧、思、悲、恐、惊称为七情。在一般情况下属生理功能活动的范围。但如长期的精神刺激或突然受到剧烈的精神刺激，超出生理活动所能调节的正常范围，造成人体的阴阳、气血、脏腑、经络的功能失调，就会导致疾病的发生。《灵枢·百病生》曰："……若内伤于忧怒，则气上逆，气上逆则六输不通，温气不行，凝血蕴里而不散，津液涩渗，著而不去，而积皆成矣。"《素问·举痛论》曰："百病生于气也，怒则气上，喜则气缓，恐则气下，……惊则气乱，……思则气结矣。"对于乳腺癌，朱震亨在《格致余论》中指出："……忧怒抑郁，朝夕积累，脾气消阻，肝气积滞，遂成隐核，……又名乳岩。"王肯堂在《外科准绳》中说："忧怒郁遏，时时积累，脾气消阻，肝气横逆，遂成隐核，如鳖子，不痛不痒，十数年后方成疮陷，名曰岩（癌）。"对贲门癌，巢元方在《诸病源候论》中说："忧恚则气结，气结则津液不宣流使噎。"张景岳在《类经》中更明确指出"噎膈一证，必以忧愁思虑，积郁而成。"《金匮翼·积聚统论》曰："……凡忧思郁怒，久不得解者，多成此疾。"李梴在《医学入门》中说："郁结伤脾，肌肉消薄，与外邪相搏而形成肉瘤。"近年来，中医学界在探究肿瘤病因学时，七情也逐渐引起诸多学者的高度重视。中医学认为七情过度，必然导致脏腑功能失调，经络瘀滞，病程日久，气血虚衰，肝郁不能疏理气机，脾虚不能运化水湿，聚而蕴热生痰。气虚不能推动血行，血必留滞而瘀。痰湿郁阻、气滞血瘀，留而不去，逐渐形成结块，久而盘结坚牢，形成岩瘤。另外，人是形神相依、心身相关的统一体，"无神则形无以活，无形则神无以生"。神志活动是在人体全部生理活动基础上产生的最为高级的技能，以五脏间的整体协同作用为基础，但神又能对形存在影响，人体脏腑的功能活动及气血的营运，必须受神的主宰。《灵枢·口问》曰："悲哀忧愁则心动，心动则五脏六腑皆摇。"情志过激可引起气机的逆乱，如"怒则气上，悲则气消，惊则气乱，恐则气下，喜则气缓"。情绪的异常可以导致脏腑功能的失调。由于肿瘤患者在面临疾病的时候经常会表现为抑郁、焦虑、愤怒、恐惧等情绪，所以对患者的情志调理及养神十分重要。

《素问·阴阳应象大论》载有："怒伤肝，喜伤心，思伤脾，忧伤肺，恐伤肾。"情志作为脏腑功能活动的外在表现，属于神的一部分，所以情志调理重在养神。《黄帝内经》中的"形神共养"的养生观给了我们很大的启示。其中的"守神而全形"要求人们既要注意形体的养护，也要注重精神的摄养，这样"形神"之间才会处于常态。正如《素问·上古天真论》曰："恬淡虚无，真气从之，精神内收，病安从来？是以志闲而少欲，心安而不惧，形劳而不倦，气从以顺……"另外，《灵枢·师传》曰："人之情，莫不恶死而乐生，告之以其败，语之以其善，导之以其所便，开之以其所苦。"中医《养心延命录》中讲："静者寿，躁者夭。"惊恐不安、悲观失望等可引起高级神经活动、内分泌和免疫功能等多方面的失调，导致预防肿瘤的能力下降，病情可以急转直下，迅速恶化，所以中医历来十分重视心理康复。中医心理疗法源远流长，丰富多彩，别具特色，是临床治疗疾病的一种重要手段和方法。中医认为形神合一，心理是生命活动的关键和统领。《黄帝内经》言："主明则下安，主不明则十二官危。"心理神情的变异可导致疾病，故而心理神情的调节也可以治疗疾病。

言语劝导以促进肿瘤患者康复，即应用语言刺激作用对患者启发诱导、"视说病由"等，以解除患者疑虑，提高胜疾信心，主动配合治疗。中医认为"百病皆生于气"，身心统一，治神为先。在这一思想指导下，首先应该了解和理解患者患病之后的各种心理变化，医生、亲属及亲友应向患者介绍如何治疗肿瘤和怎样康复。通过分析，消除患者焦虑、苦闷、紧张等心理；通过开导，患者基本都能正确认识肿瘤，解除或减轻郁闷、心理负担，达到疏肝理气的治疗目的。也可配合服用疏肝解郁、理气活血、调其情志之品，如柴胡、郁金、香附、枳壳、川楝子等，可起到举足轻重的作用。

七情太过或不及都会导致疾病的发生。由于肿瘤不易早期发现，一旦出现症状后，往往已到中期甚至晚期，给患者及其家属造成极大的打击，使其认为患肿瘤等于判了死刑。因此患者会产生恐惧心理，对往事的回忆使患者产生极其复杂的心情，造成精神上的萎靡，使病情进一步加重。此时医生和家属应给予患者多方面的开导，寻求一些解脱困境的办法，让患者走出心理障碍，正确对待疾病、对待人生，于康复至关重要。肿瘤虽是顽症，但并非绝症，患了肿瘤并不等于死亡。大量的“抗癌斗士”“抗癌明星”的实例充分说明，肿瘤并不可怕，可怕的是精神崩溃，只要振作精神，及早诊断，面对现实，重视治疗，对疾病的折磨坚韧不拔，积极强化自身体质，保持乐观豁达的精神风貌，调动机体积极因素，调整好机体内环境，相信病魔是可以战胜的。

建立良好的医患关系是心理治疗的关键，是决定肿瘤患者心理治疗成败与否的重要环节。患者必须充分相信医生，才能充分接受医生的心理治疗。所以要求医护人员要树立良好的医德医风，耐心倾听患者的诉说，善于了解患者的心理要求，认真给患者恰当的解释，以满足患者的合理要求等。肿瘤患者的心理变化不同于一般患者，往往很激烈，尤其是在放疗、化疗期间效果不甚理想或病情反复时，心理变化就更明显地表现出来，如精神过度紧张、恐惧、焦虑、孤独、悲观绝望，甚至企图自杀。此时医者必须向患者耐心解释，使患者心中有数，积极配合治疗，对晚期绝望的肿瘤患者更要如此。总之，长期以来，现代医学在研究肿瘤病因时，基本上是从理化因素和生物因素这两个方面进行的，随着生物医学模式向生物-心理-社会医学模式的转变，精神因素与癌的关系逐渐引起人们的重视和兴趣。中医的心理学思想源远流长，七情过度与肿瘤有一定关系早有大量的论述。医疗实践表明，精神刺激与肿瘤的发生确有一定的关系，而且还影响着肿瘤的发生、发展、治疗与康复。

二、饮食与肿瘤关系密切

肿瘤的发生是多因素综合影响的结果，据专家估计饮食因素占肿瘤发病原因的35%，50%的肿瘤与饮食有关。研究发现，饮食与肿瘤的关系是复杂的，饮食既能致癌，又能防癌、抑癌，归纳如下。

1. 热能

热能摄入过多易发生肥胖，而肥胖者易患结肠癌等。

2. 膳食结构

饮食结构中，脂肪、碳水化合物摄入比例不合理可能导致某些肿瘤发病率呈上升走势。碳水化合物和食盐摄入过量易导致胃癌，高脂肪膳食能促发乳腺癌、结肠癌、直肠癌和胰腺癌。脂肪还能为多种肿瘤提供适宜的生长环境。

3. 进食习惯

进食时速度过快、进食食物温度过高致食管反复损伤易致食管癌。

4. 烹调方式

煎炸、熏烤的烹调方法使食物含有多种致癌物质。

5. 与食物有关的致癌物质

（1）黄曲霉毒素已被公认为最强烈的致癌物，谷物、玉米、花生等在贮存过程中易被黄曲霉毒素污染。

（2）亚硝酸盐是蔬菜、鲜肉腌制后产生的一种致癌物质。

（3）煎炸食物在油温>200 ℃、煎炸时间>2 分钟时便会分解形成大量的杂环胺。油炸的肉类食物中还含有突变源，应用单克隆抗体对这些肉食进行检测，结果检测出 10 种致癌物。致癌物的形成是由肉类本身加热到 200 ℃以上，随着温度的升高和时间的延长不断增加的，而不是由于热源将肉类烧焦形成。煎炸用过的油如果反复回锅，不饱和脂肪酸便会产生聚合物，其中二聚体、三聚体毒性最强。

（4）多环芳烃（如苯并芘）为强致癌物，由熏烤的食物直接与火源接触形成。

（5）食品保鲜剂、防腐剂、蔬菜瓜果杀虫剂均可致癌。

6. 有防癌、抑癌作用的食物

（1）抗氧化维生素和膳食纤维：维生素 A、维生素 C、维生素 E 为抗氧化剂，有清除氧自由基的作用。膳食纤维尤其是水溶性膳食纤维能稀释肠内致癌物并促进其排泄。新鲜蔬菜、水果中含丰富的维生素和膳食纤维，是最佳的防癌食物。

（2）含硒食物：硒是谷胱甘肽过氧化酶的重要组成部分，能清除氧自由基，还能增强免疫功能。动物食物中含硒量鱼类多于肉类，肉类多于禽蛋类，蔬菜含硒量较多的有苜蓿、大蒜、芦笋、香菇、洋葱、番茄、豌豆、莴苣、南瓜等。

（3）含多酚类化合物的食物：如茶叶、葡萄酒等，体外实验发现茶多酚有抑制亚硝基化反应的作用，对小鼠艾氏腹水瘤及网质细胞肉瘤均有抑制作用，亦可抑制化学致癌物对大鼠诱发的食管癌。

（4）含茄红素的食物：茄红素对前列腺癌和乳腺癌有预防作用。西瓜和红色葡萄柚中含少量茄红素。

（5）含黄酮类化合物的食物：大豆异黄酮是一种与雌激素相似的物质，它有性激素的调节作用，亦有防癌作用，对乳腺癌、前列腺癌、结肠癌有预防作用，其防癌机制可能是抑制酪氨酸蛋白激酶、拓扑异构酶活性，抗氧化作用和诱发癌细胞凋亡等作用。黄酮类化合物含量高的除了大豆外还有柑桔类。

（6）含白藜芦醇的食物：白藜芦醇有防止肿瘤形成的功效。动物实验证明，白藜芦醇能使实验鼠身上的皮肤肿瘤细胞比未接受任何治疗的实验鼠减少98%，能使恶变的血癌细胞丧失复制能力。葡萄中富含白藜芦醇。

（7）含有吲哚类化合物的食物：焦油和香烟中的致癌物苯并芘进入人体后，体内能产生促进羟化的酶使其失活。紫苜蓿、洋白菜、花菜、硬花甘蓝等十字花科植物中含有使羟化酶活性增强的吲哚类化合物。

（8）抗致病菌的食物：已知胃癌的发生与幽门螺杆菌有关，而大蒜、韭菜等葱属食物能抑制幽门螺杆菌的生长，流行病学的前瞻性研究也证实大蒜有防胃癌的作用。从蒜里提取的二烯丙基硫化合物，预防小白鼠结肠癌有效率高达80%。

（9）提高免疫功能的食物：真菌类食物中的多糖有提高人体免疫功能的作用，如香菇多糖、蘑菇多糖、云芝多糖等。此外，大枣、枸杞子等亦有提高免疫功能的作用。

肿瘤的饮食防治主要有减少食物中的致癌物和致癌前体物的摄入，不食或少食油炸烟熏食物、腌制食品（咸肉、咸鱼、咸菜）及霉变食物（发霉的花生、玉米），不食隔夜的熟蔬菜；多食、常食有较强抗癌、抑癌作用的食物，特别是新鲜蔬菜和水果，提高机体抗氧化能力和免疫功能；每天吃五种或五种以上不同种类的蔬菜水果，多吃全谷物食品，少吃精加工谷物食品，少吃红肉；遵循平衡膳食原则，根据身高、体重和活动量制定全日总热能，蛋白质、脂肪、碳水化合物摄入比例应合理，防止超重和肥胖；养成良好的进食习惯，规律饮食，细嚼慢咽，不吃过热食物；科学烹调，采用拌、蒸、煮、氽、烩、炖、软烧等方法，植物烹调油每天小于25克，盐每天小于6克。

肿瘤是危害人类生命健康的主要疾病之一。调查显示，有40%~80%的肿瘤患者伴有程度不同的营养不良，影响患者治疗、预后。饮食治疗是肿瘤营养治疗过程中的重要环节。临床发现肿瘤患者对饮食营养存在很多错误的认识。如民间有吃“发物”会加快肿瘤生长、加重病情之说，患者因而对所有“发物”戒口，拒绝食用鸡蛋、猪肉、牛奶、鱼等营养丰富的食物。或有患者滥用食疗药物，因药废食，放弃正常饮食营养。这些错误的饮食观念都会阻碍肿瘤的治疗。

所谓发物，是指易诱发某些疾病或加重疾病的食物，主要包括虾、螃蟹、羊肉、狗肉、猪头肉、鹅肉等，以及蔬菜中的韭菜、茴香、竹笋、茄子等。中医古籍对发物有大量记述，如《金匮要略·禽兽鱼虫禁忌并治》中载：“所食之味，有与病相宜，有与身为害，若得宜则补体，害则成疾。”《三元参赞延寿书》说：虾“能发诸疮”。《本草纲目》曰：“羊肉大热，热病及天行病，疟疾后，食之必发热致危。”《随息居饮食谱》曰：“鹅，动风发疮。”《本草拾遗》曰：“诸笋皆发冷血及气。”《开宝本草》载：茄子“凡久冷人不可多食，损人动气，发疮及痼疾”。临床所见，发物致病类似于现代医学所指的变态反应性疾病，即食用食物后过敏进而诱发或加重哮喘、荨麻疹或疮疡肿毒等疾病。由于个体差异所决定，食物因人而异都可成为发物。适量戒食或少吃某些食物有利于身体康复，与肿瘤有关的发物包括羊肉、狗肉、虾、蟹等容易动风化火、助湿生痰的食物及烟、酒，肿瘤患者食用发物后多数不至于导致肿瘤的复发，但多数容易出现食物变态反应。发物对人体的影响是由患者机体情况与疾病的病理变化决定的，肿瘤也是如此。究其原因，是肿瘤患者常因神经内分泌功能失调，机体处于免疫应激状态，免疫功能低下并伴有消化道反应，不当的饮食导致食物变态反应，使患者出现发热、食欲减退、腹泻等，免疫功能进一步低下，继而导致病情加重甚至肿瘤复发。但发物也是食物，适量食用对大多数人不会产生副作用或引起不适，只是会使某些特殊体质、某些疾病患者发病。因此，肿瘤患者提倡适当戒口，但不能在缺乏实验依据及临床验证的前提下扩大发物的范围。从营养学的角度看，鹅、猪蹄、鱼、鸡蛋等被民间定性为“发物”的食物大多富含蛋白质和维生素，是能够增加营养的最佳食物，对疾病治疗有益。《张氏医通》及《本草逢原》中已有用鹅血治噎膈（部分相当于食管癌或胃癌）的记载。又如猪头以猪皮为主，猪皮中富含的胶原蛋白为肿瘤患者提供丰富的营养；而鱼类、鸡蛋提供人体所需又易于吸收的优质蛋白。

人体生命功能的维持有赖于食物中的各种营养素，肿瘤自身生长的消耗及肿瘤引起的代谢异常对营养物质的消耗使肿瘤患者较健康人需要更重视营养物质的摄入。手术切除、放疗、化疗都是祛邪手段，达到“治病”目的的同时均可导致身体抵抗力降低，而饮食供给机体生命需要的营养素，是扶正的方法，必要的营养措施能提高患者的抵抗力，使之能更好地接受抗肿瘤治疗，促使病体康复。患者及时补充必须的营养才能耐受祛邪治疗的攻伐，达到“救人”的目的。另外，肿瘤产生的毒性物质及放疗、化疗会使患者味觉减退，消化功能障碍，导致患者食欲减退，能量摄入减少。因此，肿瘤患者的饮食调养主张高蛋白饮食，食用新鲜而又容易消化者，动物性和植物性食品兼顾，并适当补充维生素。应尽可能创造轻松愉快的就餐环境，同时讲究饮食的色香味，避免辛辣刺激，最大限度地增加患者的摄入量。对于合并糖尿病、高血压等的肿瘤患者，应控制糖、盐等的摄入。个别食品安全问题的出现不应成为影响肿瘤患者健康饮食的障碍。鸡蛋、猪肉、牛奶、鱼等食物能够养脾胃、长肌肉，不仅能保证患者机体所需的营养物质，而且能增强患者的免疫力和抗病能力。食疗方面，穿山甲、金钱龟等属“血肉有情之品”，有滋阴养血、宣通血脉的功效，取其佐膳有益，用之抗癌尚无定论，大量使用妨碍正常进食，妨碍营养物质的吸收，使得原本有益药物的应用变得事与愿违。《金匮要略·禽兽鱼虫禁忌并治》中指出：“所食之味，有与病相宜，有与身为害。若得宜则益体，害则成疾，以此致危，例皆难疗。”其明确提出食物与疾病适宜，则有利于身体健康和疾病康复；反之，则不利于疾病的转归。中医学认为，人体为阴阳的统一体，人体的病理变化是阴阳、表里、寒热、虚实相互转化过程。因此，肿瘤患者的食疗也需体现阴阳平衡。天地运生万物，因其所生的地域、季节，禀赋刚柔不同，而有其寒、热、温、凉的四气差异，以及酸、苦、甘、辛、咸的五味差别。食物和药物一样，具有四气五味，食疗的运用，也应“辨证施食”，得其性味之所宜者，方能发挥中医食疗保健作用。饮食治疗中应体现阴阳虚实、疾病补泻的理论，补不足，泻有余，使阴阳平衡。如对于热毒患者，宜用清热凉润之品；对于虚寒病者，则多用甘温补益食物；对于痰湿病者多用健运脾胃、化痰祛湿食物。饮食还当适应气候寒温，如春夏可以用较温暖的食物升发阳气，秋冬则可适当补养脏腑，长夏暑热，脾胃为湿邪所困，宜食味淡气清之品。

综上所述，肿瘤患者的饮食治疗提倡顺应时节，辨证施食，宜用新鲜营养的食物，食谱不宜太过简单，搭配上营养成分要均衡，必须有多种蛋白质以满足机体对主要氨基酸的需要，还应考虑到患者的喜好、就餐环境及食物的色香味。除忌食羊肉、狗肉、虾、蟹、酒等发物外，应避免辛辣刺激、燥热炙煿或寒湿生冷的食物，但切勿扩大发物的范围。在食疗药物的运用上，当以不影响患者正常进食为前提，切勿让食疗药物喧宾夺主，影响正常营养物质的摄入。

第六章　气功健身操的防癌治癌

气功是在中医理论整体生命观的指导下，以《周易》的哲学思想、《黄帝内经》的气化论，以及阴阳五行学说、经络腧穴学说为理论依据的自我身心锻炼方法。中医认为，“人生有形，不离阴阳”。人体是一个阴阳对立统一的有机整体，健康的人阴阳是相对平衡的。而阴阳平衡一旦被打破，人体就会患病和衰老，即“阴平阳秘，精神乃治，阴阳离决，精气乃绝”。所以，调整阴阳平衡是延年益寿、防病治病的基本法则。气功通过调身、调息、调心，使人体的精气充足，气血调和，水火相济，使全身达到阴阳平衡的状态。

中国的古老文化认为，人体是宇宙的缩影，天、地、人是一个和谐统一的系统，而每个人体内都存在“气”，当“气”作用于患者身体时，堵塞脾胃的浊气就会被移走，清新之“气”周身流转，各个器官的功能得以正常发挥，淋巴、神经系统和血液循环系统功能大大加强。气功可以修身养性，练习时无需用药辅助。它通过调节呼吸、冥想及一些特定的动作相配合来进行。通过练习，激发生机，强化身体自我调节和自我康复的能力，使人积蓄更大的力量去面对生命的挑战。

《黄帝内经》开篇（《素问·上古天真论》）就有气功相关文字：“夫上古圣人之教下也，皆谓之虚邪贼风，避之有时，恬淡虚无，真气从之，精神内守，病安从来。”故要想“病不来”，一是应避“虚邪贼风”，可理解为远离病邪；二是应“恬淡虚无，真气从之，精神内守”，“真气从之”是静坐时对内气处理的重要原则，即不引、不导、不助，如此既可充分发挥内气的自我调节能力，远离疾病，又能最大程度避免气功出偏。同篇继言：“余闻上古有真人者，提挈天地，把握阴阳，呼吸精气，独立守神，肌肉若一，故能寿敝天地，无有终时，此其道生。”从气功修炼的角度看，文中“呼吸精气，独立守神，肌肉若一”可理解为呼吸、意念、姿势三大要素。而这三大要素，仍为现代静坐修炼的核心与精髓，内容始终没有变化。“寿敝天地，无有终时”，可理解为预防疾病，益寿延年；“此其道生”可理解为这就是预防疾病的方法。

《黄帝内经》将对气功的有关阐述放于第一篇，说明其对于养生，换而言之，对于疾病预防是非常重视的。然对其悉冠以“圣人”“真人”之名，一可解为循此道可为圣为真，达到长寿远病之目的；一可解为此道不易，非人人能攀。

同样《素问》《灵枢》也不乏对气功防治疾病的论述，《灵枢·病传》中载：“余受九针于夫子，而私览于诸方，或有导引行气、乔、摩、灸、熨、刺、焫、饮药之一者，可独守耶，将尽行之乎？”可见，“导引行气”（可理解为动功）与刺、灸、饮药等治疗方法平行而列，排列上更先于诸法。可能一是因其在预防上享独一无二之地位，二是其简便、零成本更优于诸法。

医圣张仲景在《伤寒杂病论》中也提倡：“四肢才觉滞重，即导引、吐纳、针灸、膏摩，勿令九窍闭塞。”隋代巢元方的《诸病源候论》也不载方药，而以“补养宣导法”附在各证候之后；药王孙思邈在《千金翼方》中述：“一日啬神，二日爱气，三日养形，四日导引，五日言论，六日饮食，七日房室，八日反俗，九日医药，十日禁忌，过此已往未之或知也。”另其所著《摄养枕中方》一书中的“导引”“行气”两节，专讲古代气功（《云笈七签》卷三十三）。在“导引”中他主要介绍了按摩及肢体活动的各种方法。“行气”部分云：“凡行气之道，其法当在密室，闭户安床暖席，……瞑目闭气，自止于胸膈，以鸿毛着鼻上，毛不动。经三百息，耳无所闻，目无所见，心无所思，当以渐除之耳，……上气放逆也，不能闭之，即稍学之，初起，三息五息七息九息而一舒气，更口翕之。能十二息气，是小通也；百二十息不舒气，是大通也。此治身之大要也……”孙思邈还著有《存神练气铭》一卷，详细论述了神、气对身心健康的作用，并提出练气的方法。

以上诸经典均奠定了气功在中医疾病防治中的重要地位。诸如此类经典还有很多，故从中医经典来看，古人非常重视采用气功预防疾病，气功与针灸、中药一起，同为保健治病的重要手段。

国家体育总局健身气功管理中心组织编创的健身气功易筋经、五禽戏、六字诀、八段锦等四套健身气功，功理科学，功法安全可靠，可以增强人体脏腑功能、提高机体免疫力、改善身体机能、增强机体抗衰老能力。通过梳理几千年来养生功法的发展脉络，我们可以看到中国养生功法主要有以下几条线：以“八段锦”（图 6-1）为代表的治病养生主线，主要作用是防病治病；以“五禽戏”为代表的养生主线，主要作用是保健健身；以“六字诀”为代表的吐纳呼吸养生主线，主要作用是行气理气；以“易筋经”为代表的壮力养生主线，主要作用是强身壮体。尽管发展脉络不同，但我们可以发现四种健身气功之间的健身密码殊途同归，即中国传统养生功法体系的本质特征——调心、调息、调身，这四种健身功法之间是紧密相联的。

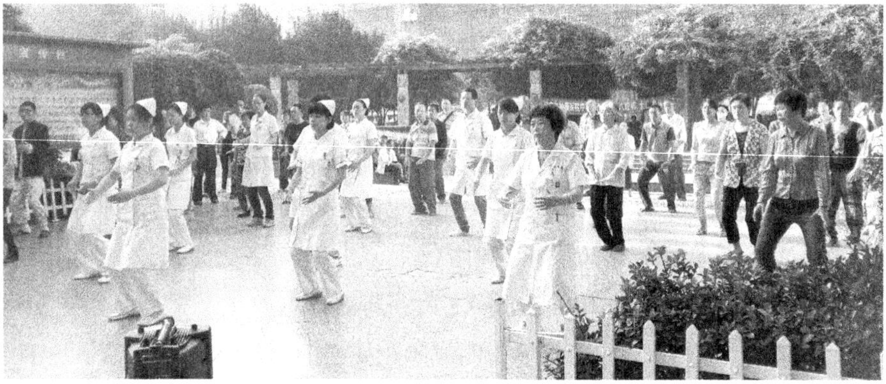

图 6-1　健身气功八段锦

气功对于肿瘤的功效主要分为以下几个方面。

一、调整心态、平根消源

中医认为七情（喜、怒、忧、思、悲、恐、惊）过度刺激会致病，而心为五脏之官，人的一切行为由心而发，心动则生百病。心动发怒则伤肝和胆、心动发烦则伤肾和膀胱、心动发怨则伤脾和胃、心动发恼则伤肺和大肠、心动发恨则伤心和小肠。练功在调心、调姿和调息中，以调心为主。治病先治心，一切言行由心而发，调心能使患者从心理、生理及病机上将病情的恶性循环变为良性循环，阻止疾病的滋生和发展。

医务工作者应消除患者对其疾病的不良心态。如很多患者听癌色变，闷声不响，垂头丧气，消极对待，这时我们需要及时地对其进行思想疏导，帮助患者了解其疾病性质、特点和防治方法。如告诉他们癌细胞是人体气血亏损、免疫力下降所产生的变异细胞，当人体免疫力提高时，体内自然的杀手细胞会吞噬掉癌细胞直至消失等疾病知识，消除其恐惧心态。

患者应建立科学健康的生活方式。疾病是由不健康的生活方式和不良的心态造成的。很多患者长期的不良生活方式和习惯，造成其体质下降，气血亏损，疾病滋生。当除掉损害身心健康的生活方式和习惯，修心养性，疾病易治愈。

练功先练心，练功者应排除一切私心杂念，树立健康心态。常发怒气者，要立万物和谐之心；发烦气者，要立全心为民之心；发怨气者，应立先查己过之心；发恼气者，要立知足常乐之心；发恨气者，要立大度宽容之心。心态健康了，正气调动，阳气升，邪气排出去，则疾病消失。

二、扶正培本、育精气神

祖国医学认为：气、血、津液，为广义之“精”，它是构成人体和维持生命活动的最基本物质。我国古代养生家认为，精、气、神是人身三宝。“正气虚则岩”，肿瘤的形成生长过程是体内正邪斗争消长的过程，人体受到内外环境的某种刺激，脏腑损害，经络活动功能下降，新陈代谢的废物积聚形成肿瘤。细胞在不断老化和新生中维持着生命。当体内精气能量不足时，人体没有足够的能量长出正常的健康的新生细胞，就会长出具有生命力的变异细胞——癌细胞。

对人体进行整体调理后，应快速培育精、气、神，疏通经络，使神经系统、呼吸系统、消化系统、心血管系统等功能得到恢复和改善。一般练功两三天后，明显的效应是食欲增加，睡眠香甜。营养均衡、睡眠充足能健脾养胃，调养气血。若患者每天坚持遵守练功、吃饭、睡觉的规律，则 1 个月左右会自感有热气团沉入下丹田，手足热胀，手心温度可在冬天练功后上升 4 ℃，春天练功后上升 6 ℃，如此则疾病渐消失。

三、软坚散结消肿瘤

调心是锻炼意念的导引力，把意念贯穿在练功的全过程。当体内精气充足时，循经运行和以意领气，气随意行，气到力到，可达到畅通经络、活血化瘀的效果。在锻炼过程中，气流力会像利刃、锐针一样，在病灶、肿癌及其肌肉组织周围一划而过，有轻微刺痛感或肿胀疼痛感，起到软坚散结的作用。良性肿瘤由硬变软，由小化大，由大到消失。恶性肿瘤从根部由盛变萎，由萎到死亡、脱落，最后由五脏六腑经体内新陈代谢排出。

四、清热解毒祛病邪

《黄帝内经》中说肿瘤“邪气居其间”“久而内着”。古代医学家也认为“肿瘤是病邪热长期在机体内蕴积而成”，与痰、湿、血、气阻滞凝结有关。实践证明，气功养生疗法可以把邪气病毒从体内排出体外。患者通过以心为动力、以精气为药的锻炼，全身从上到下，各个部位得到了运动，脏腑功能得到了调动，可快速疏通经络，开阖诸穴，将毒邪经人体的毛孔、腧穴和关节等处排出。

在气功养生治疗中，调整心态，培育精气，消除肿瘤，排出病邪，互为一体，是治疗肿瘤机制效应的反应。患者在练功养生治病中的机制效应如何，关键在于是否能充分发挥其调心的作用。

在诸多的肿瘤疗法中，气功是唯一能由患者自己计划、主动实施、自我操控的疗法。它能调动患者的积极性，增强自信心，大大充实肿瘤患者的生活。我们应引导患者在与肿瘤的斗争中，树立坚定的信念，振奋自己的精神，积极主动地参与锻炼，帮助其提高悟性及对疾病消根平源的自觉性，快速调动脏腑功能，培育精气，疏通经络，排出病毒，从原来恶性循环变为良性循环，消除疾病。

各论

第七章　消化系统病症

第一节　恶心呕吐

【疾病概述】

多种治疗肿瘤的措施，如化疗、放疗、分子靶向药物治疗、止痛治疗及手术等，均可引起患者恶心呕吐；恶性肿瘤患者并发肠梗阻、水和电解质紊乱及脑转移等，也可出现不同程度的恶心呕吐。恶心呕吐发生的确切机制仍不完全清楚，目前有关恶心呕吐的病理生理机制大多来自化疗药物相关恶心呕吐的研究。与化疗所致恶心呕吐（chemotherapy induced nausea and vomiting，CINV）关系最密切的神经递质为5-羟色胺（5-hydroxytryptamine，5-HT）、P物质和大麻素，其他还包括多巴胺、乙酰胆碱和组胺等。化疗所致的恶心呕吐根据发生的时间不同可分为三种不同的类型：预期性、急性、延迟性。

中医学认为恶心呕吐病位在胃，与肝、脾关系密切，是由于各种原因导致胃失和降，胃气上逆所致。肿瘤相关恶心呕吐多由化疗药物毒副作用、放射线对机体的损伤、术后胃肠瘫痪、癌肿对消化道的压迫等原因导致胃失和降、胃气上逆，胃中之物从口中而出的一种病症。《景岳全书·呕吐》谓："呕吐一证，最当详辨虚实。实者有邪，去其邪则愈；虚者无邪，则全由胃气之虚也。所谓邪者，或暴伤寒凉，或暴伤饮食，或因胃火上冲，或因肝气内逆，或以痰饮水气聚于胸中，或以表邪传里，聚于少阳、阳明之间，皆有呕证，此皆呕之实邪也。所谓虚者，或其本无内伤，又无外感，而常为呕吐者，此即无邪，必胃虚也。或遇微寒，或遇微劳，或遇饮食少有不调，或肝气微逆，即为呕吐者，总胃虚也。凡呕家虚实，皆以胃气为言。”

恶心呕吐对患者的情感、社会和体力功能都会产生明显的负面影响，降低患者的生活质量和对于治疗的依从性，并可造成机体代谢紊乱、营养失调、体重减轻，增加患者对治疗的恐惧感，严重时使患者不得不终止抗肿瘤治疗。因此，积极、合理地预防和处理与肿瘤治疗相关的恶心呕吐，将为肿瘤治疗的顺利进行提供保障。

【辨证分型】

（1）饮食停滞型：呕吐物酸腐，脘腹胀满拒按，嗳气厌食，得食更甚，吐后反快，大便或溏或结，气味臭秽，苔厚腻，脉滑实。

（2）痰饮内停型：呕吐物多为清水痰涎，胸脘满闷，不思饮食，头眩心悸，或呕而肠鸣，苔白腻，脉滑。

（3）肝气犯胃型：呕吐吞酸，嗳气频作，胸胁胀满，烦闷不舒，每因情志不遂而呕吐吞酸更甚，舌边红、苔薄白，脉弦。

（4）脾胃虚弱型：饮食稍有不慎，或稍有劳倦，即易呕吐，时作时止，胃纳不佳，脘腹痞闷，口淡不渴，面白少华，倦怠乏力，舌质淡、苔薄白，脉濡弱。

（5）胃阴不足型：呕吐反复发作，但呕吐量不多，或仅吐唾涎沫，时作干呕，口燥咽干，胃中嘈杂，似饥而不欲食，舌红少津，脉细数。

【中医外治方法】

1. 针刺疗法（图7-1）

治法　和胃降逆。以足阳明经穴为主。

主穴　中脘、胃俞、足三里、内关。

配穴　①饮食停滞型：天枢、上巨虚；②痰饮内停型：胞中、丰隆；③肝气犯胃型：阳陵泉、太冲、合谷、章门；④胃阴不足型：脾俞、三阴交、阴陵泉；⑤脾胃虚弱型：脾俞、胃俞、肾俞、三阴交。

操作　寒证留针多施温针灸，热证疾出不灸；肝气犯胃，泻足厥阴经穴，补足阳明经穴；中虚宜补脾气，根据其他伴随症状加减穴位。

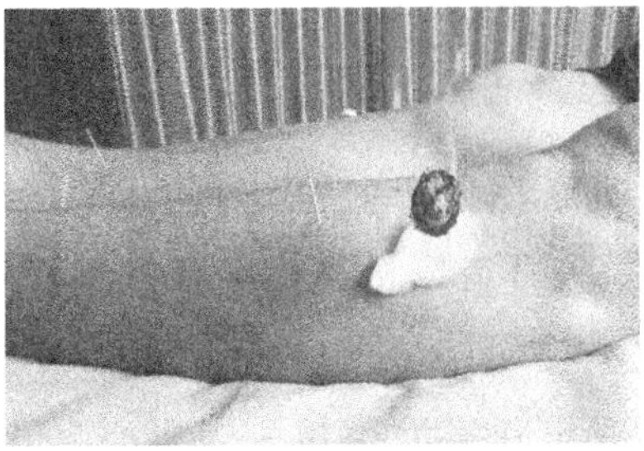

a

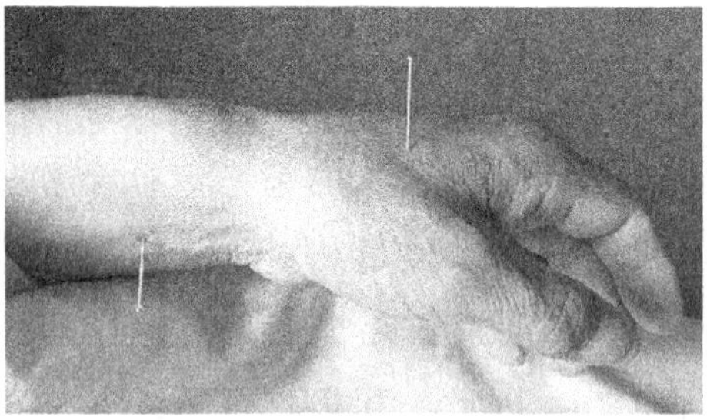

b

图 7-1 针刺疗法

（a. 阴陵泉、足三里、上巨虚、三阴交；b. 内关、合谷）

2. 穴位注射疗法

主穴 足三里、内关。

配穴 口吐涎液不断者加三阴交。

操作 选择 5 毫升一次性注射器，按无菌技术操作原则，抽吸胃复安 10 毫克或维生素 B_6 100 毫克，加生理盐水至 3 毫升，找准穴位，常规消毒，针刺产生酸胀麻感后即为得气，抽吸无回血，先在刺激性小的足三里穴注射 2 毫升，后在刺激性较强的内关穴注射 1 毫升，缓慢注入，每次 2 穴，双侧交替使用，根据恶心呕吐的程度，每日 1～2 次。注射过程中观察患者是否有晕针、弯针、折针等情况，注射完毕拔针，用无菌棉签按压针孔片刻，观察患者用药后的症状改善情况，安置患者舒适体位。

3. 耳穴贴压疗法（图 7-2）

主穴 胃、脾、贲门。

配穴 肾上腺、内分泌、神门、食管、交感、脑点。

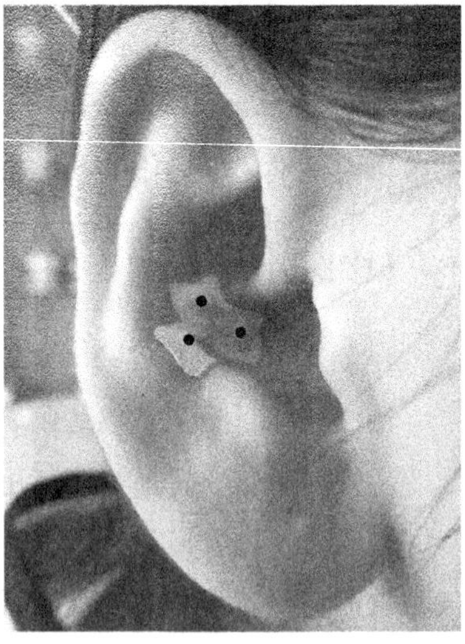

图 7-2 耳穴贴压疗法

（胃、脾、贲门）

操作 用 75% 乙醇棉球或纱布，清洁消毒耳郭局部皮肤，待干，将王不留行贴于双耳部所选穴位并粘牢。于化疗前 1 天用手指进行耳穴按压刺激，每个穴位按压 120～150 下，使患者局部感到疼、胀、热、酸麻感，但能忍受为度，留贴至化疗完成。留贴期间，每天指压王不留行5~7次（三餐前、午睡和晚间睡觉前30分钟），如化疗时间较长，应2~3天更换耳部贴豆1次，如王不留行有移位或脱出，应及时更正和补充。

4. 手指点穴疗法

主穴　内关、足三里。

配穴　口吐涎液者加三阴交，疼痛者加梁丘、血海，大便不畅或腹泻者加下巨虚、丰隆，肝气郁结者加章门、外关。

5. 隔姜灸疗法（图7-3）

主穴　上脘、中脘、下脘、神阙、梁门。

配穴　腹胀者加关元、气海，便秘、腹泻者加大横。

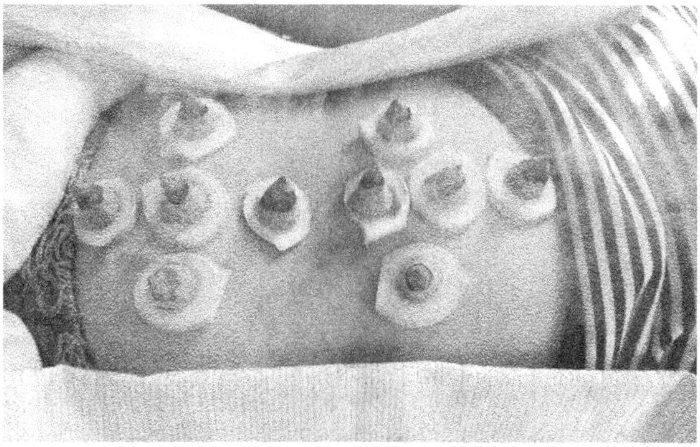

图7-3　隔姜灸疗法

（上脘、中脘、下脘、梁门、神阙、气海、关元）

操作　将直径2~3厘米，厚2~3毫米的鲜姜片，在其上用针点刺小孔若干，放在所选择的穴位上，将艾柱放置在姜片上，从顶端点燃艾炷，待其燃尽时接续另一个艾炷。隔姜灸可视病情和患者的耐受力，每日每穴灸5~7壮，根据恶心呕吐缓解程度，一般连续施灸3~7天。施灸过程中询问患者有无不适，观察皮肤情况，如有艾灰，用纱布擦去。

6. 音乐疗法

中国古代有“五音疗疾”的记载。五音“角、徵、宫、商、羽”对应五行“木、火、土、金、水”，和人体内相应的脏器（肝、心、脾、肺、肾）的功能活动、人的五志（怒、喜、思、忧、恐）相连，形成了“角动肝、徵动心、宫动脾、商动肺、羽动肾”的理论。经常聆听五行音乐能够影响人体的气机运化，平秘阴阳，调理气血，保持体内气机动态平衡，维持人体健康状态。

根据患者不同年龄、文化背景、所处不同的时间段，选择其喜爱的不同节奏的音乐，中午和晚上播放舒缓的轻音乐如莫扎特的《摇篮曲》、小约翰·施特劳斯的《蓝色多瑙河》、舒伯特的《小夜曲》，丝弦乐如《高山流水》《渔舟唱晚》《二泉映月》等，其他时间播放节奏感稍强欢快的曲目如《欢乐颂》《紫竹调》《卡门序曲》《莫斯科郊外的晚上》等，中老年患者可选择其喜爱的戏曲节目如豫剧《花木兰》、曲剧《卷席筒》、京剧《锁麟囊》等，达到转移患者的注意力、放松心情的目的。

第二节　纳差嗳气

【疾病概述】

纳，就是食纳的意思，主要指食欲、进食数量和进食质量；差，就是不好，差劲。纳差就是食欲不振、进食量减少、少食则饱的病症。嗳气，俗称“打饱嗝”“饱嗝”，是胃中气体上出咽喉所发出的声响，其声长而缓，古代称为噫气。肿瘤患者的放疗、化疗、介入及手术治疗，都有可能导致患者饮食摄入不足、营养不良、患者免疫力下降，引起患者食欲不振、反酸、嗳气等。纳差发生的确切机制目前还不完全清楚，嗳气的发生机制通过食管多通道腔内阻抗联合 pH 监测发现：①吞气症和非特异性嗳气综合征的发病机制不同，吞气症的嗳气是由气体吞咽后，所吞咽的气体并未进入胃内而引发的症状，非特异性嗳气综合征则是由胃内引发，且不伴有吞咽。②胃食管反流与嗳气发生的时间具有相关性，吞气症可能是由于瞬间食管下括约肌的松弛导致嗳气和反流同时发生，非特异性嗳气综合征可能是嗳气发生后，由于食管下括约肌的松弛导致反流的发生。

中医范畴中纳差归属于脾胃病，可由饮食所伤、脾胃虚弱等多种原因引起。嗳气是指胃失和降，胃中浊气上逆，经食管由口排出的一种病症。外感六淫、饮食不节、痰火内扰、七情内伤等因素均可导致胃失和降，胃气上逆。其病位在胃，与肝、脾、心、肺诸脏有关。

【辨证分型】

（1）饮食停滞型：食后嗳气频作，气味酸腐而臭，腹中饱胀，胸脘痞闷，或恶心呕吐，或腹痛不适，大便臭秽溏泄，或便秘不通，舌苔厚浊，脉滑。

（2）胃有痰火型：嗳气胸闷，口渴唇干，或呕吐痰涎，或咳痰黏稠，舌质红、苔黄腻，脉滑数。

（3）肝胃不和型：嗳气时作，嗳后仍感胸胁不舒，或兼腹胀不思饮食，或兼精神抑郁不畅，常因精神刺激诱发或加重，舌苔薄腻，脉弦。

（4）脾胃虚寒型：嗳气时作时止，嗳声低弱，食欲不振，神疲乏力，四肢不温，面色少华，或泛吐清水，舌质淡、苔白润，脉迟缓。

（5）湿痰阻胃型：食欲不振，胃脘胀闷，身重乏力，倦怠懒言，口甘黏腻，舌苔白腻，脉滑。

【中医外治方法】

1. 针刺疗法（图7–4）

治法　和胃降逆，调理气机。以足阳明经穴为主。

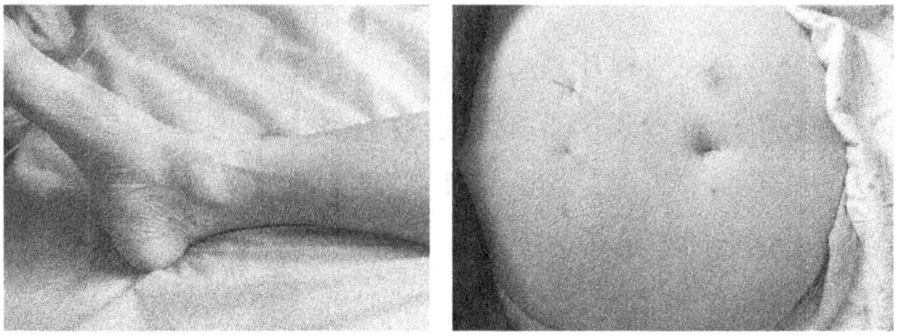

a　　b

图7–4　针刺疗法

（a. 太冲、三阴交；b. 梁门、中脘）

主穴　中脘、梁门、足三里、三阴交。

配穴　①脾胃虚弱者：脾俞、胃俞、公孙；②胃有痰湿者：下脘、丰隆；③胃有痰火者：合谷、丰隆、内庭；④饮食积滞者：建里、内庭；⑤肝胃不和者：太冲、期门、章门。

操作　针刺手法随症采取虚补实泻。每日1次，每次留针30分钟，7~10

次为 1 个疗程。

2. 子午流注低频电疗法（图 7-5）

取穴　同针刺疗法。

操作　采用子午流注低频电治疗仪，治疗时将电极片贴敷于穴位上，调整到患者能适应的强度，治疗时间为 30 分钟，每日 1 次。

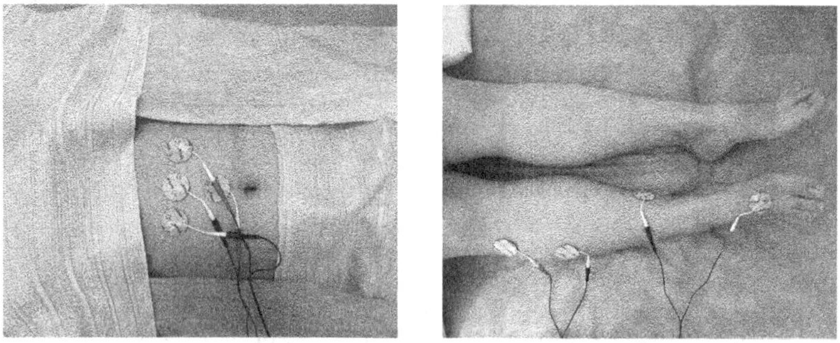

a　　　　b

图 7-5　子午流注低频电疗法

（a. 中脘、下脘、梁门；b. 足三里、三阴交、太冲、丰隆）

3. 耳穴贴压疗法（图 7-6）

取穴　胃、大肠、肝、脾、肾、胆、十二指肠、胰腺。

操作　用 75% 乙醇消毒耳郭局部皮肤待干，将王不留行贴于双耳部所选穴位并粘牢。于化疗前 1 天用手指进行耳穴按压刺激。留贴期间，每穴按压100~120 次（晨起前、午睡前、晚间休息前、三餐前），直至化疗结束后 3 天。1~2天更换耳贴 1 次，贴压时间不宜过长，粘贴不牢时，应及时更换。

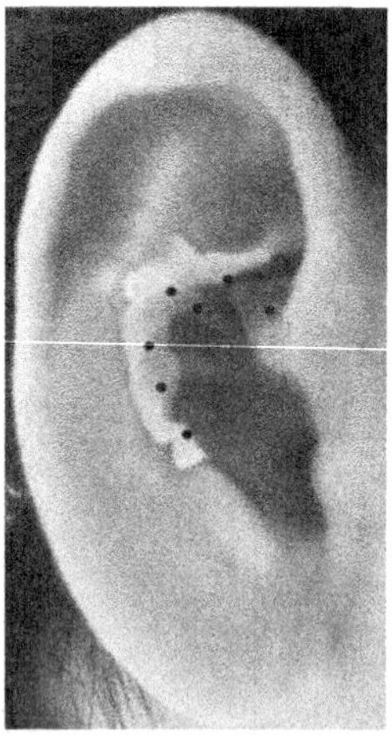

图 7-6　耳穴贴压疗法

（肾、大肠、十二指肠、胰胆、肝、脾）

4. 隔姜灸疗法（图 7-7）

取穴　中脘、下脘、梁门、天枢、神阙、脾俞、胃俞。

操作　每穴灸 3~5 壮，每日 1 次，7 天为 1 个疗程。

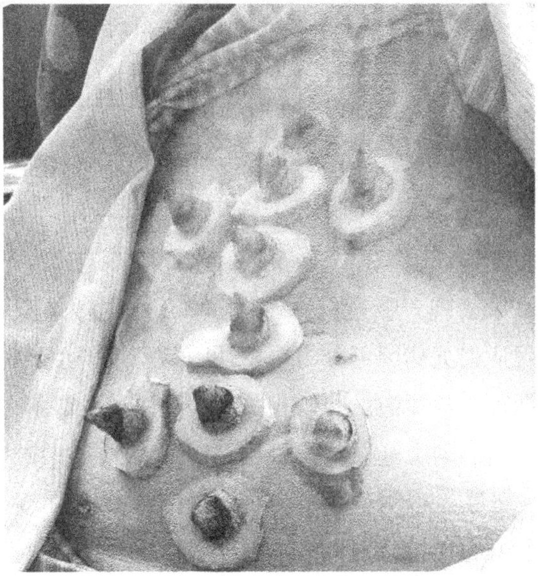

图 7-7　隔姜灸疗法

（上脘、中脘、梁门、下脘、神阙、天枢、气海、关元）

5. 穴位埋线疗法（图 7-8）

主穴　脾俞、胃俞、足三里、中脘。

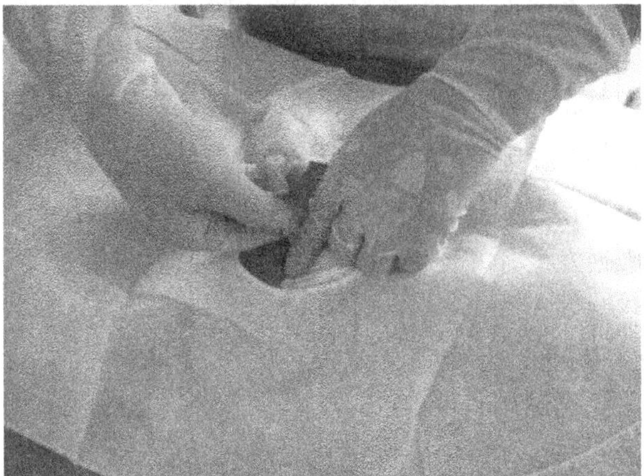

图 7-8　穴位埋线疗法

（脾俞）

配穴　合并胆汁反流性胃炎者加胆俞和幽门，反流性食管炎者加巨阙，腹胀者加下巨虚。

第三节　呃逆不止

【疾病概述】

呃逆是指胃气上逆动膈，以气逆上冲、喉间呃呃有声、声短而频、令人不能自止为主要的临床表现。呃逆古称“哕”，又称“哕逆”。西医学中的膈肌痉挛相当于此。呃逆根据病因可分为中枢性呃逆、反射性呃逆、精神性呃逆和电解质或酸碱平衡失调性呃逆。肿瘤相关性呃逆可分为肿瘤引起的呃逆、放疗引起的呃逆、化疗引起的呃逆、情志性呃逆和电解质或酸碱平衡失调性呃逆，多发生在春、秋、冬季，以男性患者为主，脑部肿瘤、胸部肿瘤、上腹部肿瘤引起的呃逆常见，且呃逆持续时间较长，可达数周甚至数月，影响患者食欲、睡眠和对疾病治疗的连续性，严重降低患者生活质量。

《黄帝内经》首先提出本病病位在胃，并与肺有关；病机为气逆，与寒气有关。如《素问·宣明五气》谓：“胃气上逆为哕。”《灵枢·口问》曰：“谷入于胃，胃气上注于肺。今有故寒气与新谷气，俱还入于胃，新故相乱，真邪相攻，气并相逆，复出于胃，故为哕。”《证治汇补·呃逆》提出：“伤寒及滞下后，老人、虚人、妇人产后，多有呃症者，皆病深之候也。”呃逆的病位在膈，病变的关键脏腑为胃，并与肺、肝、肾有关。胃居膈下，肺居膈上，膈居肺胃之间，肺胃均有经脉与膈相连；肺气、胃气同主肃降，若肺胃之气逆，皆可使膈间气机不畅，逆气上出于喉间，而生呃逆；肺开窍于鼻，刺鼻取嚏可以止呃，故肺与呃逆发生有关。总之，产生呃逆的主要病机为胃气上逆动膈。

【辨证分型】

（一）实证

（1）胃中寒冷型：呃声沉缓有力，胸膈及胃脘不舒，得热则减，遇寒则甚，进食减少，口淡不渴，舌苔白，脉迟缓。

（2）胃火上逆型：呃声洪亮有力，冲逆而出，口臭烦渴，多喜饮冷，脘腹满闷，大便秘结，小便短赤，苔黄燥，脉滑数。

（3）气机郁滞型：呃逆连声，常因情志不畅而诱发或加重，胸胁满闷，脘腹胀满，纳减嗳气，肠鸣矢气，苔薄白，脉弦。

（二）虚证

（1）脾胃阳虚型：呃声低长无力，气不得续，泛吐清水，脘腹不舒，喜温喜按，面色白，手足不温，食少乏力，大便溏薄，舌质淡、苔薄白，脉细弱。

（2）胃阴不足型：呃声短促而不得续，口干咽燥，烦躁不安，不思饮食，或食后饱胀，大便干结，舌质红、苔少而干，脉细数。

【中医外治方法】

1. 针刺疗法

（1）体针疗法（图 7–9）：

主穴　内关、中脘、膻中、攒竹、合谷、百会、膈俞。

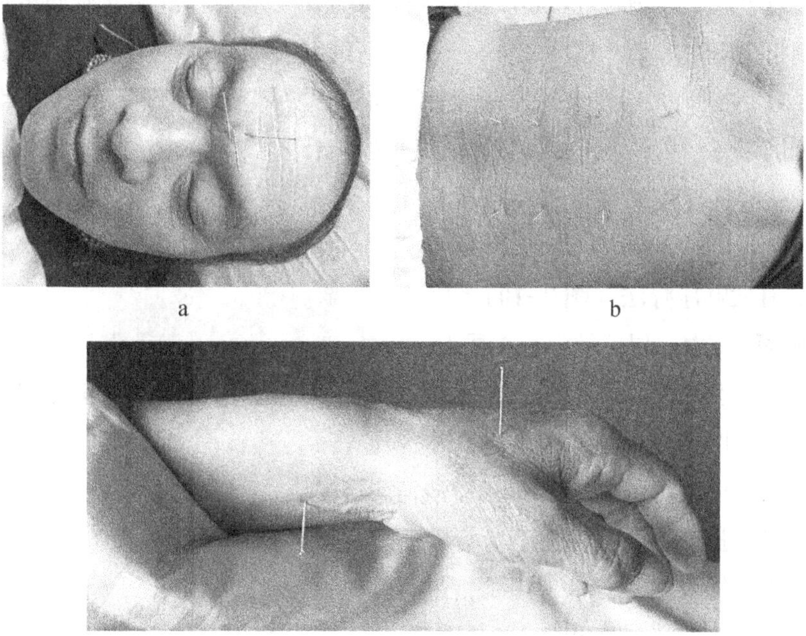

图 7–9　针刺疗法

（a. 印堂、攒竹；b. 膈俞、肝俞、脾俞、胃俞；c. 合谷、内关）

配穴　①气机郁滞者：太冲、期门、涌泉；②正气亏虚、摄纳失职者：神阙、气海；③胃阴不足者：三阴交、阴陵泉、内庭、胃俞；④脾胃阳虚者：脾俞、胃俞、足三里、公孙，并用温针；⑤胃中寒凉者：足三里、上巨虚，并用温针。

操作　以上各穴平补平泻，每日 1 次，每次留针 40 分钟，5 日为 1 个疗程，病愈则止，不分疗程。

（2）头针疗法：

取穴　选用胃、胸腔区进针。

操作　进针时针与头皮呈 30 度左右夹角，且为使针的深度固定不变及捻针方便，一般以拇指掌侧面与食指桡侧面夹持针柄，以食指的掌指关节快速连续屈伸。进针后运针，只捻转不提插，以 200 次/分的频率使针身左右旋转，持续 2~3 分钟，留针 30 分钟，每隔 10 分钟重复行针 1 次。每日治疗 1 次，5 次为 1 个疗程。

注意事项　针刺时应快速，将针刺入头皮下，当针达到帽状腱膜下层时，会感到指下阻力减小，然后使针与头皮平行继续捻转进针，根据不同穴区可刺入 0.5~1 寸，刺入后按上述方法运针。如针下无沉紧感，可快速抽拔出针，也可缓缓出针，起针后用无菌干棉球按压针孔片刻，以防止出血。

2. 耳穴贴压疗法（图 7-10）

取穴　耳中、胃、神门、皮质下。

操作　手持探棒由上而下在选区内寻找敏感点，将所测得的耳穴敏感点作为压豆点，用 75%乙醇棉球或纱布，清洁消毒耳郭局部皮肤，待干，将王不留行贴于双耳部所选穴位并粘牢，术者用手指进行耳穴强按压刺激，以患者能忍受的最大限度，局部感到疼、胀、热、酸麻感为度。留贴期间，嘱咐患者自行按压，每个穴位按压 120~150 下，每天按压5~7 次，如王不留行有移位或脱出，应及时更正和补充。

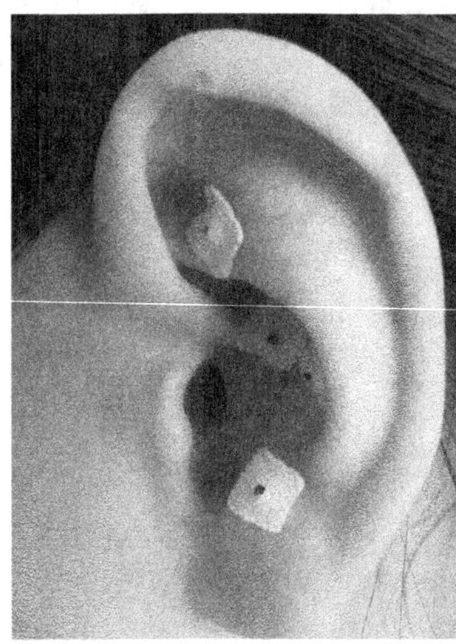

图 7-10　耳穴贴压疗法

（耳中、神门、胃、皮质下）

3. 穴位埋线疗法

取穴　中脘、内关、足三里、膈俞、胃俞。

操作　暴露以上选择的埋线部位，手指按压找出敏感点，用记号笔标注，选用 7 号埋线针，常规消毒所选穴位，术者带无菌手套、铺无菌孔巾于已经消毒好的皮肤上，将胶原蛋白线穿入穿刺针，左手拇、食指绷紧或提起进针部位皮肤，右手持针，刺入所需深度，当出现针感后，推针芯前行至完全复位，即将胶原蛋白线埋在穴位的皮下组织或肌层内，拔出埋线针，用无菌纱布按压 1 分钟，针孔处敷盖创可贴。

注意事项　严格无菌技术操作，中脘、膈俞、胃俞埋线时要注意进针角度和深度，避免伤及内脏、神经及脊髓。内关、足三里埋线时注意不要伤及大血管。

4. 穴位贴敷疗法（图 7-11）

吴茱萸研磨成细末，取适量以醋调和，取指腹大小的膏药敷于双侧涌泉穴上，用胶布固定，2 小时后揭去，早晚各 1 次。

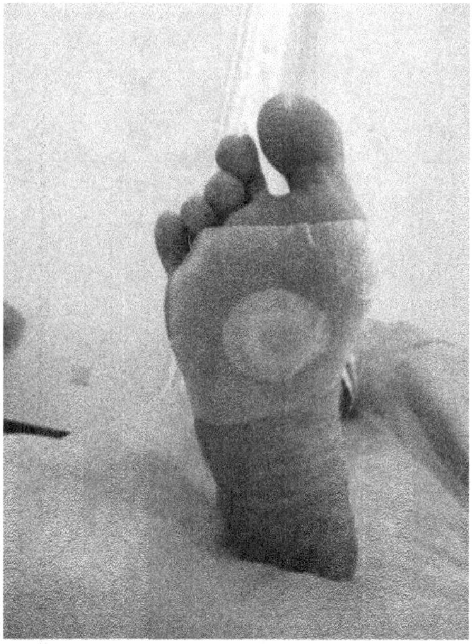

图 7-11　穴位贴敷疗法

（涌泉）

5. 手指点穴疗法（图 7-12）

操作者一手用拇指及食指点压双侧眶上神经出眶处，另一手点压对侧耳中，压力以患者能忍受为度，按压 1~2 分钟。

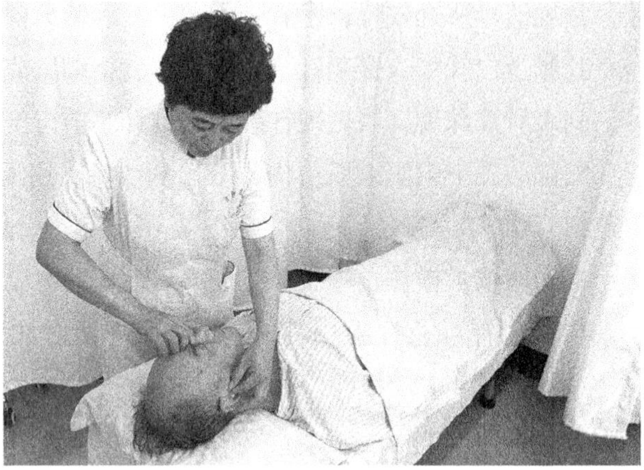

图 7-12　手指点穴疗法

6. 穴位注射疗法（图 7-13）

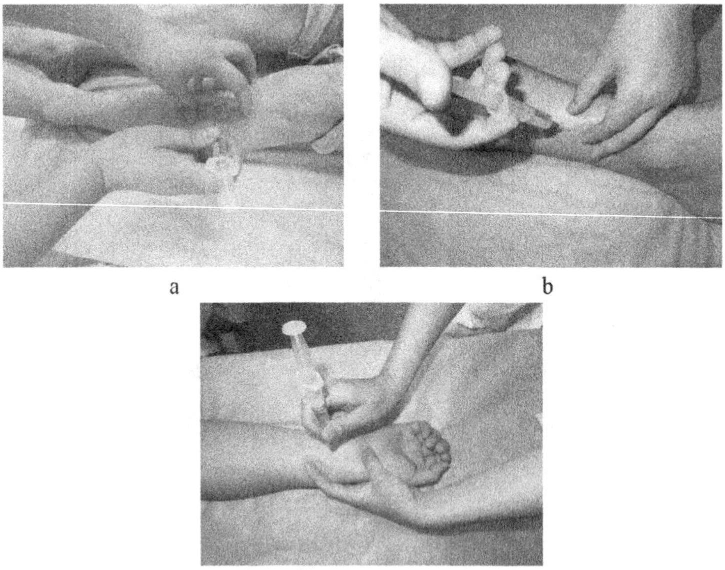

a　　b

c

图 7-13　穴位注射疗法

（a. 足三里；b. 三阴交；c. 内关）

取穴 足三里、三阴交、内关。

操作 氯丙嗪25毫克加生理盐水稀释至4毫升，或华蟾素注射液4毫升，先注射针感较弱的足三里、三阴交，每穴1毫升，后注射针感较强的内关，每日1次。本疗法可与手指点穴、耳穴治疗联合应用。

7. 情志调摄

保持精神舒畅，避免过喜、暴怒等精神刺激；注意避免外邪侵袭；饮食宜清淡，忌食生冷、辛辣食物，避免饥饱失常。发作时宜进食易消化半流质饮食。

第四节 吞咽不利

【疾病概念】

吞咽不利（dysphagia）是指食物从口腔至贲门、胃运送过程中受阻而产生的咽部、胸骨后或食管部位梗阻停滞的感觉。肿瘤相关性吞咽困难一部分是由肿瘤本身引起，如食管癌、纵隔肿瘤、贲门癌、胃癌；一部分是由神经系统功能不全所致，如脑瘤、脑转移瘤、颈部肿瘤等；一部分是由肿瘤转移淋巴结压迫所致；一部分是由手术、放疗导致食管损伤而引起。

本病属于中医学“噎膈”范畴。噎膈是由于食管干涩，食管、贲门狭窄所致的以咽下食物梗塞不顺，甚则食物不能下咽到胃、食入即吐为主要临床表现的一类病症。噎，即梗塞，指吞咽食物时梗塞不顺；膈，即格拒，指食管阻塞，食物不能下咽到胃，食入即吐。噎属噎膈之轻证，可以单独为病，亦可为膈的前驱表现，故临床将二者统称为噎膈。《素问·通评虚实论》曰：“膈塞闭绝，上下不通，则暴忧之病也。”《景岳全书·噎膈》曰：“噎膈一证，必以忧愁思虑，积劳积郁，或酒色过度，损伤而成。”并指出：“少年少见此证，而惟中衰耗伤者多有之。”对其病因进行了确切的描述。其病机在《医学心悟·噎膈》中有所记载：“凡噎膈症，不出胃脘干槁四字。”《临证指南医案·噎膈反胃》中提出：“脘管窄隘。”噎膈的病位在食管，属胃气所主，与肝、脾、肾也有密切关系。基本病机是脾、胃、肝、肾功能失调，导致津枯血燥，气郁、痰阻、血瘀互结，而致食管干涩，食管、贲门狭窄。

【辨证分型】

（1）痰气交阻型：进食梗阻，脘膈痞满，甚则疼痛，情志舒畅则减轻，精神抑郁则加重，嗳气呃逆，呕吐痰涎，口干咽燥，大便艰涩，舌质红、苔薄腻，脉弦滑。

（2）津亏热结型：进食时梗涩而痛，水饮可下，食物难进，食后复出，胸背灼痛，形体消瘦，肌肤枯燥，五心烦热，口燥咽干，渴欲饮冷，大便干结，舌红而干或有裂纹，脉弦细数。

（3）瘀血内结型：进食梗阻，胸膈疼痛，食不得下，甚则滴水难进，食入即吐，面色暗黑，肌肤枯燥，形体消瘦，大便坚如羊屎，或吐下物如赤豆汁，或便血，舌质紫暗，或舌红少津，脉细涩。

（4）气虚阳微型：进食梗阻不断加重，饮食不下，面色苍白，精神衰惫，形寒气短，面浮足肿，泛吐清涎，腹胀便溏，舌淡、苔白，脉细弱。

【中医外治方法】

1. 针刺疗法

（1）体针疗法（图7-14）：

主穴　涌泉、太冲、内关、天突、人迎、人中、百会。

配穴　①痰浊阻窍者：丰隆、阳陵泉、三阴交；②肝肾阴虚者：太溪、复溜、太冲；③气虚血瘀者：血海、足三里。

操作　太冲透涌泉。采用虚补实泻手法。每日1次，每次留针30分钟。

另外，相关穴位也可以采用低频电治疗仪低频治疗。

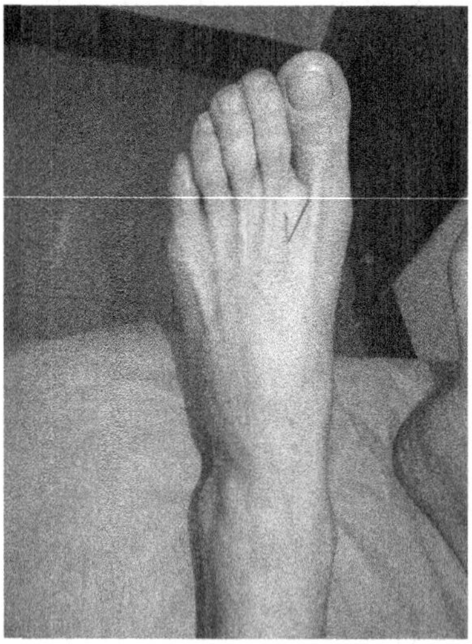

图7-14　体针疗法

（太冲透涌泉）

（2）项、舌针疗法：

取穴　项针取哑门、风池、风府、翳风、翳明、华佗夹脊；舌针取廉泉、金津、玉液、发音等。

操作 毫针速刺，不留针。

2. 艾盒灸疗法（图7-15）

取穴 关元、气海、膻中、太冲、足三里、阳陵泉。

本法适用于气虚阳微型吞咽困难的患者。

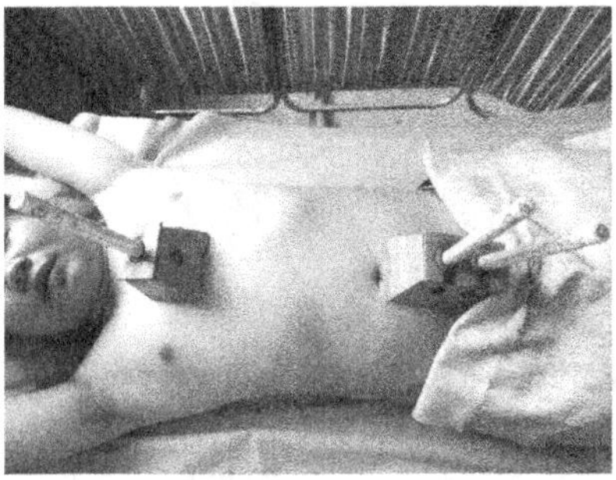

a

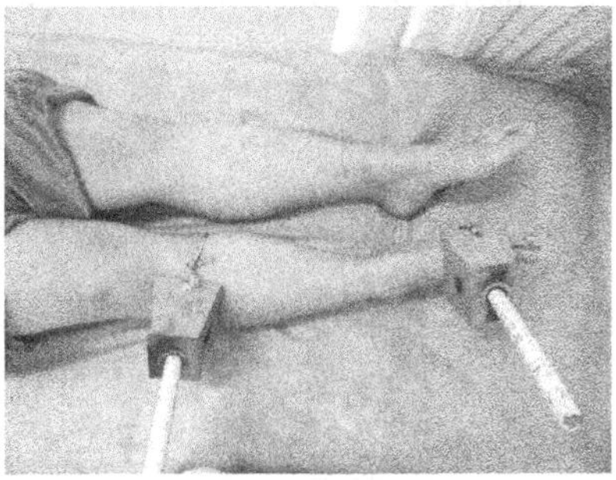

b

图7-15 艾盒灸疗法

（a. 膻中、气海、关元；b. 足三里、太冲）

3. 刺络放血疗法（图7-16）

取穴 血海、足三里、华佗夹脊。

本法适用于瘀血内结者。而对于痰凝气滞者，加丰隆、阳陵泉穴。

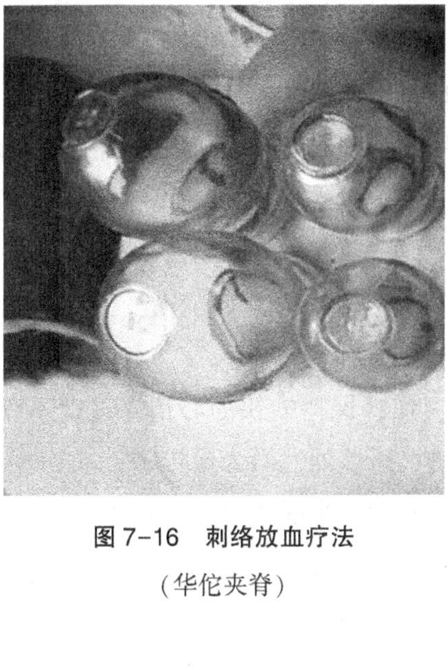

图7-16 刺络放血疗法

（华佗夹脊）

4. 中药蒸汽浴疗法（图 7–17）

由于吞咽困难的患者内服药物困难，采用中药蒸汽浴只是方法不同，但可达到同样效果。

痰气交阻型，采用开郁化痰、润燥降气的启膈散方：沙参、丹参、茯苓、川贝母、郁金、砂仁壳、荷叶蒂、杵头糠。

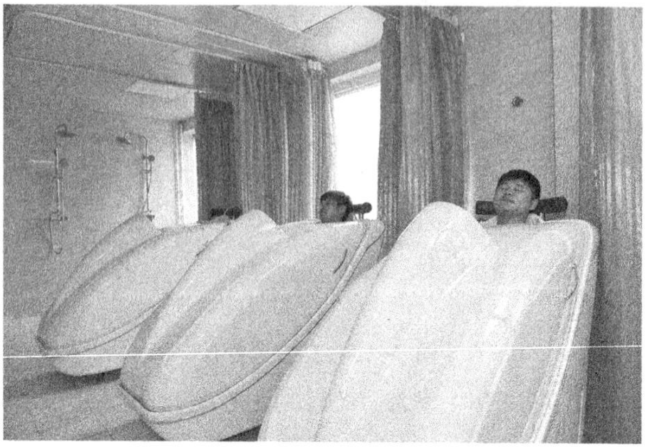

图 7–17　中药蒸汽浴疗法

津亏热结型，采用养阴生津、泄热散结的沙参麦冬汤方：沙参、玉竹、生甘草、冬桑叶、麦冬、生扁豆、天花粉。

瘀血内结型，采用破结行瘀、滋阴养血的通幽汤方：当归身、升麻、桃仁、红花、甘草、生地黄、熟地黄、槟榔。

气虚阳微型，采用温补脾肾、益气回阳的补气运脾汤：十全大补汤、补中益气汤方，在原处方的基础上随症加减人参、肉桂、川芎、地黄、茯苓、白术、黄芪、当归、白云苓、生地黄、桂枝、杭白芍、公丁香、嫩鹿茸、炙甘草。

5. 饮食调摄

养成良好的饮食习惯，保持愉快的心情，进食不宜过快，不吃过烫、辛辣、变质、发霉的食物，忌饮烈性酒为预防之要。多吃新鲜蔬菜、水果，根据病情宜进食营养丰富的软食、半固体食物，后期可进食奶类、肉汤、蜂蜜、五谷豆浆、蔬菜水果汁等流质饮食。

第五节　口腔溃疡

【疾病概述】

口腔溃疡是指在口腔黏膜（唇、舌、颊、上颚等处）上发生的单个或多个以溃疡为主的病症。肿瘤患者由于疾病及放疗、化疗的毒副作用等原因，机体生理功能紊乱、免疫力下降、口腔黏膜损伤，极易发生口腔溃疡。而口腔溃疡导致的口腔疼痛等不适症状，不仅给患者带来极大的痛苦，不利于患者的进一步治疗，还会影响患者的进食，从而引起患者营养缺乏，水、电解质紊乱，严重者甚至还会成为发生全身感染的原发病灶，引起败血症，危及患者的生命。

中医认为，口腔溃疡属于“口疮”“口糜”“口疳”的范畴，系指口舌表面溃烂，大小如米粒、黄豆或蚕豆的一种病症。最早在《黄帝内经》中已有记载，如《素问·气交变大论》云：“岁金不及，炎水乃行，……民病口疮。”心开窍于舌，脾开窍于口，脾经连舌本，散舌下，肾经夹舌本，故口疮的发生与心、脾、肾三脏关系密切。其发病机制为外感六淫，燥火伤津，火灼口舌，引起口疮；情志所伤，郁而化火，上灼口舌，口疮乃发；饮食不节，过食辛辣刺激、肥甘厚腻之品致火热内生，耗伤津液，熏灼口舌，乃生口疮；素体阴亏或久病阴损，虚火内生，上灼口舌，导致口疮；先天禀赋不足，脾肾阳虚，寒湿内盛，上渍口舌，引发口疮；劳累过度，致使内伤，脾气受损，水湿不运，上渍口舌，亦可致口疮。

【辨证分型】

（1）心脾积热型：唇、舌、颊、上腭等处表面有绿豆大小的黄白色疮面，周围鲜红微肿，灼热作痛，舌红、苔黄腻，脉滑数。

（2）阴虚火旺型：口舌生疮，疮面灰白，周围色淡红，疮面小，数量少，久治不愈，反复缠绵，舌红、苔少，脉细数。

（3）脾胃阳虚型：溃疡形状多不规则，大小不等，色白。多集中于唇内，腹中时痛，喜温欲按，面色无华，咽干口燥，舌淡、苔白，脉细弦。

【中医外治方法】

1. 针刺疗法

治法　清热泻火，滋阴补虚。以手阳明经、局部经穴为主。

主穴　颊车、地仓、廉泉、曲池、合谷。

配穴　①心脾积热者：劳宫、公孙、内庭；②阴虚火旺者：复溜、照海；③脾胃阳虚者：中脘、内关、足三里、公孙。

操作　毫针刺，实证用泻法；阴虚火旺者平补平泻，脾胃虚寒者补泻兼施，足三里、中脘可加用灸法。留针30分钟，每日1次。

2. 穴位注射疗法（图7-18）

取穴　合谷、三阴交。

操作　选择5毫升一次性注射器，按无菌技术操作原则，抽吸黄芪注射液4毫升，操作者找准穴位，常规消毒，针刺产生酸、胀、麻感后即为得气，抽吸无回血，缓慢注入药液，每穴1毫升，隔日一次。注射过程中观察患者是否有晕针、弯针、折针等情况出现，注射完毕后拔针，用无菌棉签按压针孔片刻，帮助患者取舒适卧位，并观察患者用药后症状改善情况。

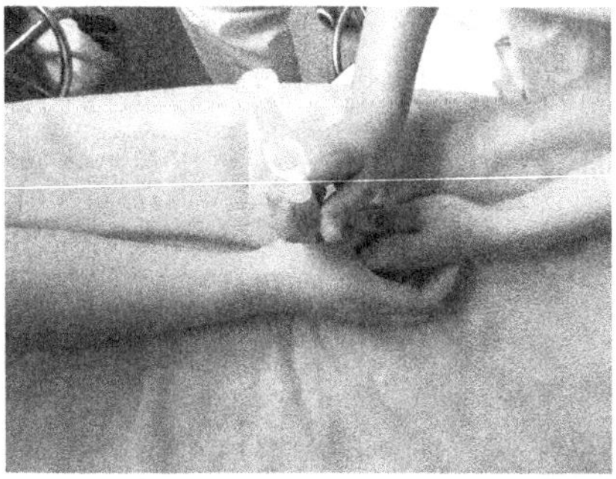

图7-18　穴位注射疗法
（合谷）

3. 刺络放血疗法（图7-19）

刺络放血疗法可疏通经络，调理气血，具有急救开窍、消肿止痛、泻热、解毒、镇静的功效。在溃疡面或大椎及大椎旁开1.5~2厘米处阳性反应点点刺放血，以清热泻火。

操作　①点刺溃疡面：患者取坐位，疮面常规消毒后，用三棱针点刺溃疡面，嘱患者反复吸吮出血后吐掉，直至点刺部位不再出血，后用碘伏消毒点刺部位，而后每天对溃疡面常规消毒，每日2~3次，直至痊愈。②点刺大椎及阳性反应点：患者取坐位，暴露点刺部位，常规消毒后，用针头点刺2~3针，挤压针孔，令其出血，用棉签擦净，反复挤压数次后用碘伏擦洗、消毒点刺部位，也可局部拔罐，利用罐内负压吸出局部血液，以达到治疗目的，每周2次。

注意事项：①放血时应遵循“见赤血而已”的原则，同时根据患者情况酌情选择放血量。若患者比较瘦弱则适当减少放血量，如一次放血不能达到血色转红可在次日再放血，若患者身体较强壮则可适当多放些血，以达到邪气尽去的目的。②体质虚弱、血小板偏低、凝血功能障碍、有自发性出血倾向者，不宜采用刺络放血疗法。

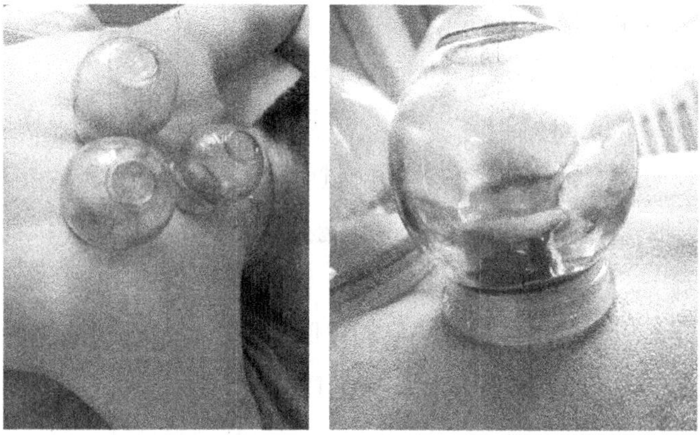

a　　　　　　　　b

图 7-19　刺络放血疗法

（大椎及阳性反应点）

4. 穴位贴敷疗法（图 7-20）

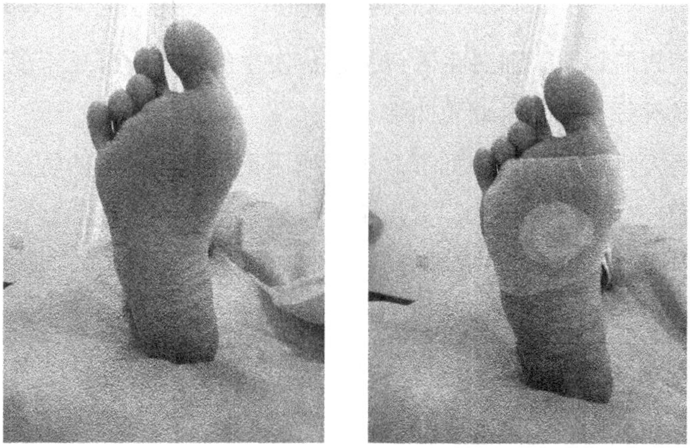

a　　　　　　　　b

图 7-20　穴位贴敷疗法

（涌泉）

吴茱萸、细辛各等份，共研为细末，以食醋调成膏，取指腹大小的膏药敷于双足的涌泉穴，外用胶布固定，2 小时后揭去，早、晚各 1 次。

5. 其他疗法

（1）选用纯天然芦荟胶涂抹溃疡面或将新鲜芦荟去皮榨汁每日含漱 5～6 次。

（2）使用冰硼散外敷疮面。

（3）为促进炎症消散、加速疮面愈合可选用冰生理盐水或康复新液含漱，每日 2 次，每次 20 毫升。

（4）溃疡面较大，疼痛严重并影响进食者，可将盐酸利多卡因注射液 15 毫升及注射用地塞米松 15 毫克加入 100 毫升生理盐水中混匀，饭前 5～10 分钟取 10 毫升含漱。

（5）经细菌培养证实有真菌感染的口腔溃疡患者，选用浓度为 1%～4%的碳酸氢钠溶液和斯皮仁诺漱口液，交替漱口。

第六节　腹　痛

【疾病概述】

腹痛是指胃脘以下、耻骨毛际以上部位发生的疼痛。可见于多种肿瘤，其中以消化系统肿瘤及妇科肿瘤更为多见。

肿瘤患者发生腹痛的原因如下。①肿瘤因素：腹腔肿瘤的生长恶化或肿瘤恶化导致的腹腔转移。②手术因素：手术麻醉和手术创伤会抑制、减弱胃肠蠕动，牵拉内脏，抑制时间过长或腹腔脏器受到刺激均可导致胃肠麻痹，引起腹部疼痛。③放疗因素：由于放射线无特异选择作用，杀灭肿瘤细胞的同时，放射野内的正常细胞也会受到辐射，造成腹腔脏器损伤，引起疼痛。④化疗因素：由于化疗药物的毒副作用抑制胃肠道黏膜上皮细胞分裂、繁殖，导致黏膜受损或造成周围神经病变引起腹痛。

中医学早在《黄帝内经》中就提出了“腹痛”这一病名，并认为腹痛是由寒、热邪气客于胃肠引起的。《金匮要略》对腹痛的辨证论治做了较为全面的论述：“病者腹满，按之不痛为虚，痛者为实，可下之。舌黄未下者，下之黄自去。”《诸病源候论》始将腹痛独立辨证，对其病因、证候做了如下详细表述：“凡腹急痛，此里之有病。”“由腑藏虚，寒冷之气客于肠胃膜原之间，结聚不散，正气与邪气交争，相击故痛。”金元时期李东垣将腹痛按三阴经及杂病进行辨证论治，并在治疗原则上提出“痛随利减，当通其经络，则疼痛去矣”。

中医学认为腹痛之病因病机复杂，“腑以通为用”，腑气不通，运化受阻，湿热蕴积，传导失职，升降失调，气机不畅，气滞血瘀；或寒邪内积，寒凝气滞；或情志不遂，肝气不疏，肝郁气滞，横逆犯胃；或肢体过劳，脾失健运，脏腑失养，拘急而痛；或气血逆乱，从而导致腹痛。

【辩证分型】

（1）寒邪内积型：腹痛暴急，恶寒喜暖，腹胀肠鸣，遇寒则发作，遇暖则轻，四肢欠温，口不渴，小便清长，舌淡、苔白，脉沉紧。

（2）湿热壅滞型：腹痛拒按，胀满不舒，烦渴引饮，汗出，大便秘结或涩滞不爽，小便短赤，舌红、苔黄腻，脉滑数。

（3）气滞血瘀型：脘腹胀闷或痛，攻窜引痛，痛引少腹，得嗳气或矢气则痛减，遇恼怒则加剧，舌紫暗或有瘀点，脉弦涩。

（4）脾阳不振：腹痛缠绵，时作时止，若饥饿劳累则加剧，痛则喜按，大便溏薄，神疲怯冷，舌淡、苔薄白，脉沉细。

【中医外治方法】

1. 针刺疗法（图 7–21）

治法　通调脏腑，缓急止痛。取穴以足阳明、足太阴、足厥阴经及任脉穴为主。

主穴　中脘、天枢、足三里、梁丘、三阴交。

配穴　①寒邪内积者：神阙、关元、命门；②湿热壅滞者：阴陵泉、内庭；③气滞血瘀者：曲泉、膈俞、血海；④脾阳不振者：脾俞、胃俞、章门、命门。

操作　中脘可采用毫针刺泻法，余下主穴可用毫针刺平补平泻法，配穴可按虚补实泻的方法操作。寒邪内积及脾阳不振者可加用灸法。留针 20~30 分钟，腹痛发作时可针刺足三里、梁丘并持续强刺激 1~3 分钟，直到痛止或缓解。

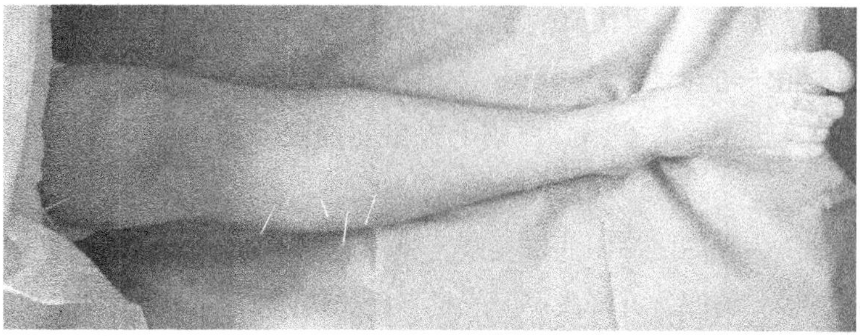

图 7-21 针刺疗法

（梁丘、足三里、上巨虚、丰隆、下巨虚、三阴交）

2. 子午流注低频电疗法（图 7-22）

取穴　同针刺治疗，另外增加施治时辰所开的穴位。

操作　将电极片贴敷于选择的穴位上，调整强度及频率，以患者能适应的最大强度为标准，随着患者的耐受力提高，每 5 分钟调整强度及频率一次，治疗时长为 30 分钟，每日 1 次，7~10 次为 1 个疗程。

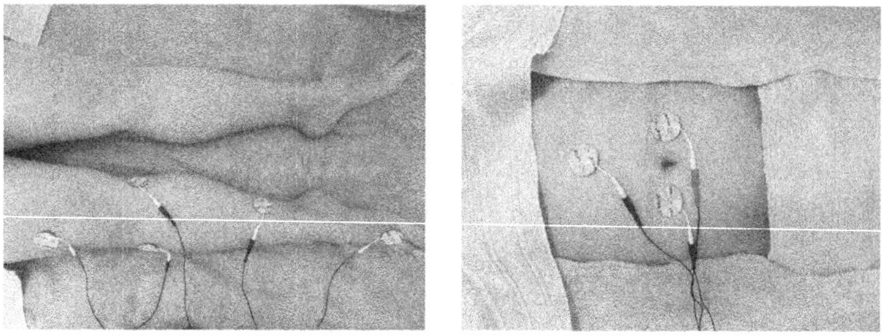

a　　b

图 7-22 子午流注低频电疗法

（a. 梁丘、足三里 、阴陵泉、三阴交、太冲；b. 中脘、天枢）

3. 艾灸疗法

（1）艾盒灸疗法（图 7-23）：

主穴　中脘、天枢、气海、关元、内关、足三里、上巨虚、下巨虚。

配穴　①寒邪内积者可配神阙、命门、肾俞；②湿热壅滞者可配阴陵泉、三阴交、内庭；③气滞血瘀者可配曲泉、血海、膈俞、梁丘；④脾阳不振者可配脾俞、胃俞、梁门。

操作　将艾条点燃置于艾盒内，嘱患者平卧，于腹部置一六孔艾盒，余穴置单孔盒，施灸30分钟后将艾盒去除，嘱患者俯卧，温灸背部穴位30分钟，每日1次。

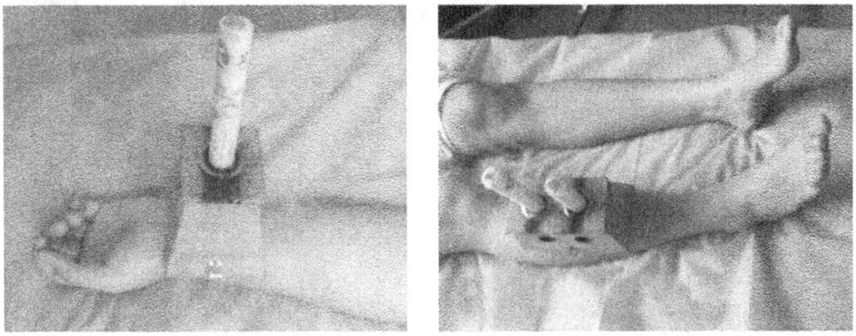

a　　　　b

图7-23　艾盒灸疗法

（a. 内关；b. 上巨虚、下巨虚）

（2）督脉灸疗法（寒证者适用）（图7-24）：

取穴　督脉诸穴。

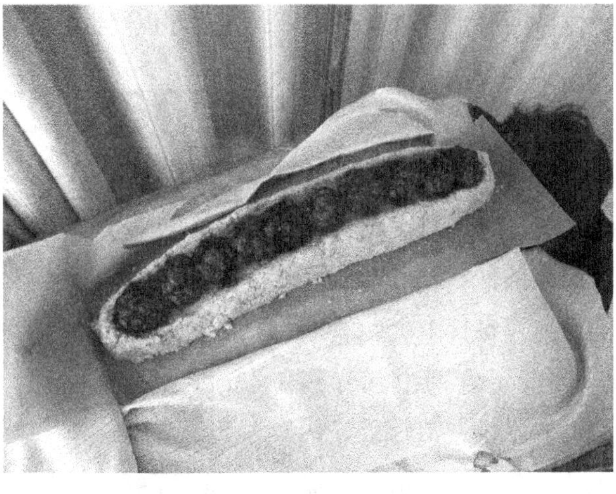

图7-24　督脉灸疗法

操作　嘱患者裸背俯卧于床上，取督脉大椎至腰俞的脊柱部位。在治疗部位上撒督灸粉（附子、黄芪、肉桂、白芍、沉香等以温阳益气，活血补血），之后在其上覆盖桑皮纸，再在桑皮纸上铺厚2~3厘米的生姜泥，宽度以覆盖背部穴位左右0.5厘米为宜，上窄下宽如梯状，在姜泥上面放置直径5~6厘米的艾球，点燃每个艾球前中后三点，于艾球燃尽后把姜泥和艾灰去除，然后用湿热毛巾把治疗部位擦干净。一周 1 次，4~6 次为 1 个疗程。

（3）多功能无烟艾灸疗法（图 7-25）：本法运用多功能无烟艾灸治疗仪，在传统艾灸的基础上，增添了局部磁疗的作用，可以根据患者的不同情况调整温度，一般温度控制在 40~45 ℃，以患者有温热感为度。取穴同针刺治疗。

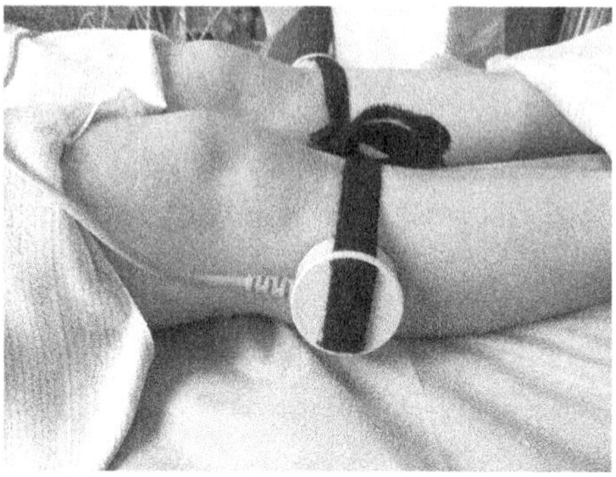

图 7-25　多功能无烟艾灸疗法（足三里）

4. 穴位注射疗法

取穴　足三里、血海、梁丘。

操作　按无菌技术操作原则，用 5 毫升注射器抽吸盐酸山莨菪碱 10 毫克，地塞米松 5 毫克，注射用能量合剂 1 支，加生理盐水至 4 毫升；再用 2 毫升注射器抽取维生素 B_{12}500 微克加生理盐水至 2 毫升。嘱患者取屈膝仰卧位，操作者准确定位两侧足三里、血海、梁丘。常规消毒后用抽取山莨菪碱的 5 毫升注射器，直刺一侧足三里和梁丘，提插捻转得气后缓慢注入药液，每穴 1 毫升，同法将药液注入另一侧足三里。用抽取维生素 B_{12} 的 2 毫升注射器，刺入一侧血海穴，得气后注入药液 1 毫升，同法将药液注入另一侧血海，每日 1 次。

注意事项　因能量合剂中含有胰岛素，为防止低血糖的发生，治疗最好选择在进餐后 30 分钟，禁食者可先注射葡萄糖注射液，再用水针治疗。

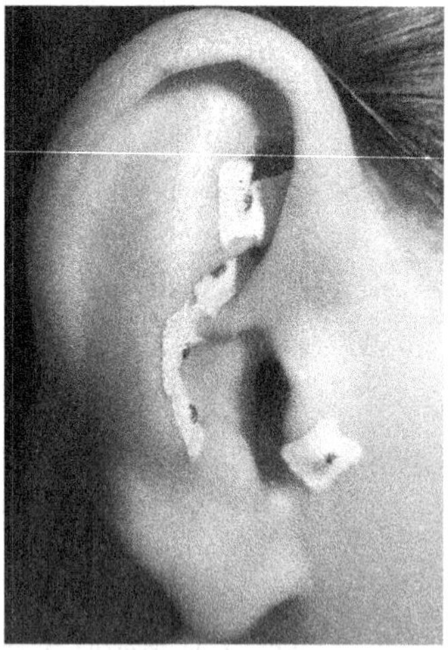

图 7-26　耳穴贴压疗法（神门、交感、大肠、小肠、肝、胃、脾、肾上腺）

5. 耳穴贴压疗法（图 7-26）

取穴　胃、大肠、小肠、肝、脾、肾、交感、神门、肾上腺。

操作　嘱患者取坐位或卧位，操作者

用酒精棉球清洁消毒双耳，准确选取穴位，将粘有王不留行的胶布贴于所选穴位上，嘱患者每日按揉5~6次，每次每穴按压120~150次，按压力度以患者感觉痛、胀但能忍受为度。

第七节　便　秘

【疾病概述】

便秘是一种临床常见病症，主要表现为排便次数减少，排便周期延长，大便干结，排出困难，或虽有便意但排出不畅。引起便秘的因素有肠道疾病、神经系统性疾病、内分泌因素、心理障碍、药物性因素等。另外，年龄、体质、饮食及生活习惯等因素也会影响排便。

肿瘤患者引起便秘的原因有以下几种。

（1）心理因素：由于疾病的恶化、并发症的发生、治疗过程的漫长及治疗费用的昂贵等原因，患者可能会产生焦虑、紧张、抑郁等不良情绪。这些不良情绪会造成交感神经兴奋，增加盆底肌群的紧张度，从而导致便秘。

（2）疾病因素：由于肿瘤的生长和恶化导致胃肠道的病变、脊髓损伤及内分泌的异常，从而致使便秘的发生。

（3）药物因素：止吐及止痛药物的应用会抑制胃肠蠕动而导致便秘。许多化疗药物可引起消化系统功能紊乱也可导致便秘。

（4）生活及饮食习惯：患者由于饮食量少、进食过于精细及活动量减少等原因可导致便秘。

中医学认为，便秘是指粪便在肠内滞留过久，秘结不通，排便周期延长；或周期不长，但粪质干结，排出艰难；或粪质不硬，虽有便意，但便而不畅的病症。发生便秘的原因有：过食辛辣厚味之品或素体阳盛使胃肠积热，津液耗伤，大便干结；或嗜食生冷，以致阴寒凝滞，胃肠传导失司，造成便秘；或因忧愁思虑过度，情志不畅，或久坐少动，肺气不降，致气机郁滞、通降失常，糟粕内停，而成便秘；或因年老体虚、气血两虚，使大肠传导无力，肠道失于濡润，使糟粕内停，大便秘结；或下焦阳气不充，阴寒凝结，腑气受阻，糟粕不行，凝结肠道而成便秘。故其发生多与肠胃积热、气机郁滞、阴寒凝滞和气血亏虚等因素有关。

由于便秘会加重患者的精神负担，诱发一些疾病如心脑血管疾病等，影响患者的生存质量，因此一旦患者出现便秘，医护人员及患者家属应加以重视。

【辨证分型】

（1）燥热内结型：大便干结，面红身热，腹痛腹胀，口干口臭，心烦喜冷饮，小便短赤，舌红、苔黄，脉滑数。

（2）气机郁滞型：大便干结或不甚干结，欲便不得出，腹中胀痛，嗳气频作，胸胁痞满，纳食减少，口苦，苔薄腻，脉弦。

（3）阴寒凝滞型：大便艰涩，排出困难，小便清长，腹中冷痛，胀满拒按，胁下偏痛，四肢不温，呃逆呕吐，舌淡、苔白，脉沉迟。

（4）气虚型：大便秘结，便意正常，粪质并不干硬，但排出困难，便后汗出，气短乏力，面白神疲，舌淡、苔薄白，脉虚细。

（5）血虚型：大便干结，面色苍白无华，头晕心悸，失眠多梦，唇舌色淡，脉细。

（6）阴虚型：大便干结，状如羊屎，五心烦热，头晕耳鸣，形体消瘦，两颧潮红，口干不欲饮，舌红、苔薄，脉细数。

（7）阳虚型：大便干或不干，排出困难，小便清长，面色㿠白，四肢不温，腹中冷痛，得热则减，腰膝冷痛，舌淡、苔白，脉沉迟。

【中医外治方法】

1. 经穴推拿疗法（图7-27）

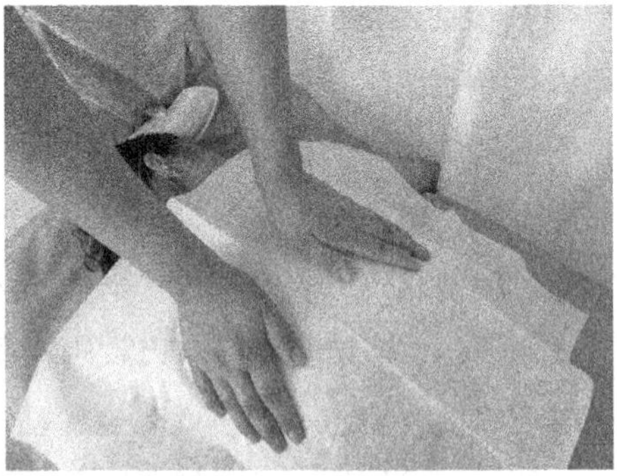

图7-27　经穴推拿疗法

（推膀胱经）

取穴　中脘、天枢、大横、关元、气海、肝俞、胃俞、肾俞、大肠俞、长强。

手法　采用一指禅推、摩、按、揉法。

操作　患者取仰卧位，操作者站于患者一侧，在患者腹部中脘、天枢、大横、关元、气海穴位处采用一指禅推法治疗，每个穴位大约1分钟，之后沿顺时针方向摩腹大约10分钟。协助患者取俯卧位，沿脊柱两侧从肝俞、脾俞到八髎穴（双侧上、次、中、下髎）用一指禅推法往返治疗，然后在肾俞、大肠俞、八髎、长强等穴用按、摩、揉法治疗，往返重复2~3次，时间大约5分钟。

2. 针刺疗法

治法　调理肠胃，导滞通便。以足阳明、手少阳经穴为主。

主穴　支沟、天枢、大横、上巨虚、丰隆。

配穴　①燥热内结者：合谷、曲池、内庭；②阴寒凝滞者：灸神阙、关元、气海、神门、大肠俞；③气虚者：脾俞、胃俞、气海；④血虚者：足三里、三阴交；⑤阴虚者：太溪、照海；⑥阳虚者：灸命门、腰阳关。

操作　主穴毫针刺，采用泻法，实证配穴用泻法，虚证配穴用补法。

3. 穴位注射疗法（图7-28）

取穴　天枢、支沟、归来、足三里。

方法　选择5毫升一次性注射器，按无菌技术操作原则，抽吸维生素B_1或维生素B_{12}注射液加生理盐水至4毫升。嘱患者取仰卧位，操作者准确定位所选穴位，常规消毒，针刺产生酸、胀、麻感后即为得气，抽吸无回血，缓慢注入药液，每穴注入0.5~1毫升，每日1次或隔日1次。

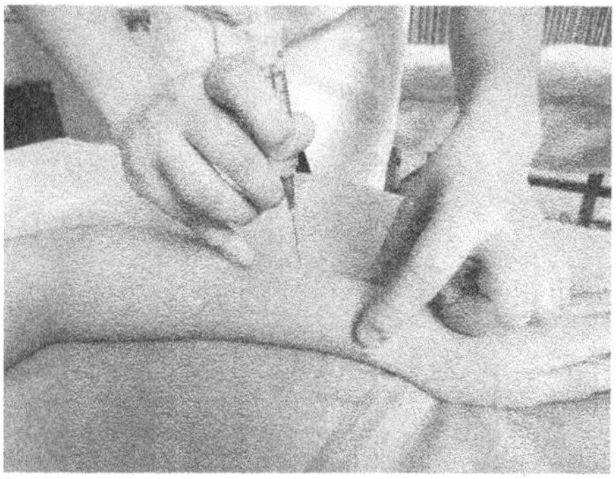

图7-28　穴位注射疗法

（支沟）

4. 穴位埋线疗法（图7-29）

取穴　大肠俞、天枢、大横、上巨虚、足三里。

操作　按无菌技术操作原则，打开一次性换药包，操作者戴好无菌手套，常规消毒埋线部位，用无菌镊夹取3号胶原蛋白埋线，将其放置在9号埋线针针管的前端，后接针芯，左手拇、食指绷紧或提起埋线部位的皮肤，右手持针，缓慢刺入所需深度，出现针感后，边推针芯，边退针管，将线埋入所选穴位内，针孔处加压包扎。

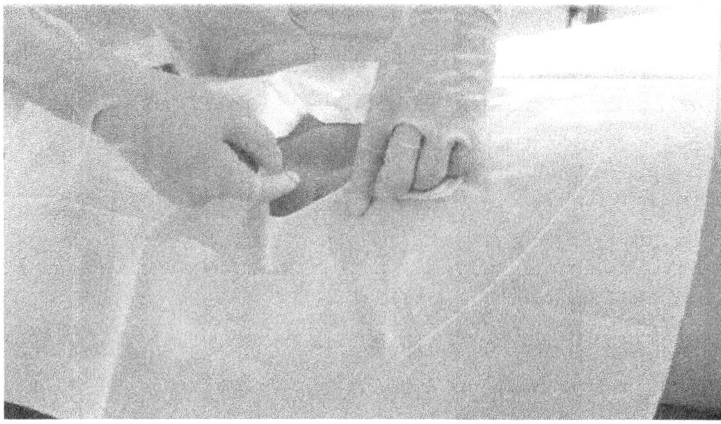

图 7-29　穴位埋线疗法

（大肠俞）

5. 耳穴贴压疗法（图 7-30）

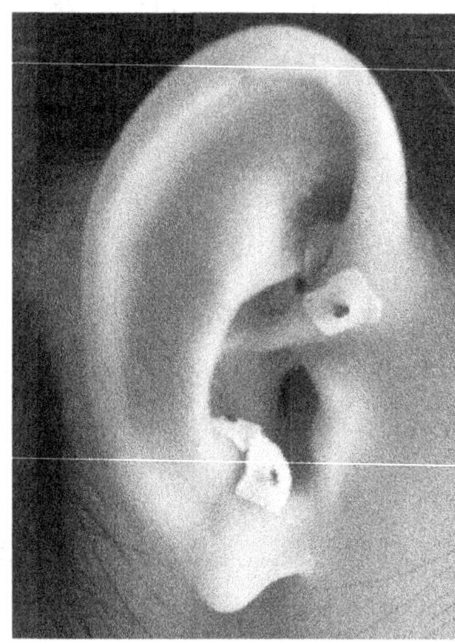

图 7-30　耳穴贴压疗法

（大肠、交感、直肠、脾、皮质下）

主穴　大肠、直肠、皮质下、交感、脾。

配穴　①燥热内结者：耳尖、肾上腺，耳尖也可用三棱针点刺放血；②阴寒凝滞者：肾、肾上腺；③气机郁滞者：交感、肝；④气血亏虚者：肾、小肠；⑤阴虚者：肾。

操作　患者取坐位，操作者常规消毒所选穴位，将粘有王不留行的胶布准确地贴于穴位上，按揉至患者自觉酸麻胀痛，并嘱患者每日按压 2～3 次，每次 100～150 次。

6. 音乐疗法

经常聆听舒缓动听的音乐可以调理脏腑气血，平秘阴阳，对便秘的预防和治疗也有很好的辅助作用。

第八节　腹　泻

【疾病概述】

腹泻是指正常排便形态的改变，表现为频繁地排出稀薄松散的粪便，甚至如水样便，常伴有排便急迫感、肛门不适、失禁等症状。腹泻一般分为急性和慢性两类。急性腹泻发病急剧，病程在2~3周，每天排便可达10次以上，粪便量多而稀薄，排便时常伴腹鸣、肠绞痛或里急后重。慢性腹泻指病程在2个月以上或间歇期在2~4周的复发性腹泻。本病一年四季均可发生，尤以夏秋居多。

肿瘤患者发生腹泻的原因有以下几种。①肿瘤因素：内分泌肿瘤如胃癌可促进5-羟色胺和多肽的释放直接引起腹泻，若肿瘤恶化出现肠梗阻、恶液质等均可造成消化吸收功能障碍引起腹泻。②化疗因素：化疗药物对肠细胞的毒副作用可引起肠壁炎症及细胞坏死，进而引起腹泻。③放疗因素：放射治疗可造成肠黏膜的损害，引起急性渗出性腹泻。④肠道感染及抗菌药物的应用：二者均可导致肠道菌群失调，致病微生物增生，从而引起腹泻。⑤胃肠动力药物的应用：患者由于情绪、疾病等因素造成胃肠自主神经功能紊乱，导致便秘，常服用胃肠动力药如大黄以促进排便，从而导致腹泻。

祖国医学将大便溏薄而势缓者称为泄，大便如水注而势急者称为泻，二者统称为泄泻。其病位主要在脾、胃和大小肠。其病因病机如下。

（1）感受外邪：脾喜燥恶湿，湿邪最易困阻脾土使脾失健运，升降失调而致泄泻，故《难经》曰："湿多成五泄。"而寒暑之邪既可侵及皮毛肺卫，也可直接损伤脾胃，故《杂病源流犀烛·泄泻源流》云："湿盛则飧泄，乃毒由于湿耳。不知风寒热虚，虽皆能为病，苟脾强无湿，四者皆不得而干之，何自成泄？是泄虽有风寒热虚之不同，要未有不源于湿者也。"

（2）饮食所伤：饮食过量，停滞肠胃；或恣食肥甘，湿热内生；或过食生冷，寒邪伤中；饮食不洁，损伤脾胃，使脾失健运，升降失调，清浊不分，发生泄泻。

（3）情志失调：忧郁恼怒，精神紧张，使肝气郁结，忧思伤脾，土虚木乘，升降失职；或因素体脾虚，复因情志失调，更伤脾土，使脾失健运，升降失调，清浊不分，乃致泄泻。

（4）脏腑虚弱：脾胃虚弱使胃不能受纳水谷，脾不能运化精微，致水谷停滞，聚水为湿，积谷为滞，湿滞内生，清浊不分，遂成泄泻。

（5）禀赋不足：命门之火助脾胃之运化。先天禀赋虚弱；或久病损伤肾阳；或年老体虚，肾气不足，致脾失健运，水谷不化，升降失调，清浊不分，而成泄泻。

【辨证分型】

（一）急性腹泻

（1）寒湿内盛型：泄泻清稀，甚至如水样便，腹痛肠鸣，脘闷食少，若兼外感风寒者则恶寒发热，肢体酸痛，头痛，苔白腻，脉濡缓。

（2）湿热伤中型：泄泻腹痛，泻下急迫，或泻而不爽，粪便色黄味臭，肛门灼热，烦热口渴，小便短赤，舌质红、苔黄腻，脉滑数或濡数。

（二）慢性腹泻

（1）食滞肠胃型：腹痛肠鸣，泻下粪便臭如败卵，脘腹胀满，嗳腐酸臭，不思饮食，苔垢浊或厚腻，脉滑。

（2）脾肾阳虚型：晨起泄泻，脐腹凉痛，肠鸣即泻，腹部喜暖，完谷不化。泻后则安，畏寒肢冷，腰膝酸软，舌淡、苔白，脉沉细。

（3）肝气乘脾型：素有胸肋胀闷，嗳气食少，每遇气怒或情绪紧张时，腹痛而泻，舌质淡红，脉弦。

【中医外治方法】

1. 针刺疗法（图 7-31）

（1）急性腹泻：

治法　除湿导滞，通调腑气。以足阳明、足太阴经穴为主。

主穴　天枢、阴陵泉、足三里、上巨虚、三阴交、水分。

配穴　①寒湿内盛者：神阙、关元；②湿热伤中者：曲池、内庭；③食滞肠胃者：梁门、中脘。

操作　神阙穴用灸法，余穴可采用毫针泻法。

（2）慢性腹泻：

治法　健脾温肾，固本止泻。取穴以任脉、足阳明及足太阴经穴为主。

主穴　中脘、神阙、天枢、足三里、公孙。

配穴　①脾肾阳虚者：脾俞、肾俞、命门；②肝气乘脾者：期门、阳陵泉、太冲。

操作　神阙采用灸法，足三里、公孙用毫针补法，天枢用毫针平补平泻法，配穴采用虚补实泻法。

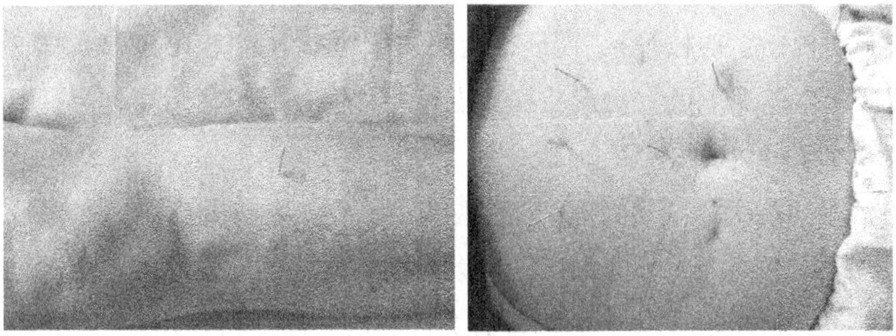

a　　　　b

图 7-31　针刺疗法

（a. 足三里；b. 梁门、中脘、水分、天枢）

2. 艾灸疗法

（1）艾盒灸疗法（图 7-32）：

主穴　中脘、天枢、关元、神阙、足三里。

配穴　①湿热内盛者：曲池、内庭、阳陵泉；②食滞伤中者：梁门；③脾肾阳虚者：脾俞、命门、肾俞；④肝气乘脾者：三阴交、期门、太冲、阳陵泉。

操作　将艾条点燃置于艾盒内，嘱患者平卧，于腹部置一六孔艾盒，余穴置单孔盒，施灸 30 分钟后将艾盒去除，如需灸背部穴位则嘱患者俯卧，温灸背部穴位 30 分钟，每日 1 次。

（2）督脉灸疗法（慢性腹泻者可给予督脉灸治疗）：

取穴　督脉诸穴及足太阳膀胱经穴之背部穴位。

操作　患者取俯卧位，暴露背部，在大椎至腰俞的部位上敷督灸粉（香

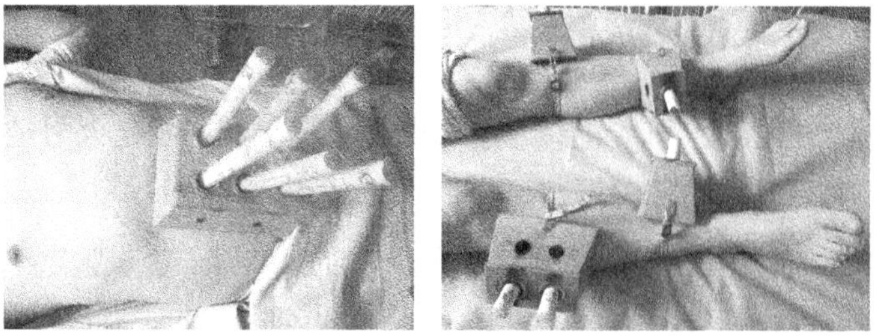

a　　　　　　　　b

图 7-32　艾盒灸疗法

（a. 中脘、梁门、神阙、天枢；b. 上巨虚、下巨虚、三阴交）

附、附子、桃仁、桂枝等），而后铺上桑皮纸，其上铺宽 10 厘米、厚 3 厘米的生姜泥，于生姜泥上放置梭形艾柱，点燃艾柱，待其燃尽后更换另一壮。一般灸 2~3 壮，约 1 小时。

（3）多功能无烟艾灸疗法：运用多功能无烟艾灸治疗仪，在传统艾灸的基础上，增添了局部磁疗的作用，可以根据患者的不同情况调整温度，一般温度控制在 40~45 ℃，以患者有温热感为度。取穴同艾盒灸疗法。

3. 隔姜灸（图 7-33）配合穴位贴敷疗法

取穴　神阙、天枢、中脘、气海、关元、涌泉。

操作　将姜块切成直径 2~3 厘米、厚 2~3 毫米的姜片，在其上用针点刺小孔若干，放在腹部穴位上，将艾炷放置在姜片上，从顶端点燃艾炷，待燃尽时接续另一个艾炷，每日每穴灸 5~7 壮，一般连续施灸3~7 天。

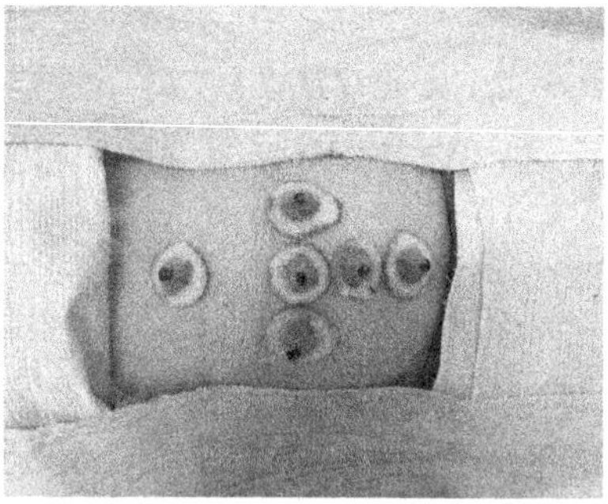

图 7-33　隔姜灸疗法

（中脘、神阙、天枢、气海、关元）

将吴茱萸研磨成细粉，用醋调成膏状，嘱患者取仰卧位，操作者站于患者床尾，准确定位患者双足涌泉穴，清洁所取穴位，将调好的吴茱萸敷于涌泉穴，用胶布固定，6 小时后取下，每日 1 次。

4. 穴位注射疗法（图 7-34）

取穴　天枢、上巨虚。

操作　按无菌技术操作原则，用 5 毫升注射器抽吸黄连素注射液 4 毫升。嘱患者取仰卧位，操作者准确定位天枢及上巨虚，常规消毒注射穴位，进针得气后注入药液，每个穴位注射 1 毫升，每日或隔日一次。

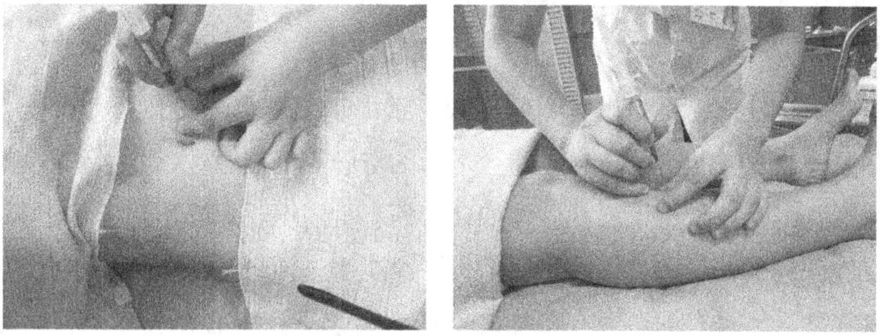

a　　　　b

图 7-34　穴位注射疗法

（a. 天枢；b. 上巨虚）

注意事项：根据患者体格的胖瘦及针感选择进针的深浅，如出现落空感不可推注药物，以防将药物注入腹腔。

5. 耳穴贴压疗法（图 7-35）

取大肠、胃、脾、肝、肾、交感等穴，以王不留行贴压。嘱患者每日按揉 2~3 次，每次 100~120 下。

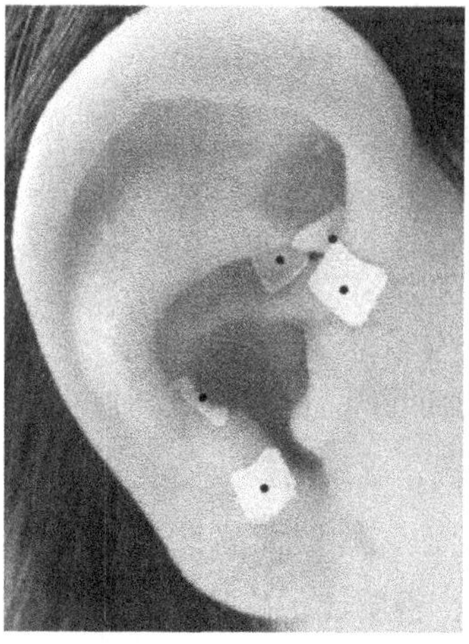

图 7-35　耳穴贴压疗法

（大肠、交感、肝、脾、胃、肾）

第九节 呕 血

【疾病概述】

呕血又称吐血，是指患者呕吐血液，常由于上消化道出血，如食管、胃、十二指肠、胰腺、胆道及胃空肠吻合术后的空肠等部位急性出血所致。对于肿瘤患者而言，呕血常见于恶性肿瘤如食管癌、贲门癌、胃癌、胆囊癌、胰腺癌等及良性肿瘤如胃息肉、胃血管瘤、胃平滑肌瘤、神经纤维瘤等。呕血为临床常见急症之一，且有的患者在呕血之前便有面色苍白、心悸头晕、昏厥等症，应注意及时发现和抢救，大量呕血可导致血脱，甚至危及生命。

呕血属中医的“血证”范畴，祖国医学认为呕血是因血不循经而外溢于胃及肠腔中所致，其原因是脾虚不摄、胃中积热、肝火犯胃、肠道湿热、气血衰脱等而致出血。病变部位多在胃及食管，病变常与肝、脾有关。喜嗜辛辣醇酒等者，易使肝胃积热，热伤胃络；邪毒秽浊刺激，胃络损伤，迫血妄行；肝郁血瘀日久，肝气横逆犯胃；脾气亏虚，不能统摄血行；脏腑衰败，气血不和，皆可致胃络受损，血溢脉外，血随气逆而成呕血。

【辨证分型】

（1）胃热壅盛型：脘腹胀闷，甚则作痛，吐血色红或紫暗，常夹有食物残渣，口臭，便秘，大便色黑，舌质红、苔黄腻，脉滑数。

（2）肝火犯胃型：吐血色红或紫暗，口苦胁痛，心烦易怒，寐少梦多，舌质红绛，脉弦数。

（3）气虚血溢型：吐血缠绵不止，时轻时重，血色暗淡，神疲乏力，心悸气短，面色苍白，舌质淡，脉细弱。

（4）湿热中阻证：吐血，胸闷泛恶，身热不扬，头身困重，不欲饮食，大便秘结或溏，小便短少，舌质红、苔黄腻，脉濡滑。

（5）瘀阻胃络证：吐血色暗红，或夹有食物残渣，胃脘疼痛如刺、固定不移，或胁下有痞块，面色黧黑，肌肤甲错，舌质暗紫或边有瘀斑、瘀点，脉涩。

（6）脾胃虚寒证：吐血色暗，面色无华，畏寒肢冷，脘腹冷痛，口淡不渴，大便溏薄，舌淡胖、苔白、脉沉迟无力。

【中医外治方法】

1. 针刺疗法

治法　和胃止血。以足阳明胃、足太阴膀胱经穴为主。

主穴　内关、足三里、公孙、胃仓。

配穴　①胃热者：内庭；②肝火者：行间、太冲；③气虚血溢型：关元、气海；④湿热中阻型：阴陵泉、中脘；⑤瘀阻胃络型：血海；⑥脾胃虚寒型：脾俞、胃俞、隐白。

操作　足三里、公孙用补法；膈俞、内关用泻法。实证配穴用泻法，虚证配穴用补法。

2. 子午流注低频电疗法（图 7-36）

取穴　同针刺治疗。

操作　将电极片分别贴于所取穴位处。电流强度以局部肌肉跳动为宜。疼痛严重者，可连续通电 60 分钟，每日 1 次，5 次为 1 个疗程，治疗 2~3 个疗程。

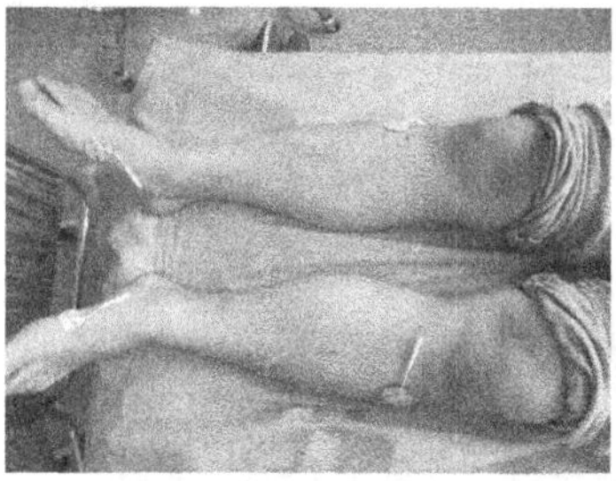

a

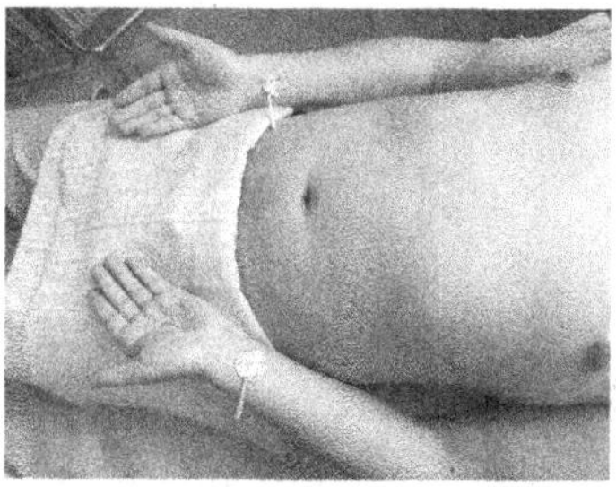

b

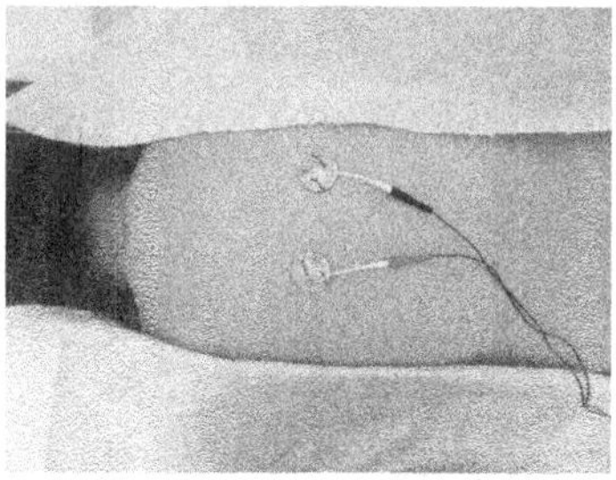

c

图 7-36　子午流注低频电疗法

（a. 足三里、公孙；b. 内关；c. 膈俞）

3. 耳穴贴压疗法（图 7-37）

取穴　胃、食道、神门、肾上腺、皮质下。

操作　患者取坐位，操作者用乙醇常规消毒所选穴位，将粘有王不留行的胶布准确地贴于穴位上，按揉至患者自觉酸麻胀痛，并嘱患者每日按压 2~3 次，每次 100~150 次。

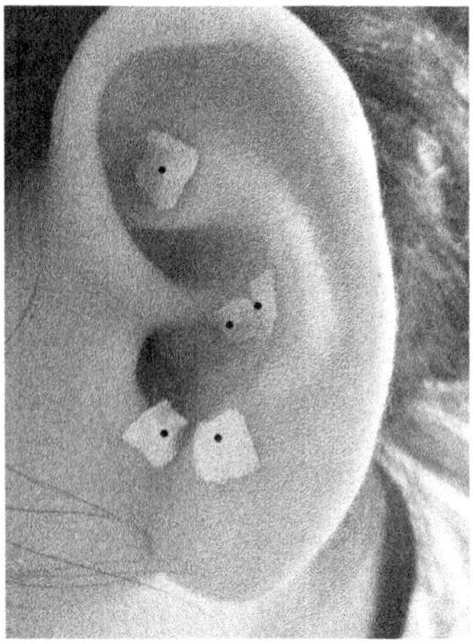

图 7-37　耳穴贴压疗法

（神门、胃、食道、肾上腺、皮质下）

4. 穴位注射疗法（图 7-38）

取穴　足三里、血海、中脘。

操作　选择 5 毫升一次性注射器，按无菌技术操作原则，抽吸仙鹤草注射液 5 毫升，嘱患者取仰卧位，操作者准确定位所选穴位，常规消毒，针刺产生酸胀麻感后即为得气，抽吸无回血，缓慢注入药液，每穴注入 1 毫升，每日或隔日 1 次。

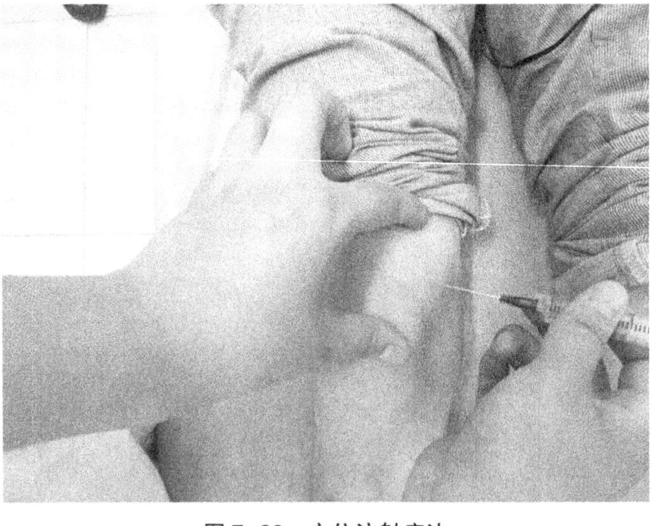

图 7-38　穴位注射疗法

（血海）

第十节 便 血

【疾病概述】

便血既可缘于胃的疾患，又可缘于肠道疾患。多因外感湿热、饮食所伤、情志失调、劳倦内伤等导致胃肠积热，湿热蕴结，下注大肠，损伤阴络所致；或脾虚不能统摄，血液下溢，或瘀阻脉络，血不循经，而导致便血。

肿瘤患者便血常见于上、下消化道疾病（如小肠肿瘤、小肠血管瘤、结肠癌、直肠癌等）及全身性疾病（如白血病、血小板减少性紫癜、肝脏疾病、尿毒症、败血症等）。

便血的颜色可呈鲜红、暗红或黑色（柏油样），颜色的差异主要与出血部位、出血量多少、血液在肠腔内停留时间长短有关。出血部位愈低，出血量愈大，排出愈快，则血便颜色愈鲜红。上消化道出血多为柏油样，但上消化道大出血伴肠蠕动加速时，可排出较鲜红血便；下消化道出血往往排出较鲜红血便，但小肠出血时，如血液在肠内停留时间较长，亦可呈柏油样便。

【辨证分型】

（1）肠道湿热型：便血色红，大便不畅或稀溏，或有腹痛，口苦，舌质红、苔黄腻，脉濡数。

（2）气虚不摄型：便血色红或紫暗，食少，体倦，面色萎黄，心悸，少寐，舌质淡，脉细。

（3）脾胃虚寒型：便血紫暗，甚则黑色，腹部隐痛，喜热饮，面色不华，神倦懒言，便溏，舌质淡，脉细。

【中医外治方法】

1. 中药保留灌肠疗法

中药或中成药保留灌肠，以化瘀止血。

2. 针刺疗法

治法　清热化湿，化瘀止血。以督脉、足太阳经穴为主。

主穴　长强、承山、大肠俞、脾俞、次髎。

配穴　①劳倦内伤型：百会、命门、关元；②湿热下注型：太白、阴陵泉。

操作：脾俞用平补平泻法，余穴用泻法。

3. 饮食调摄

（1）忌食辛热、油腻、粗糙、多渣的食品，忌烟酒、咖啡。

（2）多食具有清肠热、滋养黏膜、通便止血作用的食品，如生梨汁、藕汁、荸荠汁、芦根汁、芹菜汁、胡萝卜、白萝卜（熟食）、苦瓜、茄子、黄瓜、菠菜、黄花菜、卷心菜、蛋黄、苹果、无花果、香蕉、黑芝麻、胡桃肉、白木耳等。

4. 中药熏洗疗法

操作　阿胶加醋浸没软化后蒸烊成膏，每次取30克再加醋500克化开，加热烧开后先熏后洗肛门，每日2次。原液可洗多次。用于肛裂、痔疮出血者。

5. 经穴推拿疗法

每日早晚（醒后和睡前）2次揉摩腹部，逆顺时针各100次。

6. 提肛锻炼

每日2~3次做缩肛动作，每次30~50次。

第十一节　术后胃肠瘫痪综合征

【疾病概述】

术后胃肠瘫痪综合征属于胃肠功能性的非机械性梗阻，是腹部手术后常见的并发症之一，主要是由于手术后胃肠动力功能障碍造成胃排空延迟，肠蠕动减慢。患者可表现为上腹饱胀、恶心呕吐、呃逆、反酸嗳气、肛门有少量或无排气、肠鸣音减弱或消失。临床调查数据显示肿瘤患者的发病率明显高于其他患者。目前，术后胃肠瘫痪综合征的发病机制仍不明确，有关专家认为可能与胃肠完整性受损及迷走神经损伤有关。

中医认为，术后胃肠瘫痪综合征属于“痞满”“腹胀”“便秘”“纳呆”

“呃逆”的范畴。因腹部手术创伤导致气血亏虚、脾胃受损，气虚则鼓动无力、升降失常。脾胃受损则脾失健运、胃失和降，“痞满不开，胀满不行”，气滞血瘀，中焦受阻，会出现腹胀、嗳气、恶心呕吐。

【诊断标准】

术后胃肠瘫痪综合征的诊断标准如下。

（1）术后胃肠减压引流量日益增加，每日胃肠引流量大于800毫升，混有胆汁，且持续一周。

（2）经一项或多项检查排除胃肠机械性梗阻。

（3）胃肠蠕动减慢或消失。

（4）未应用影响胃肠道平滑肌收缩的药物，如吗啡注射液等。

（5）无明显的水、电解质紊乱及酸碱失衡。

（6）无糖尿病、甲状腺功能减退等一些能引起胃肠瘫痪的基础病。

（7）经X线或者胃肠镜检查有胃肠扩张、无张力、蠕动减弱或消失。

【辨证分型】

（1）脾胃虚寒型：腹胀纳少，脘腹痛、喜温喜按，大便溏薄清稀，口淡不渴，四肢不温；或肢体困重，畏寒喜暖；或周身浮肿，小便清长或不利；或白带量多质稀，舌淡胖、苔白滑，脉沉迟无力。

（2）肝气犯胃型：胃脘胀满疼痛，痛连两肋，遇烦恼则痛作或痛甚，胸闷，喜长叹息，嗳气呃逆，舌淡、苔白滑，脉沉弦紧。

（3）湿热壅滞型：腹部痞满，呕恶纳呆，肢体困重，便溏尿黄；或面目肌肤发黄，色泽鲜明如橘色；或身热起伏，汗出热不解，舌红、苔黄腻，脉濡数。

（4）中焦气滞型：脘腹痞满，甚则疼痛，嗳气吞酸，恶心呕吐，吐后胀痛得减，便溏，泻下物酸腐臭秽，舌苔厚腻，脉滑。

【中医外治方法】

1. 经穴推拿疗法（图7-39）

取穴　上脘、中脘、神阙、关元、气海、肝俞、胃俞、肾俞、大肠俞。

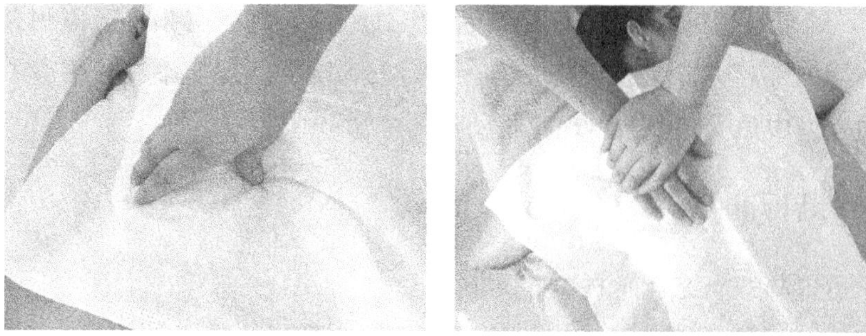

a　　　　b

图 7-39　经穴推拿疗法

（a. 一指禅点按中脘穴；b. 掌揉膀胱经）

手法　采用一指禅推、摩、按、揉法。

操作　患者取仰卧位，操作者站于患者一侧，在患者腹部上脘、中脘、神阙、关元、气海处采用一指禅推法治疗，每个穴位大约 1 分钟，之后以神阙为中心沿顺时针方向摩腹大约 10 分钟。协助患者取俯卧位，沿脊柱两侧从肝俞、脾俞到八髎穴（双侧上、次、中、下髎）用一指禅推法往返治疗，然后在肾俞、大肠俞等穴用按、摩、揉法治疗，往返重复 2~3 次，时间大约 5 分钟。

2. 针刺疗法（图 7-40）

治法　健脾益气，消瘀导滞。以足阳明、足太阴经穴为主。

主穴　曲池、中脘、足三里、内关、上巨虚、下巨虚、三阴交。

配穴　①脾胃虚寒者：公孙、胃俞；②肝气犯胃者：阳陵泉、太冲；③湿热壅滞者：阴陵泉、内庭；④中焦气滞者：膻中。

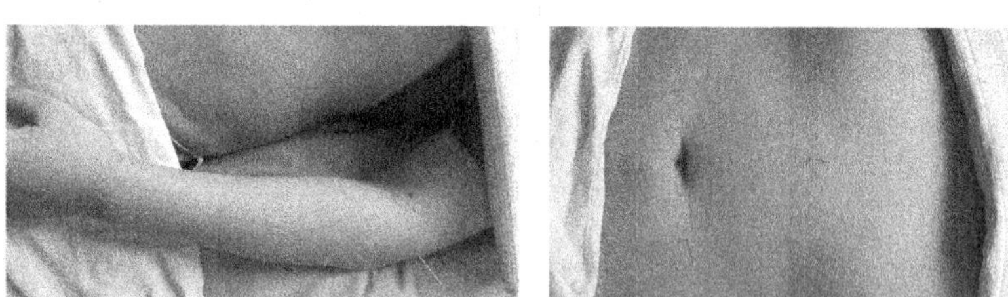

a　　　　b

图 7-40　针刺疗法

（a. 曲池；b. 中脘、天枢、气海）

操作　中脘、足三里用温针灸，内关、曲池用毫针刺泻法，上巨虚、下巨虚、三阴交用毫针刺补法，余穴可用毫针刺平补平泻。

3. 子午流注低频电疗法（图 7-41）

取穴　同针刺治疗。

操作　治疗时除所选取穴位外，增加子午流注开穴的穴位。将电极片贴敷于穴位上，调整到患者能适应的强度，治疗时间为 30 分钟，每日 1 次。

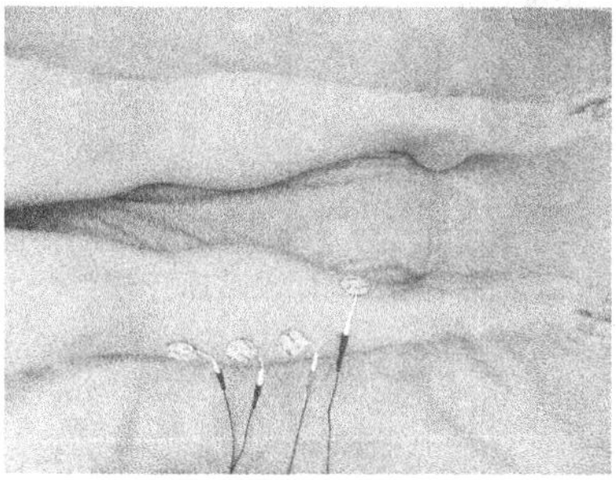

a

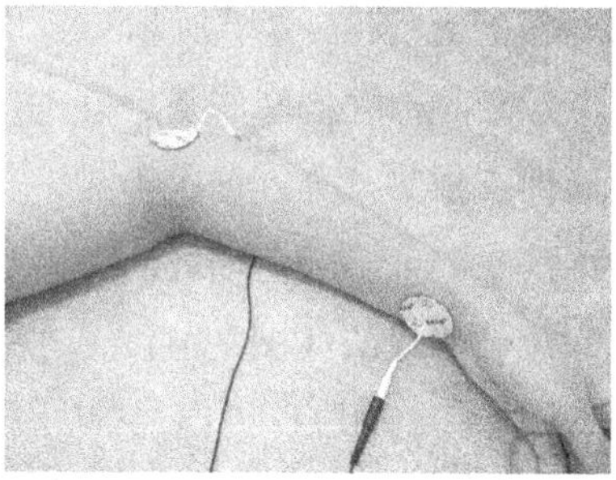

b

图 7-41　子午流注低频电疗法

（a. 足三里、上巨虚、下巨虚、三阴交；b. 曲池、内关）

4. 隔姜灸疗法（图 7-42）

取穴　中脘、下脘、天枢、神阙、大横、关元、气海。

操作　将姜块切成直径 2～3 厘米、厚 2～3 毫米的姜片，在其上用针点刺小孔若干，放在腹部穴位上，将艾炷放置在姜片上，从顶端点燃艾炷，待燃尽时接续另一艾炷，每日每穴灸 5～7 壮，一般连续施灸3～7 天。

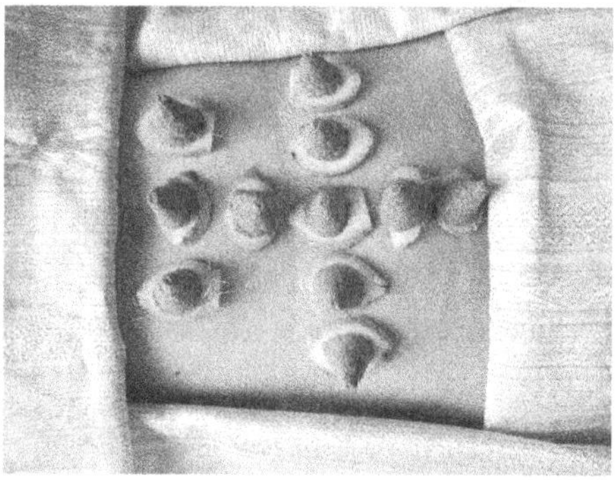

图 7-42　隔姜灸疗法

（中脘、下脘、天枢、神阙、大横、关元、气海）

5. 穴位注射疗法

取穴　双侧足三里。

操作　按无菌技术操作原则，用 5 毫升注射器抽取胃复安 25 毫克或维生素 $B_6$1 支与生理盐水共 4 毫升。操作者准确定位双侧足三里，常规消毒，进针得气后缓慢注入药液，每个穴位注射 2 毫升，每日 1 次。

6. 耳穴贴压疗法（图 7-43）

取穴　胃、脾、肝、肾、小肠、三焦、神门、交感。

操作　用耳穴探测仪定位所选穴位，用乙醇清洁消毒，晾干后将粘有王不留行的胶布贴于所取穴位，按揉至患者自觉酸麻胀痛，并嘱患者每日按揉2~3次，每次不少于 3 分钟。

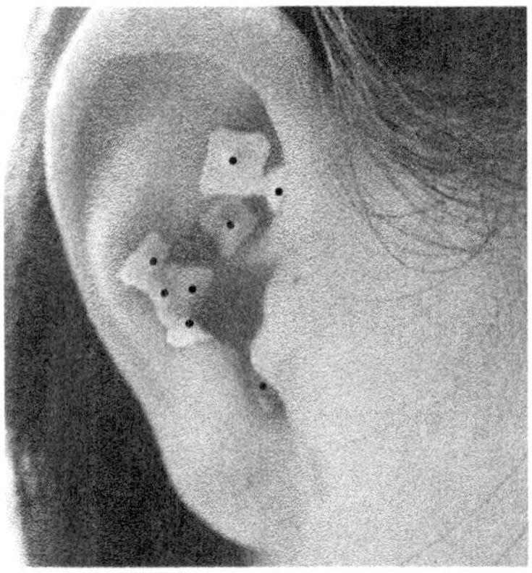

图 7-43　耳穴贴压疗法

（神门、交感、肾、肝、胃、脾、小肠、三焦）

7. 穴位贴敷疗法（图 7-44）

取穴　上脘、中脘、天枢、神阙。

操作　木香、丁香、枳壳、干姜、厚朴、肉桂适量研磨成粉，用姜汁或蜂蜜调制成膏备用。患者取仰卧位，清洁以上穴位，将药膏敷于所选穴位上，用胶布固定，于次日取下，每日一次。

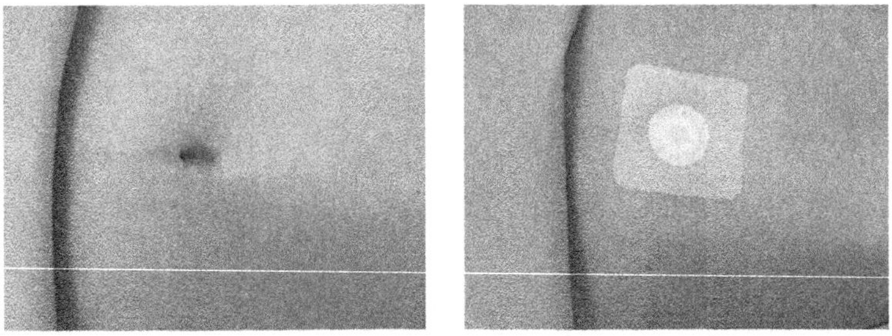

a

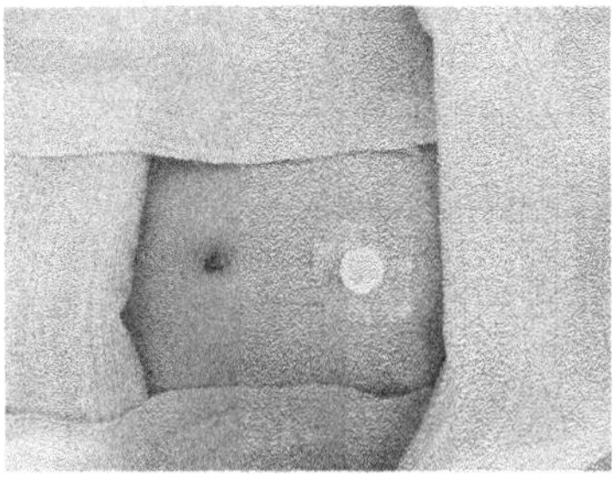

b

图 7-44　穴位贴敷疗法

（a. 神阙；b. 中脘）

第十二节　放射性肠炎

【疾病概述】

放疗是治疗腹腔、盆腔肿瘤的一种重要手段，因此放射性肠炎成为放疗的常见并发症之一。放射性肠炎是盆腔、腹腔、腹膜后恶性肿瘤经放射治疗而引起的肠道损害，可累及小肠、结肠和直肠，故又称为放射性直肠、结肠或小肠炎。放射性肠炎可以发生在放疗的早期，也可以发生在放疗完成之后，甚至可以发生在放疗完成后数月乃至数年。临床表现为腹痛腹泻、大便次数增多、里急后重、肛门坠痛、黏液脓血便，甚至鲜血便。常见的原发疾病是直肠、子宫附件及膀胱等器官的恶性肿瘤。根据发病时间和病情缓急的不同将放射性肠炎分为两种：①发生在放疗期间或之后较短时间内的为急性放射性肠炎；②持续 3 个月以上或放疗结束 6 个月以上者均为慢性放射性肠炎。

放射性肠炎的病理改变主要累及肠黏膜和血管结缔组织，引起肠上皮细胞增生受抑制；肠黏膜下小动脉受损引发肠壁缺血和黏膜糜烂、溃疡，肠壁组织损伤，纤维母细胞增生，最终导致纤维化、黏膜面扭曲和断裂、肠腔狭窄或穿孔及腹腔内形成脓肿、瘘道和肠粘连等。

中医文献中无此病的相关记载，现多认为放射性肠炎属中医“泄泻”“肠风”“痢疾”等的范畴，病机总属本虚标实，虚实夹杂。既存在肿瘤正气亏虚之本，同时又有癌毒结聚之实性包块，加之外邪——放射线的“热毒”侵犯，故初期常可见肠道蕴热，经络受损，传导失司的证候；肠络灼伤、湿热毒邪结聚，血瘀痰凝，湿热下注，腐肉败血，以及大泻所致水液丢失，日久则耗气伤津，出现脾气亏虚的证候。

【辨证分型】

（1）气滞血瘀型：放疗后，腹部刺痛，泻后不爽，痛有定处，按之痛甚，面色晦滞，口干不欲饮，舌边有瘀斑或舌质暗红，脉弦而涩。

（2）湿热困脾型：腹痛泄泻，泻下急迫或泻而不爽，粪色黄褐而臭，肛门灼热疼痛，小便短黄，舌红、苔黄腻，脉滑数。

（3）脾胃气虚型：放疗后，大便时溏时泻，迁延反复，完谷不化，纳呆食少，食后不舒，稍进油腻食物则大便次数明显增多，面色萎黄，神疲倦怠，舌淡、苔白，脉细弱。

（4）肾阳虚衰型：放疗后，脐周作痛，肠鸣即泻，泻后则安，形寒肢冷，腰膝酸软，舌淡、苔白，脉沉细。

【中医外治方法】

1. 针刺疗法（图 7-45）

取穴　天枢、关元、上巨虚、足三里、脾俞、胃俞。

配穴　①气滞血瘀者：支沟、血海、膈俞；②湿热困脾者：阴陵泉；③肾阳虚衰者：肾俞、命门；④腹痛甚者：梁丘；⑤面色差者：血海、神阙。

操作　天枢直刺 0.8～1 寸，局部酸胀可扩散至同侧腹部，采用平补平泻法；关元直刺 0.8～1 寸，局部酸胀可扩散至外生殖器及会阴部，采用平补平泻法；上巨虚直刺 1～2 寸，局部酸胀麻电感向下扩散至足背；脾俞、胃俞针尖斜向脊柱刺入 1～1.5 寸，采用提插捻转法。以上穴位得气后，交替施术 5 分钟，起针后艾灸关元、天枢，壮数酌情而定，也可隔姜、隔盐灸，时间为 20～30 分钟。

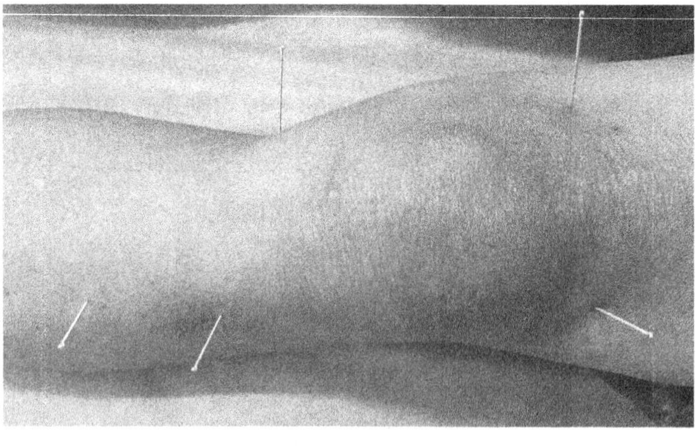

图 7-45　针刺疗法

（梁丘、血海、足三里、上巨虚、下巨虚）

2. 子午流注低频电疗法（图 7-46）

取穴　同针刺治疗。

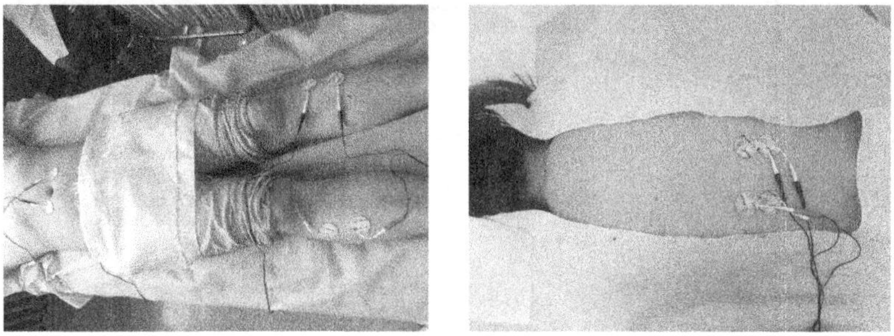

a　　　　b

图 7-46　子午流注低频电疗法

（a. 天枢、关元、足三里、上巨虚；b. 脾俞、胃俞）

操作　治疗时除所选取穴位外，增加子午流注所开穴的穴位，将电极片贴敷于穴位上，调整到患者能适应的强度，治疗时间为 30 分钟，每日 1 次。

3. 隔姜灸疗法

取穴　中脘、神阙、天枢、气海、关元。

操作　将姜块切成直径 2~3 厘米、厚 2~3 毫米的姜片，在其上用针点刺小孔若干，放在腹部穴位上，将艾炷放置在姜片上，从顶端点燃艾炷，待燃尽时接续另一艾炷，每日每穴灸 5~7 壮，一般连续施灸 3~7 天。

4. 耳穴贴压疗法（图 7-47）

取穴　大肠、小肠、直肠、胃、脾、肝、肾。

操作　以王不留行贴压，嘱患者每日按揉2~3次，每次 100~120 次。

5. 督脉灸疗法（适用于脾肾气虚、肾阳虚衰者）

取穴　督脉诸穴及足太阳膀胱经穴之背俞穴。

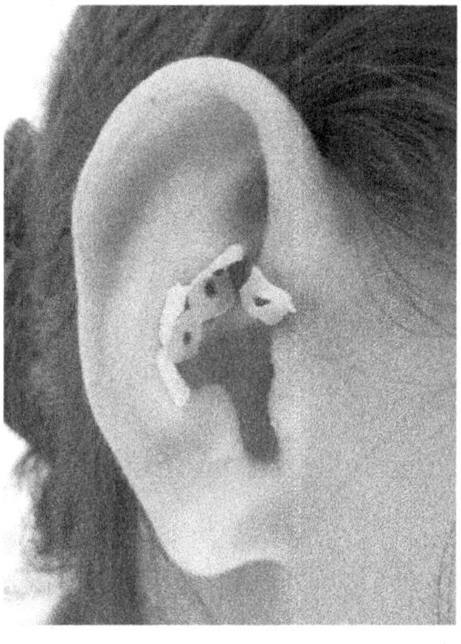

图 7-47　耳穴贴压疗法

（大肠、小肠、直肠、肾、胃、肝、脾）

操作　患者取俯卧位，暴露背部，在大椎至腰俞的部位敷督灸粉（补骨脂、吴茱萸、白术、茯苓、黄芪等），而后铺上桑皮纸，其上铺宽10厘米、厚3厘米的生姜泥，于生姜泥上放置梭形艾炷，点燃艾炷，待其燃尽后更换另一艾炷。一般灸2~3壮，约1小时。

6. 保留灌肠疗法

取康复新液100毫升，加温至38℃左右进行保留灌肠，每次保留至少45分钟，每日2次。

第八章　呼吸系统病症

第一节　胸闷气短

【疾病概述】

胸闷气短是一种主观感觉，即呼吸费力或气不够用。轻者若无其事，重者则觉得难受，似乎被石头压住胸膛，甚至发生呼吸困难并引发胸闷气短。胸闷气短根据原因可分为两类，一类是功能性胸闷，另一类是病理性胸闷。病理性胸闷的常见原因有呼吸道受阻、肺部疾病、心脏疾病、膈肌病变、体液代谢和酸碱平衡失调。

肿瘤患者发生胸闷气短多为病理性胸闷，常见原因如下。

（1）呼吸道受阻：气管、支气管肿瘤使气管狭窄，支气管外肿块（如甲状腺肿瘤、纵隔内肿瘤等）或肿大的淋巴结压迫呼吸道，引起胸闷。

（2）腹部恶性肿瘤后期，出现大量癌性腹水，横膈抬高；纵隔肿瘤、肺部肿瘤、胸膜间肿瘤、胸膜转移瘤等出现胸水时，膈肌受压，也可出现胸闷气短症状。

（3）肿瘤阻塞支气管引起肺不张及肺部炎症也可引发胸闷气短。

（4）心包受侵：肿瘤（原发或转移瘤）侵犯心包后，其毛细血管大量增生并遭到破坏，毛细血管渗出显著增加，其速度远远大于心包对液体的吸收，若不及时穿刺引流，往往造成胸闷、气短、呼吸困难等症状。

中医认为胸闷属于“胸痹”的范畴，是胸痹发生的一个症状，胸痹的发生多跟寒邪内侵、饮食不当、情志失畅、劳倦内伤、年老体虚等因素有关。其病机有虚实两方面：实为寒凝、气滞、血瘀、痰浊，虚为气虚、阴虚、阳衰。

主要病机为心脉痹阻。病位在于心，涉及肝、脾、肾、肺等脏。

【辨证分型】

（1）心血瘀阻型：心胸疼痛，痛有定处，入夜为甚，甚则心痛彻背，背痛彻心，或痛引肩背，伴有胸闷，日久不愈。舌质紫暗、有瘀斑，苔薄，脉弦涩。

（2）气滞心胸型：心胸满闷，时欲太息，遇情志不遂时容易诱发或加重，或兼有脘腹胀闷，苔薄或薄腻，脉细弦。

（3）痰浊闭阻型：胸闷重而心痛微，咳嗽，痰多气短，痰液黏腻、色白，苔白腻，脉滑。

（4）寒凝心脉型：胸闷气短，心悸，脸色苍白，伴形冷，甚至手足不温，多因气候骤冷或突感风寒而发病或加重，苔薄白，脉沉紧或沉细。

（5）气阴两虚型：胸闷时作时休，心悸气短，动则益甚，伴倦怠无力，声息低微，舌红、少苔，脉细。

（6）心肾阳虚型：胸闷气短，动则更甚，面色㿠白，神倦怯冷，四肢欠温或肿胀，舌质淡胖、苔白或腻，脉沉细迟。

【中医外治方法】

1. 经穴推拿疗法（图 8-1）

（1）推揉上背疏风法：双手多指上下左右或斜行分推上背部；掌根揉肩胛间区、膀胱经内侧线，反复重揉风门、肺俞穴区。

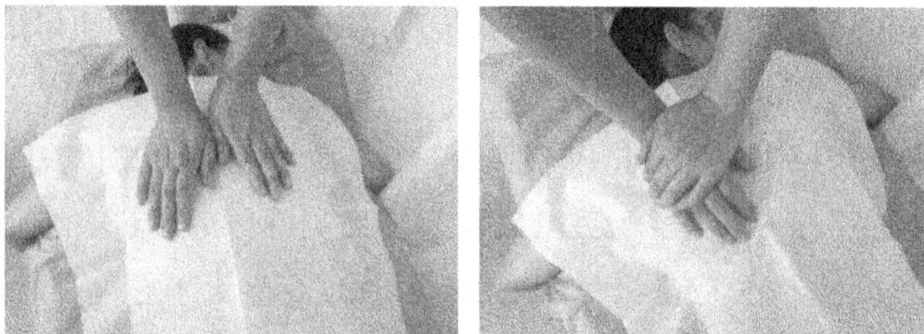

a　　　　b

图 8-1　经穴推拿疗法

（a. 推上背部；b. 揉肩胛区）

（2）揉压夹脊平喘法：患者俯卧，医者立于头侧，双手拇指自下而上揉肩胛间区、膀胱经内侧线；双手拇指尖相对挤压华佗夹脊（胸 7 至胸 1）；双手叠掌揉肺俞、肝俞、脾俞、肾俞。

（3）叠指压拨定喘法：双手拇指重叠，分别压拨定喘，压拨交替进行，以坐位操作比较适宜。

（4）同压中府降气法：患者仰卧，医者立于头侧，双手拇指腹同按两侧中府；亦可立于其侧，以单掌鱼际部缓揉擦胸前面；拇指按压中府、膻中。

2. 针刺疗法（图 8-2）

治法　以相应俞募穴及手太阴、足少阴经穴为主。

主穴　膻中、内关、肺俞、心俞、巨阙。

配穴　①瘀血者：膈俞、血海；②气滞者：支沟、期门；③痰浊者：太渊、丰隆；④寒凝心脉者：气海俞、命门；⑤气阴两虚者：太溪、三阴交、气海；⑥心肾阳虚者：灸肾俞、关元或气海；⑦短气者：灸气海俞、肾俞；⑧唇舌发绀者：可取少商、少冲、中冲点刺出血。

操作　毫针平补平泻，内关可持续刺激 1～3 分钟。

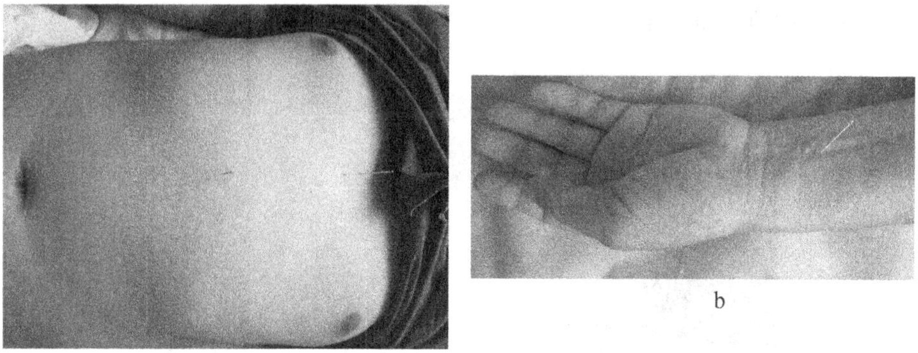

a　　b

图 8-2　针刺疗法

（a. 巨阙、膻中；b. 内关）

3. 子午流注低频电疗法（图 8-3）

取穴　同针刺治疗。

操作　治疗时除所选取穴位外，增加子午流注开穴的穴位，将电极片贴敷于穴位上，调整到患者能适应的强度，治疗时间为 30 分钟，每日 1 次。

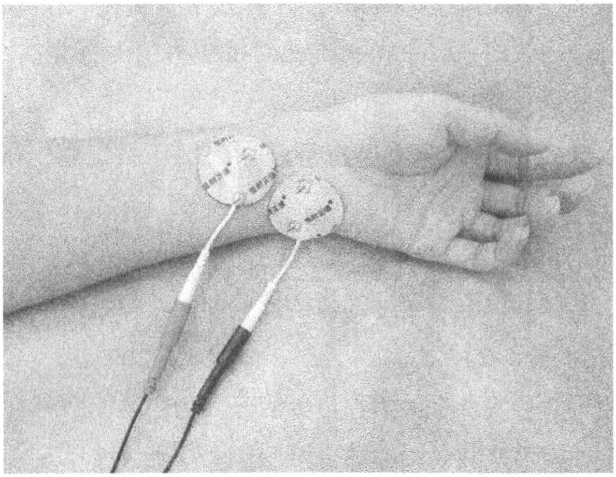

图 8-3　子午流注低频电疗法

（内关、神门）

4. 穴位贴敷疗法（图 8-4）

取穴　肺俞、膏肓、膻中、定喘、心俞。

操作　采用斑蝥膏贴敷发疱，将膏药敷于穴位上，然后用胶布固定。贴敷 3 小时左右取掉，每日 1 次。

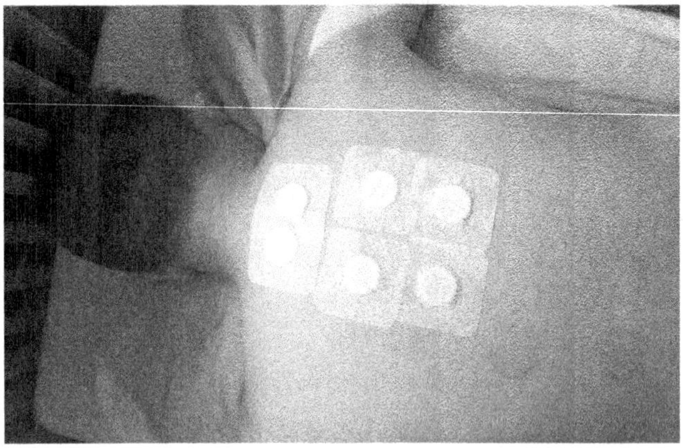

图 8-4　穴位贴敷疗法

（定喘、大椎、肺俞）

5. 穴位埋线疗法（图 8-5）

取穴　定喘、肺俞、心俞。

操作　暴露埋线部位，常规消毒局部皮肤，将胶原蛋白线穿入穿刺针，左手拇、食指绷紧或提起进针部位皮肤，右手持针，刺入所需深度，当出现针感后，将胶原蛋白线埋填在穴位的皮下组织或肌层内，针孔处敷盖无菌纱布。

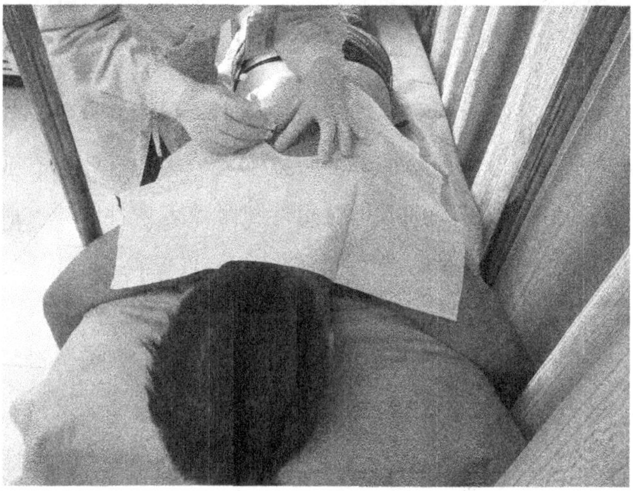

图 8-5　穴位埋线疗法

（心俞）

注意事项　埋线时要注意进针角度和深度，避免伤及内脏、脊髓。

6. 耳穴贴压疗法（图 8-6）

主穴　心、小肠、交感、皮质下。

配穴　脑点、肝、肺、胸、枕、平喘、神门。

操作　嘱患者取坐位，操作者用乙醇清洁消毒双耳，除主穴外，配穴选3～5 穴，并准确定位，将王不留行粘在胶布上并贴于所选穴位上，用拇指和食指捻转按揉进行强刺激，至患者自觉有酸麻胀痛为止，每日按揉 2～3 次，每次 100～120 次，可适当缓解患者胸闷气短症状。

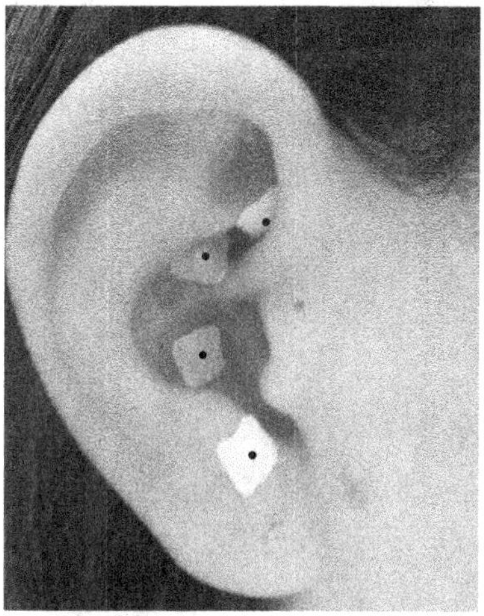

图 8-6　耳穴贴压疗法

（小肠、交感、心、皮质下）

第二节　咳嗽咳痰

【疾病概述】

咳嗽是人体清除呼吸道内分泌物或异物的一种保护性反射动作，其形成和反复是许多复杂因素综合作用的结果。咳嗽主要分为急性咳嗽、亚急性咳嗽和慢性咳嗽。对肿瘤患者来讲，一般是亚急性咳嗽或者慢性咳嗽。肿瘤患者出现咳嗽的原因如下。

（1）肿瘤本身：咳嗽是呼吸系统肿瘤患者的主要症状之一，常见的呼吸系统恶性肿瘤有喉癌、支气管癌、支气管肺癌等。当支气管外肿块或肿大的淋巴结压迫或阻塞呼吸道导致肺不张时也会出现咳嗽。

（2）炎症刺激：呼吸系统恶性肿瘤并发感染或其他部位恶性肿瘤病程中因治疗（化疗、放疗）导致患者的白细胞低下、免疫力下降而继发肺部感染时，炎症刺激呼吸道黏膜内的咳嗽感受器，引起咳嗽。

（3）胸膜腔、纵隔的肿瘤：胸膜间肿瘤、胸膜转移癌等产生胸膜腔积液，纵隔恶性肿瘤等产生的心包腔积液，可使肺部受压、气管移位等，进而引起咳嗽、呼吸困难等；

（4）放疗、化疗因素：放疗、化疗引起的放射性肺炎、化学性肺炎、肺纤维化等也会引起咳嗽。

中医认为咳嗽是指肺气上逆作声，咳吐痰液而言。有声无痰为咳，有痰无声为嗽，一般多为痰声并见，难以截然分开，故以咳嗽并称，为肺系疾病的主要症候之一。其病因有外感、内伤两大类，故咳嗽分为外感咳嗽与内伤咳嗽两类，外感咳嗽为六淫外邪侵袭肺系，内伤咳嗽为脏腑功能失调，内邪干肺，二者均是病邪引起肺气不清，失于宣肃，肺气上逆而发为咳嗽。风为六淫之首，其他外邪多随风邪侵袭人体，所以外感咳嗽常以风为先导，或挟寒，或挟热，或挟燥，其中尤以风邪挟寒者居多。内伤病因包括饮食、情志及肺脏自病。饮食不当，嗜烟好酒，内生火热，熏灼肺胃，灼津生痰；或生冷不节，肥甘厚味，损伤脾胃，致痰浊内生，上干于肺，阻塞呼吸道，致肺气上逆而作咳。情志刺激，肝失调达，气郁化火，气火循经上逆犯肺，致肺失肃降而作咳。肺脏自病者，常由肺系疾病日久，迁延不愈，耗气伤阴，肺不能主气，肃降无权而肺气上逆作咳；或肺气虚不能布津而成痰，肺阴虚而虚火灼津为痰，痰浊阻滞，肺气不降而上逆作咳。咳嗽的病位主脏在肺，与肝、脾有关，久则及肾。

【辨证分型】

（1）风寒袭肺型：咳声重浊，气急，喉痒，痰稀薄色白。常伴鼻塞、流清涕、头痛、肢体酸楚、恶寒发热、无汗等表证的表现，舌苔薄白，脉浮或浮紧。

（2）风热犯肺型：咳嗽咯痰不爽，痰黄或稠黏，喉燥咽痛。常伴恶风身热、头痛肢楚、鼻流黄涕、口渴等表热证的表现，舌苔薄黄，脉浮数或浮滑。

（3）风燥伤肺型：喉痒干咳，无痰或痰少而粘连成丝，咯痰不爽，或痰中带有血丝，咽喉干痛，唇鼻干燥，口干。常伴鼻塞、头痛、微寒、身热等表证的表现，舌质红、干而少津，苔薄白或薄黄，脉浮。

（4）痰湿蕴肺型：咳嗽反复发作，尤以晨起咳甚，咳声重浊，痰多而黏腻或稠厚成块，色白或带灰色，胸闷气憋，痰出则咳缓、憋闷减轻。常伴体倦，脘痞，腹胀，大便时溏，舌苔白腻，脉濡滑。

（5）痰热郁肺型：咳嗽气息急促，或喉中有痰声，痰多稠黏或为黄痰，咳吐不爽，或痰有热腥味，或咳吐血痰，胸胁胀满，或咳引胸痛，面赤，或有身热，口干欲饮，舌质红、舌苔薄黄腻，脉滑数。

（6）肝火犯肺型：上气咳逆阵作，咳时面赤，常感痰滞咽喉，咯之难出，量少质黏，或痰如絮状，咳引胸胁胀痛，咽干口苦，症状可随情绪波动而增减。舌红或舌边尖红、舌苔薄黄少津，脉弦数。

（7）肺阴亏耗型：干咳，咳声短促，痰少黏白，或痰中带血丝，或声音逐渐嘶哑，口干咽燥。常伴有午后潮热，手足心热，夜寐盗汗，口干，舌质红、少苔，或舌上少津，脉细数。

【中医外治方法】

1. 针刺疗法（图8-7）

（1）外感咳嗽：

治法　疏风解表，宣肺止咳。以手太阴肺、手阳明大肠经穴为主。

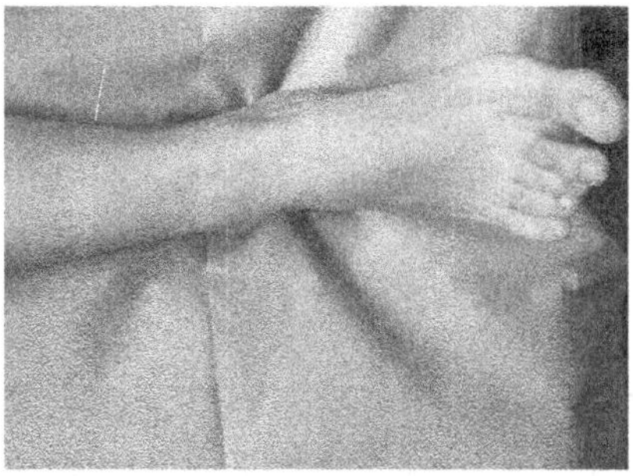

a

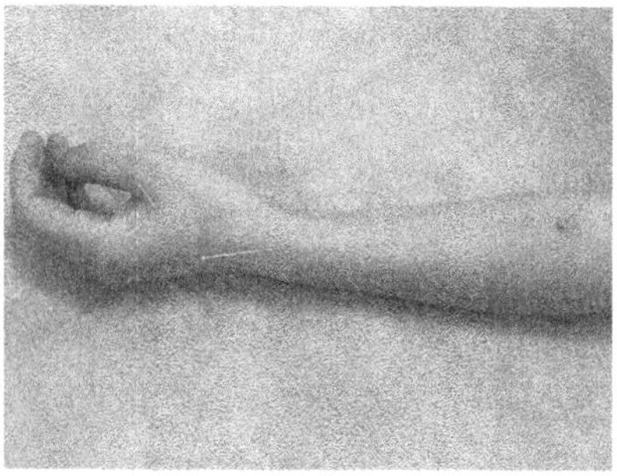

b

图 8-7　针刺疗法

（a. 三阴交；b. 合谷、列缺、太渊、孔最）

主穴　列缺、合谷、肺俞。

配穴　①风寒者：太渊、风门；②风热者：大椎、合谷、曲池；③咳血者：孔最。

操作　毫针平泻法，风寒者加用灸法。

（2）内伤咳嗽：

治法　肃肺理气，止咳化痰。以手足太阴经穴为主。

主穴　肺俞、太渊、三阴交。

配穴　①痰湿阻肺者：丰隆、阴陵泉；②肝火灼肺者：行间、太冲；③肺阴亏虚者：膏肓；④痰热蕴肺者：尺泽、曲池。

操作　主穴用毫针平补平泻，或加用灸法。配穴按虚补实泻手法操作。

2. 子午流注低频电疗法

取穴　同针刺治疗。

操作　治疗时除所选取穴位，增加子午流注所开穴的穴位，将电极片贴敷于穴位上，调整到患者能适应的强度，治疗为 30 分钟，每日 1 次。

3. 穴位贴敷疗法（图 8-8）

取穴　大椎、肺俞、定喘、风门、膻中、丰隆。

方法　用白芥子、细辛、丁香、苍术、川芎、甘遂等量，研磨成细粉，加入基质，调成糊状，制成直径为 1 厘米的圆饼，贴于穴位上，用胶布固定，每 3~5 日更换 1 次，5 次为 1 个疗程。

注意　贴敷之前应当询问患者有无胶布过敏史，无过敏史者方可应用。

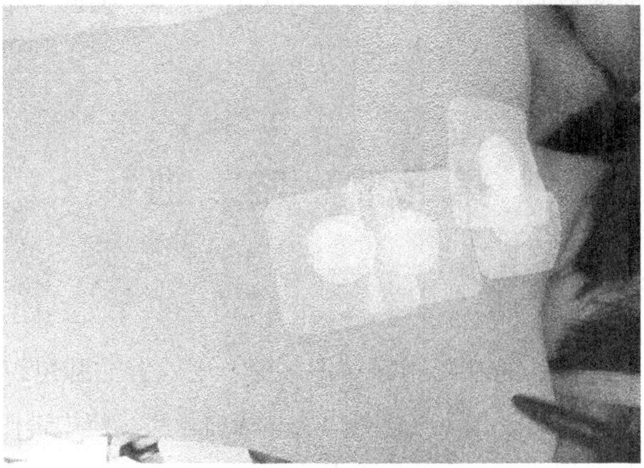

图 8-8　穴位贴敷疗法

（定喘、大椎、风门、肺俞）

4. 穴位注射疗法

取穴　定喘、大杼、风门、肺俞、三阴交。

操作　用维生素 $B_1$100 毫克注射液，每次 1~2 个穴位，每个穴位注入药液 0.5 毫升。选取穴位一般由上而下轮换，隔日 1 次。

5. 耳穴贴压疗法（图 8-9）

取穴　支气管、肺、脾、神门、咽喉、交感。外感咳嗽加肾上腺，内伤咳嗽加肝、肾。

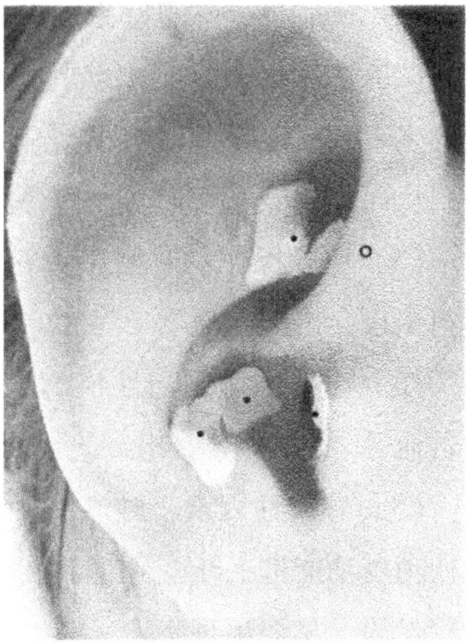

图 8-9　耳穴贴压疗法

（神门、交感、脾、肺、气管）

6. 呼吸操疗法

平静呼吸；立位吸气，前倾位呼气；单举上臂吸气，双手轻压腹部呼气；平举上肢吸气，双臂下垂呼气；平伸上肢吸气，双手轻压腹部呼气；抱头吸气，转体呼气；立位上肢上举吸气，蹲位呼气；腹式缩唇呼吸，先缓慢呼气，用鼻吸气，嘴巴成鱼嘴状，缓慢呼气，双手轻压腹部，尽量呼尽气体，吸呼比是 1∶2~1∶3；平静呼吸。

做呼吸操时应取站位，每日 2 次，每次 10 分钟。强调 3 个丹田共振。另可经常练习太极拳，以提高人体心肺功能。

第三节 咯 血

【疾病概述】

咯血是指喉部以下的呼吸器官（即气管、支气管或肺组织）出血，并经咳嗽动作从口腔排出的过程。咯血可以表现为血丝痰、痰中带血，少数见大咯血。一般一日咯血量在 100 毫升以下者为小量咯血，100~500 毫升者为中量咯血，500 毫升以上者为大咯血。

咯血病因复杂，可由呼吸系统疾病、循环系统疾病、外伤及其他系统疾病或全身性因素引起。肿瘤患者发生咯血的原因主要有以下几方面。

（1）肿瘤因素：肺部原发肿瘤、肺部的转移瘤、食管肿瘤等患者在肿瘤本身坏死或溃疡或肿瘤侵犯邻近血管时会出现咯血。

（2）放疗因素：肺癌、乳腺癌、食管癌、恶性淋巴瘤或胸部其他恶性肿瘤的患者行放疗时，在放射野内的正常肺组织也可能受到损伤而引起炎症反应，从而出现咳嗽咯血。

（3）医疗操作：肿瘤患者在明确病情完善检查时，行侵入性操作时损伤肺组织也会出现咯血。

（4）全身出血倾向性疾病也会引起咯血，如白血病、血友病、再生障碍性贫血等。

（5）感染性因素：肿瘤患者自身细胞免疫功能下降，而手术、放疗、化疗使免疫功能进一步受到抑制和损害，故肿瘤患者更易发生感染，如肺炎、支气管炎等，从而出现咯血。

咯血属中医“血证（咳血）”范畴，肺为娇脏，喜润恶燥，喜清恶浊，不耐寒热，内外之邪扰肺，发为咳血；或因燥热袭肺，肺失清肃，而上逆为咳，损伤肺络，血溢呼吸道，引起咳血；或因情志不遂，肝郁化火，或暴怒气逆，肝气化火，火随气窜，上逆于肺，肺络受损而咳血；或因肺阴亏虚，阴虚则火旺，灼伤肺络，血溢呼吸道，引起咳血。

【辨证分型】

（1）燥热伤肺型：咳嗽咽痒，痰中带血丝，口干鼻燥，或有身热，舌红少津、苔薄黄，脉数。

（2）肝火犯肺型：咳嗽阵作，痰稠带血，或纯血鲜红，胸胁胀痛，口苦，烦躁易怒，舌红、苔黄，脉弦数。

（3）阴虚肺热型：咳嗽少痰，痰中带血或反复咯血，血色鲜红，咽干，颧红，潮热盗汗，舌红、少苔，脉细数。

【中医外治方法】

1. 针刺疗法（图 8–10）

主穴　尺泽、孔最、列缺、鱼际、肺俞。

配穴　①肺热伤络者：大椎、少商；②气滞血瘀者：膈俞、膻中、内关；③阴虚火旺者：行间、太溪、三阴交；④肝火犯肺者：太冲；⑤肺脾气虚者：三阴交。

操作　主穴毫针刺平补平泻法，配穴用泻法，肺脾气虚者用补法。

注意事项　凝血功能异常、有出血倾向者不宜针刺。

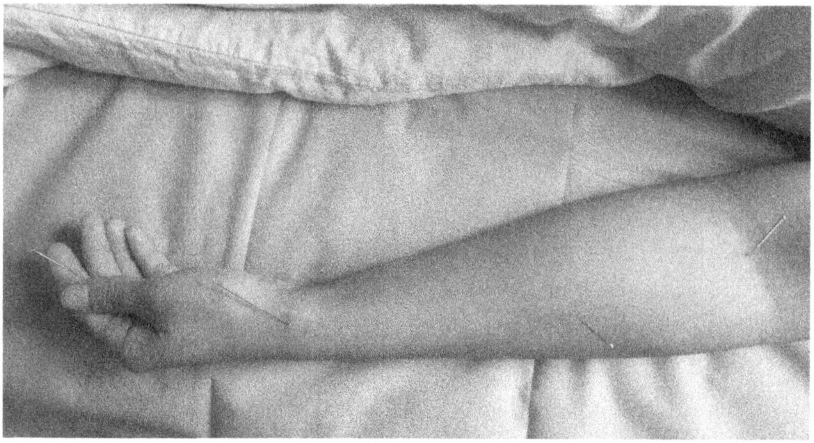

图 8–10　针刺疗法

（少商、列缺、孔最、尺泽）

2. 子午流注低频电疗法（图 8-11）

取穴　同针刺治疗。

操作　治疗时除所选取穴位外，增加子午流注开穴的穴位，将电极片贴敷于穴位上，调整到患者能适应的强度，治疗时间为 30 分钟，每日 1 次。

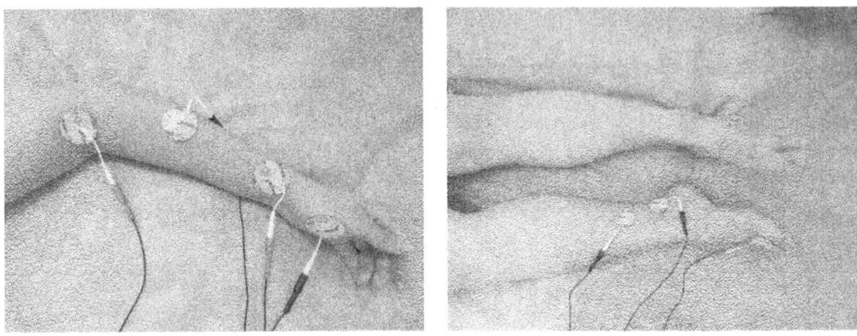

a　　b

图 8-11　子午流注低频电疗法

（a. 尺泽、孔最、列缺、鱼际；b. 太溪、三阴交）

3. 穴位注射疗法（图 8-12）

取穴　曲池、孔最、血海、膈俞。

操作　双侧曲池注射垂体后叶素 3 个单位，每日 1 次。孔最、血海、膈俞及相应的夹脊穴注射鱼腥草注射液，每个穴位 2 毫升，每日 1 次。

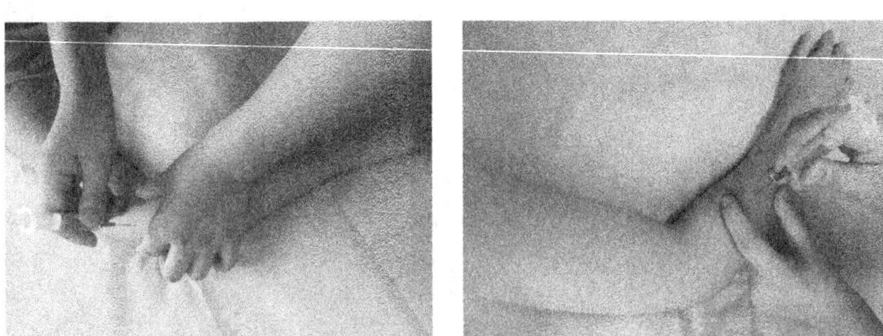

a　　b

图 8-12　穴位注射疗法

（a. 曲池；b. 孔最）

4. 穴位贴敷疗法

（1）鲜大蒜 10 克，去皮，捣成泥状，将肉桂 3 克、硫黄 45 克、冰片 6 克研末加入蒜泥调匀后敷于双侧涌泉，用胶布固定，隔日更换一次。

（2）将大蓟 15 克、小蓟 15 克、大黄 15 克、荷叶 9 克、牡丹皮 9 克、栀子 9 克、白茅根 30 克烧成灰粉，用新鲜藕汁调匀，外敷膻中，每日 1 次，3~5 日为 1 个疗程。

5. 耳穴贴压疗法（图 8-13）

取穴 肺、肾、气管、胸、肾上腺、神门等。

操作 患者取坐位，操作者常规消毒所选穴位，将王不留行准确地贴于穴位上，嘱患者每日按压 3~5 次，每次 3 分钟左右。如果患者对胶布过敏则不可使用此方法。

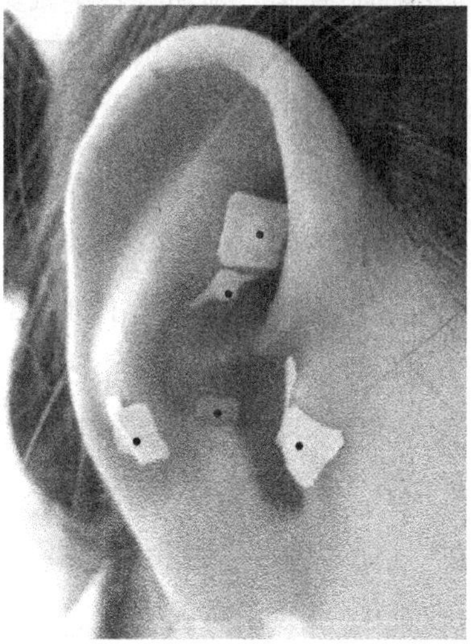

图 8-13 耳穴贴压疗法

（神门、肾、胸、肺、气管、肾上腺）

6. 其他疗法

云南白药 0.5 克冲服，每日 3 次；三七粉 3 克冲服，每日 3 次；止血散（三七粉、云南白药、花蕊石各等份混匀后）取 3~6 克冲服，每日 3 次。

第四节 放射性肺炎

【疾病概述】

放射性肺炎是指肺癌、乳腺癌、食管癌、恶性淋巴瘤或胸部其他恶性肿瘤经放疗后，在放射野内的正常肺组织受到损伤而引起的炎症反应。通常发生于放疗后 3 个月内，但如果照射剂量较大或同时接受了化疗或遗传性放射损伤高度敏感的患者，也可能在接受放疗后 2~3 周发生放射性肺炎。近年来，随着放疗逐渐成为治疗肿瘤的有效手段之一，放射性肺炎作为其副作用也屡见不鲜。轻者无症状，炎症可自行消散，重者肺脏发生广泛纤维化，呼吸功能受损，甚至呼吸衰竭。现如今越来越多的研究认为，放射性肺炎的发生并非完全是由电离辐射导致的直接损伤，而是与损伤后产生的炎症介质所介导的急性免疫反应密切相关。

放射性肺炎的症状没有特异性，临床一般表现为咳嗽、气短、发热等。咳嗽多为刺激性干咳，气短程度不一，轻者只在用力活动后出现，严重者在静息状态下也会出现明显的呼吸困难。部分患者可伴有发热，甚至发生在咳嗽气短等症状出现之前，多在 37~38.5 ℃，但也有出现 39 ℃以上的高热者。放射性肺炎的体征也不明显，多数无明显体征，部分患者会出现体温升高、肺部湿啰音等表现。

放射性肺炎的发病原因主要是由于肺组织接受了一定剂量的电离辐射，因为肺是对放射线较敏感的脏器之一，正常的肺组织在接受放疗时也会受到照射的损伤。传统观点认为放射性肺炎的发生与电离辐射对Ⅱ型肺泡上皮细胞及毛细血管内皮细胞的直接损伤关系密切。放射线损伤肺泡上皮和毛细血管内皮细胞，发生毛细血管充血水肿和肺水肿，继之发生小血管和支气管的坏死，因而逐渐出现肺纤维化。

放射性肺炎在中医古文献中没有记载，但从放射线对人体的灼伤来看，类似中医之燥热之邪，热能化火，灼伤肺脏，耗伤阴液，故接受放疗的患者，早期多属热毒炽盛。热为阳邪，易伤阴津，灼津炼液成痰，痰阻呼吸道，气机不利；同时，射线照射，损伤肺脏，肺气受损，肺失宣降之功，则为咳嗽、憋闷、气喘；热毒壅滞，甚则气血不畅，不通则痛，症见胸痛；热邪灼伤肺络，血溢于脉络之外，可见咳嗽痰血。

本病病因为热毒炽盛，病机为火热毒邪侵袭肺脏，热毒灼肺，伤津耗气，肺络瘀阻，故瘀、热、痰内结为其病理结果。其急性期属中医“咳嗽”范畴，迁延期则热毒灼伤肺津，耗损肺气，津伤及阴，致气阴两虚，日久肺失润养，肺叶枯萎，出现神疲乏力、咽干口燥、咳呛少痰、动则气喘等症状；气滞血瘀，肺络瘀阻，宣降失司，具有慢性、反复发作等特点，大致归属于中医“肺痿”范畴。故放射性肺炎可归属于中医“燥咳”“肺痿”范畴。

【分级】

Ⅰ级：没有症状，仅仅需要临床观察，不需治疗干预。

Ⅱ级：有症状，需要医疗处理，影响日常工作。

Ⅲ级：有严重症状，日常生活不能自理，需要吸氧。

Ⅳ级：危及生命的呼吸功能不全，需要紧急的干预，如气管切开或置管等。

Ⅴ级：引起死亡的放射性肺炎。

【辨证分型】

（1）热毒炽盛型：发热（常为高热），汗出热不退，胸痛，气急，咳嗽，痰少或无痰、苔黄或黄厚，脉数。

（2）阴虚燥咳型：咳嗽无痰或少痰，或痰中带血，甚则咯血不止，胸痛，心烦寐差，低热盗汗，口渴，大便干结，舌质红、少苔或无苔，脉细数。

（3）气血瘀滞型：症见咳嗽不畅，胸闷气憋，胸痛有定处，如锥如刺，或痰血暗红，口唇紫暗，舌质暗或有瘀斑、苔薄，脉细弦或细涩。

（4）肺气亏虚型：症见低热或不发热，干咳无痰或咳嗽少痰，色白质黏，不易咯出，或咳痰带血，气促气急，口干舌燥，大便干燥或不爽，伴疲乏消瘦，舌红少津、苔剥脱或无苔，脉细或细数。

【中医外治方法】

中药蒸汽浴疗法（图 8-14）

（1）热毒炽盛型：治宜清热解毒，宣降肺热。药用桑白皮、黄芩、黄连、山栀子、知母、鱼腥草、金银花、连翘、红藤、薏苡仁、冬瓜子、贝母、瓜蒌、桔梗、芦根、石斛等。

（2）阴虚燥咳型：治宜清肺润燥，止咳生津。药用麦冬、人参、半夏、阿胶、胡麻仁、石膏、枇杷叶、竹茹、竹叶、天花粉、知母、川贝母、沙参、玉竹、银柴胡、百合、白薇等。

（3）气血瘀滞型：治宜活血散瘀，行气化滞。药用川芎、白芍、当归、熟地黄、桃仁、红花、牡丹皮、香附、延胡索等。

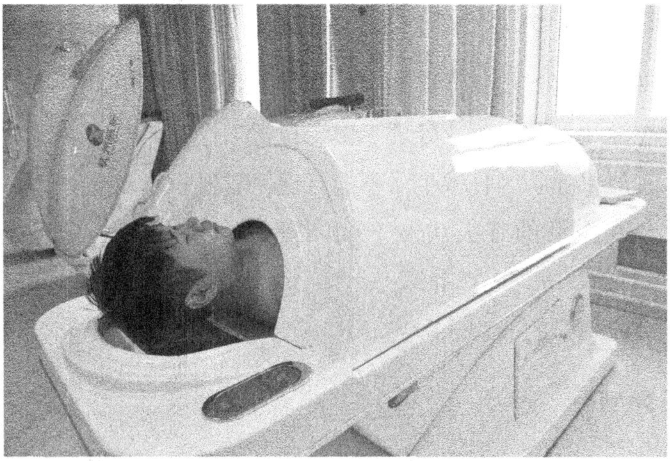

图 8-14　中药蒸汽浴疗法

（4）肺气亏虚型：治宜补气养肺。药用黄芪、茯苓、白术、陈皮、麦冬、木蝴蝶、西洋参、五味子、百合、沙参、甘草等。

第九章　血液循环系统病症

第一节　骨髓抑制

【疾病概述】

骨髓抑制是指骨髓中血细胞前体的活性下降。血流里的红细胞和白细胞都源于骨髓中的干细胞，其中血细胞的寿命短，常常需要不断补充，为了达到及时补充的目的，作为血细胞前体的干细胞必须快速分裂。正常情况下骨髓内细胞的增殖、成熟和释放与外周血液中血细胞的衰老、死亡、破坏和排出呈相对恒定状态。化疗和放疗及其他许多抗肿瘤治疗方法都是针对快速分裂的细胞，常常导致正常的骨髓造血细胞受抑，从而破坏这种平衡，即出现白细胞减少，甚至全血细胞减少。

化疗、放疗是治疗恶性肿瘤的重要手段，在消灭肿瘤细胞的同时，也损伤机体的正常细胞和组织，由此而引起的最常见的不良反应即骨髓抑制。患者多表现为神疲乏力、食欲不振、腰膝酸软、毛发枯脱、头晕、发热等症状。

中医古籍中并无此病名记载，根据其临床表现，大多学者将其归为“血虚”“虚劳”等范畴，认为放疗、化疗所致的骨髓抑制尤其损害脾、胃、肝、肾等脏腑功能，使后天之源枯竭而出现气血损伤、肝肾亏损、脾胃虚弱等症状，治疗上应以补气益血、滋补肝肾、健脾和胃为原则，从气血、脾胃、肝肾等方面着手防治。

【骨髓抑制的分度标准】

目前化疗后骨髓抑制的分度采用的是世界卫生组织抗癌药物急性及亚急性

毒性反应分度标准，见表 9-1。

表 9-1 化疗后骨髓抑制的分度

	正常	Ⅰ度	Ⅱ度	Ⅲ度	Ⅳ度
血红蛋白（克/升）	≥110	109~95	94~80	79~65	<65
白细胞（10^9/升）	≥4.0	3.9~3.0	2.9~2.0	1.9~1.0	<1.0
粒细胞（10^9/升）	≥2.0	1.9~1.5	1.4~1.0	0.9~0.5	<0.5
血小板（10^9/升）	≥100	99~75	74~50	49~25	<25

【辨证分型】

（1）气血两虚型：神疲懒言，语言低微，倦怠自汗，面色萎黄，心悸气短，失眠多梦，舌淡、苔薄，脉象细弱等。多见于骨髓抑制早期。

（2）气阴两虚型：神疲懒言，自汗盗汗，五心烦热，咽干舌燥，舌淡红、无苔或少苔，脉象细数等。多见于骨髓抑制中期，因损伤脾肾而致。

（3）阳虚或阴阳两虚型：阳虚者则见畏寒肢冷，面色无华，腰膝酸软，舌淡，舌体胖大、苔滑润，脉象微弱等；阴阳两虚者则见畏寒肢冷，面色无华，五心烦热，咽干舌燥，舌质淡红、舌苔白润，脉象细弱等。多见于骨髓抑制晚期，因损伤肝肾而致。

【中医外治方法】

1. 针刺疗法（图 9-1）

治法　健脾和胃，滋补肝肾，生血补髓。以足阳明、足太阴经穴为主。

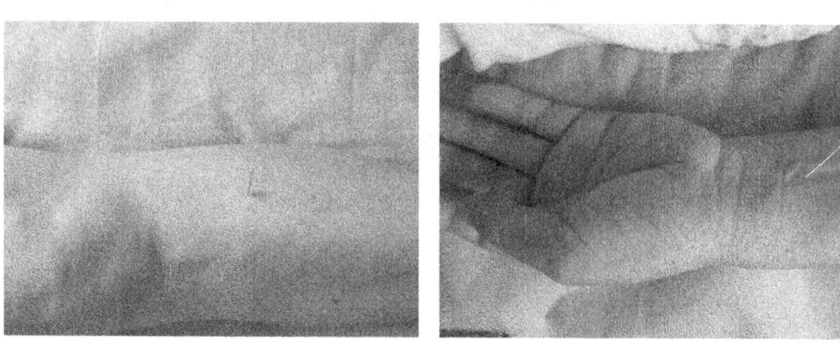

图 9-1　针刺疗法

（a. 足三里；b. 内关）

主穴　内关、足三里、膈俞、三阴交、悬钟、脾俞、胃俞、肾俞、肝俞。

操作　内关毫针刺用泻法，余穴毫针刺用补法，可加灸。

2. 子午流注低频电疗法（图 9-2）

取穴　同针刺治疗。

操作　治疗时除所选取穴位外，增加子午流注所开穴的穴位，将电极片贴敷于穴位上，调整到患者能适应的强度，治疗时间为 30 分钟，每日 1 次。

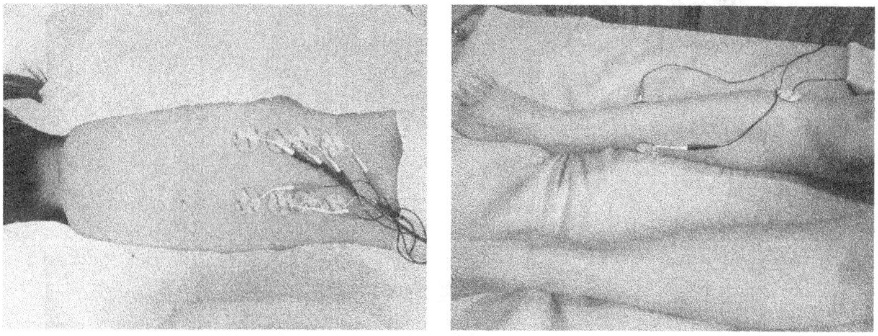

a　　b

图 9-2　子午流注低频电疗法

（a. 肝俞、脾俞、胃俞、肾俞；b. 足三里、三阴交、悬钟）

3. 艾灸疗法

（1）隔姜灸疗法（图 9-3）：

取穴　大椎、膈俞、肝俞、脾俞、胃俞、肾俞、命门。

操作　用直径 3~4 厘米，厚 2~3 毫米的新鲜姜片，在其上用针点刺小孔若干，放在所选择的穴位上，将艾炷放在姜片上，从顶端点燃艾炷，待患者有灼痛感时，更换艾炷再灸，每穴灸 3~5 壮，每日 1 次，一般连续施灸 3~7 天。

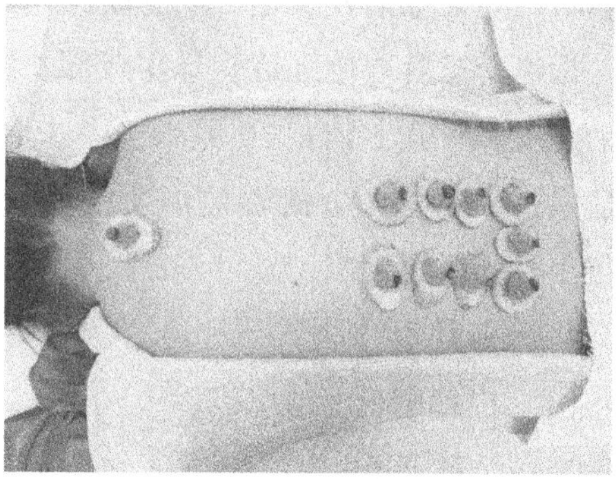

图 9-3　隔姜灸疗法

（大椎、肝俞、胃俞、肾俞、命门）

（2）艾盒灸疗法（图 9-4）：

取穴　气海、关元、血海、足三里、三阴交、肝俞、脾俞、胃俞、肾俞。

操作　根据所灸穴位选择合适的艾盒，艾条点燃后放入所选艾盒中，而后将艾灸盒放在所取穴位上固定好，以患者自觉温热感而无灼痛为宜。每日 1 次，每次 30 分钟。也可用多功能艾灸治疗仪，将艾灸片固定在所选穴位上，调节时间为30~40 分钟，温度 45 ℃，治疗过程中根据患者的耐热程度调整温度，每日 1 次。

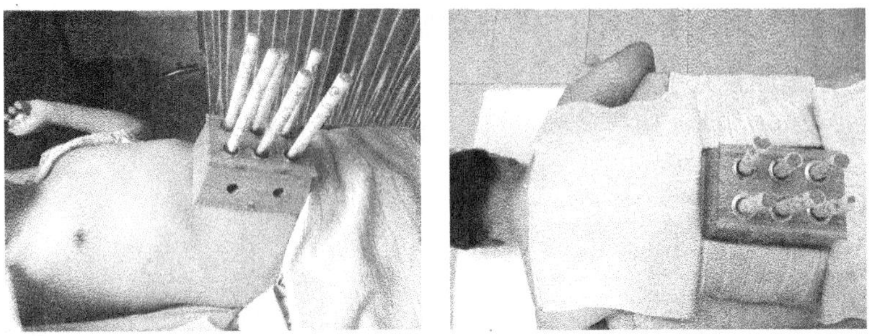

a　　　　　　b

图 9-4　艾盒灸疗法

（a. 气海、关元；b. 肝俞、脾俞、胃俞、肾俞）

（3）督脉灸疗法：

治法　健脾和胃，滋补肝肾，生血补髓。

取穴　督脉诸穴及足太阳膀胱经穴。

操作　患者取俯卧位，暴露背部，沿大椎至腰俞的督脉处敷督灸粉，而后铺上桑皮纸，其上铺宽 10 厘米、厚 3 厘米的生姜泥，以求覆盖两侧夹脊穴及背俞穴，于生姜泥上放置梭形艾炷，点燃艾炷，任其自灭，一般灸 2~3 壮，约 1 小时，每周 1 次。

4. 穴位注射疗法

（1）白细胞低者：

主穴　足三里。

操作　常规消毒双侧足三里，用 5 毫升注射器抽取地塞米松注射液 1 毫升，准确定位穴位后进针，同时询问患者感觉，得气后回抽无血即可缓慢注入药液，每穴 0.5 毫升，每日 1 次，5 次为 1 个疗程。

（2）血小板低者：

主穴　足三里、血海。

操作　常规消毒双侧足三里及血海，用 5 毫升注射器抽取维生素 B_{12} 注射液 1 毫克，准确定位穴位后进针，同时询问患者感觉，得气后回抽无血即可缓慢注入药液，每穴 0.5 毫升，每日 1 次。再抽吸盐酸山莨菪碱 1 毫克、地塞米松 5 毫克、能量合剂 1 支，加生理盐水至 3 毫升，找准足三里进针，每侧穴位 1.5 毫升，每日 1 次，连续治疗 3~5 天。

5. 耳穴贴压疗法（图 9-5）

取穴　胃、脾、食道、肝、肾。

操作　嘱患者取坐位，操作者用 75% 乙醇清洁消毒双耳，准确定位所选穴位，将王不留行贴压于所选穴位上，按揉至患者自觉有酸麻胀痛为止，嘱患者每日按揉 2~3 次，每次 100~120 次。

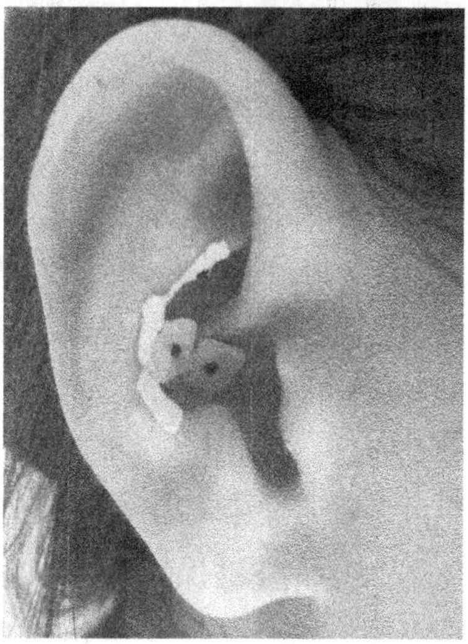

图 9-5　耳穴贴压疗法

（肝、胃、脾、食道、肾）

6. 脐疗

以升血散敷于神阙穴，每日 1 次，每次 4~6 小时。

第二节　静脉血栓栓塞症

【疾病概述】

深静脉血栓形成（deep venous thrombosis，DVT）是血液在深静脉内不正常凝结引起的静脉回流障碍性疾病，多发生于下肢；血栓脱落可引起肺动脉栓塞（pulmonary embolism，PE）。两者合称为静脉血栓栓塞症（venous thrombo-embolism，VTE）。深静脉血栓形成常导致肺动脉栓塞和血栓后综合征（post-thrombotic syndrome，PTS），严重者显著影响生活质量甚至导致死亡。

静脉血栓栓塞症是恶性肿瘤患者的常见并发症，恶性肿瘤合并血栓的发生率为 1%~11%，尸体解剖发现至少 45%~55%的恶性肿瘤患者合并有深静脉栓塞，静脉栓子蔓延扩展或脱落可导致肺栓塞，进而造成患者死亡。其发病因素主要有静脉壁损伤、血液高凝状态和血流缓慢。恶性肿瘤患者发生静脉血栓的机制较一般静脉血栓更为复杂，其原因有：肿瘤细胞能直接或间接地激活凝血系统，并可作为种子存在于血栓中；内皮细胞、血小板和肿瘤细胞之间的复杂作用导致肿瘤细胞对血管内皮的黏附；化疗药物对血管壁的损伤；内皮细胞的功能受损；静脉长期留置导管；晚期肿瘤患者长期卧床；肿大的淋巴结或肿瘤对血管的压迫等。

深静脉血栓形成主要表现为患肢的突然肿胀、疼痛、软组织张力增高，活动后加重，抬高患肢可减轻，静脉血栓部位常有压痛；发病1~2周后，患肢可出现浅静脉显露或扩张；血栓位于小腿肌肉静脉丛时，Homans（霍曼斯）征和Neuhof（诺伊霍夫）征呈阳性（患肢伸直，足突然背屈时，引起小腿深部肌肉疼痛，为Homans征阳性；压迫小腿后方，引起局部疼痛，为Neuhof征阳性）；严重的下肢深静脉血栓形成患者可出现股白肿甚至股青肿；静脉血栓一旦脱落，可随血流进入并堵塞肺动脉，从而引起肺动脉栓塞。

静脉血栓栓塞属于祖国医学“脉痹”“血瘀证”的范畴。《素问·阴阳应象大论》云：“气伤痛，形伤肿。”瘀血留滞于脉中，不通则痛，致气血运行不畅则出现患肢肿胀。

【辨证分型】

1. 湿热流注型 阻塞部位疼痛，肢体沉重、肿胀，皮温增高，甚或红肿，可见浅静脉曲张，伴全身发热，口渴不欲饮，小便黄，大便干，舌红、苔黄腻，脉濡滑或濡数。

2. 瘀血阻络型 阻塞部位疼痛甚，肢体肿胀，皮色略暗，浅静脉曲张，舌质暗、有瘀斑，苔薄，脉涩。

3. 气阴两虚型 阻塞部位疼痛不甚、不红，肢体肿胀，伴气短乏力、口干，便干或溏，小便清，舌淡暗、苔薄，脉沉细。

【中医外治方法】

1. 针刺疗法（图9-6）

治法 通络止痛。

主穴 极泉、曲池、外关、合谷、髀关、风市、三阴交、足三里。

配穴 ①湿热流注型：阴陵泉、阳陵泉；②瘀血阻络型：阴陵泉、血海、阿是穴；③气虚型：关元、气海、百会；④阴虚型：太溪、照海。

操作　湿热流注、瘀血阻络型，上肢穴位用泻法，下肢穴位平补平泻法，配穴用泻法；气阴两虚型，上、下肢主穴均采用平补平泻法，配穴用补法，关元、百会可用艾条灸法。留针 30 分钟，每日 1 次。

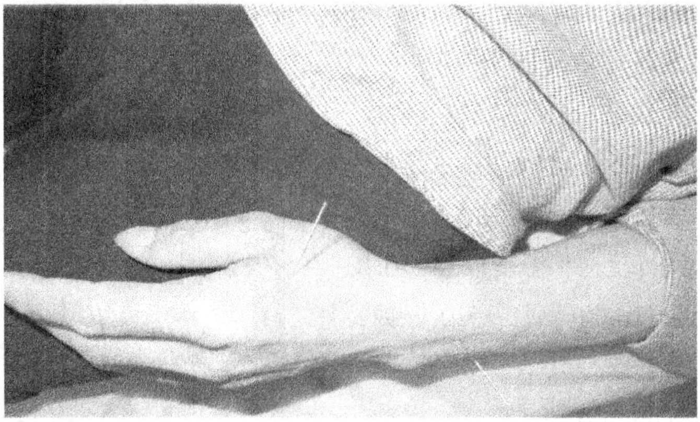

图 9-6　针刺疗法

（合谷、外关）

2. 刺络放血疗法（图 9-7）

（1）湿热流注型：商阳点刺放血，大椎刺络拔罐放血，亦可以肿胀之丰厚处或以痛为腧，施刺络拔罐。

（2）瘀血阻络型：阿是穴刺络放血并加拔罐，令其出血 3~5 毫升。

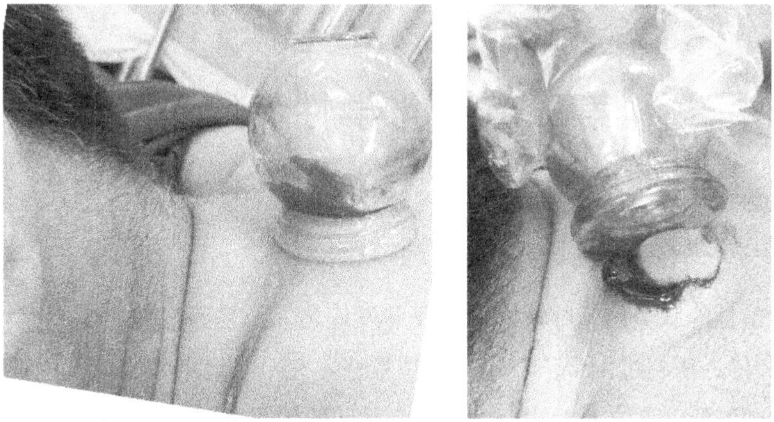

a　　　　　　　　　　b

图 9-7　刺络放血疗法

（大椎）

操作　①患者取合适体位，暴露点刺部位，常规消毒后，用针头点刺，挤压针孔，令其出血，并用棉签擦净，反复挤压数次后用安尔碘擦洗消毒点刺部位，每周 2 次。②刺络（刺血）拔罐者，局部消毒后用三棱针点刺，使其自然出血，再加火罐于穴位上，留罐 5~10 分钟后起罐，每周 1 次。

3. 中药熏洗疗法（图 9-8）

处方　伸筋草、血竭、红花、牛膝、川乌、蜈蚣、全蝎、鸡血藤、桂枝、桑枝、细辛等粉碎为末，取适量加入热水中冲调或水煎后取汁，行中药熏洗治疗。

操作　取合适体位，将病变部位置于熏蒸桶内，进行浸泡，温度以38~41 ℃为宜，一般不超过42 ℃，每次 30 分钟，每日 1 次。

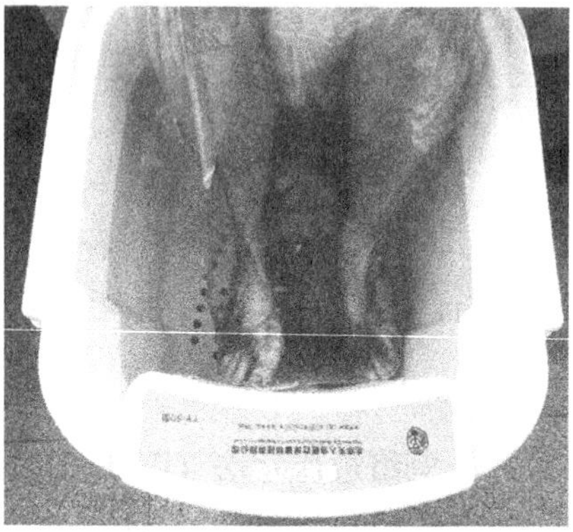

图 9-8　中药熏洗疗法

4. 中药蒸汽浴疗法

治法　活血通络，消肿止痛。

处方　伸筋草、血竭、红花、牛膝、川乌、蜈蚣、全蝎、鸡血藤、桂枝、桑枝、细辛等活血通络药物。

操作　每日 1 次，每次 20 分钟，温度 38~41 ℃。

第三节　化学性静脉炎

【疾病概述】

化学性静脉炎是静脉输液的主要并发症之一，是因药物的刺激性和毒性、pH 值和渗透压超过正常值、输入药液稀释不充分、含微粒或静脉内放置刺激性大的塑料管时间太长而引起的局部静脉壁的化学炎性反应。肿瘤患者静脉炎的发生率高达 83.35%，远高于其他疾病输液的患者，这不仅增加了患者的痛苦，还会因其静脉受损不能再行穿刺，导致其血管利用率降低，甚至阻碍化疗的进一步实施。

根据临床表现可将化学性静脉炎分为三型。①红热型：沿静脉血管走向区域发热、肿胀及疼痛。②栓塞型：沿静脉走向方向变硬，呈条索状硬结，外观皮肤有色素沉着，血流不畅伴疼痛。③坏死型：沿静脉穿刺部位疼痛加剧，皮肤发黑坏死，甚至深达肌层。

化学性静脉炎分为 3 级：1 级为局部皮肤发红，轻度疼痛；2 级为轻度肿胀、灼热，中度疼痛；3 级为局部中度肿胀，重度疼痛，部分有水疱形成。

引起化学性静脉炎最常见的药物为化疗药物、高渗糖溶液、各种抗生素溶液等。肿瘤患者发生化学性静脉炎多与以下因素有关。

（1）药物因素：化疗药物在杀伤肿瘤细胞的同时，对正常组织细胞也有一定的损伤。当刺激性药物（如氮芥、丝裂霉素、环磷酰胺、氟尿嘧啶等）在短时间内大量快速进入血管内，超过了血管本身缓冲应激能力或在血管损伤处堆积时，血管内膜受累，内皮细胞破坏，容易发生静脉炎。其中血管壁损伤程度与药物的浓度、酸碱度、渗透压及药物本身的毒性作用有关。

（2）物理因素：环境温度、溶液中不溶性微粒及针头对血管的刺激等都可引发静脉炎。

（3）血管因素：反复大剂量多种化疗药物的应用及多次静脉穿刺可不同程度地损伤血管内膜，使管壁变薄、弹性下降、脆性增加、静脉萎缩变细、沿静脉走向色素沉着，最终引发静脉炎。

（4）操作技术因素：操作中机械性损伤是造成静脉化疗药物外渗，引起静脉炎的主要因素。肿瘤患者在短期治疗期间进行的反复多次化疗，使得已被破坏的血管本身的静脉穿刺难度加大。若静脉穿刺一次成功率低，或者固定针头位置不当，均可加重机械损伤，使药物外渗，引发化学性静脉炎。

中医认为化学性静脉炎归属于中医“恶脉”“脉痹”“血痹”“筋痹”“瘀血流注”等范畴，是由于经脉创伤、火热毒邪外侵、气血瘀滞致使热、毒、瘀相互搏结，阻于脉络所致。表现为局部发红、肿胀、灼热、疼痛，有时可见静脉栓塞和沿静脉走向皮肤色素沉着等。

【中医外治方法】

1. 针刺疗法

治法　清热解毒，活血化瘀，消炎止痛。

取穴　上肢主穴取夹管、膈俞、太渊；下肢主穴取夹管、血海、解溪、三阴交、阳陵泉。

配穴　上肢桡侧病变取少商、合谷、列缺、曲池；肘正中部位病变取内关、孔最、曲泽。

操作　以针浅刺病变脉管两侧，每针相距 1 厘米，配穴平补平泻，留针 30 分钟，每日 1 次。

2. 药物外敷疗法

（1）外敷 1 号（由三七、血竭、大黄、芒硝、冰片等研磨成粉末）以蜂蜜调制成膏剂，敷于化疗静脉走行处，再以无菌纱布敷盖，用于红热型化学性静脉炎。每日涂药 2~4 次。

（2）外敷 2 号（由黄芪、黄柏、当归、三七、乳香、没药、冰片、硼砂等研磨成粉末）以蜂蜜调制成膏剂，敷于化疗静脉走行处，再以无菌纱布敷盖，用于坏死型化学性静脉炎。每日涂药 2~4 次。

（3）如意金黄散（由大黄、黄柏、姜黄、白芷、厚朴、天花粉、生天南星、生苍术、陈皮、甘草等研磨成粉末）以芦荟汁调制成膏状，涂于炎症静脉走行处，涂药 10~20 分钟后再以无菌纱布敷盖，每日 2~4 次，直至炎症消失。

（4）芦荟片外敷：将新鲜芦荟纵向切成薄片，敷在发生静脉炎的血管之处，外敷的范围需超过病变四周 2 厘米以上，每日 4~5 次，更换新鲜芦荟薄片的频率保持在每 30 分钟更换 1 次（图 9-9）。

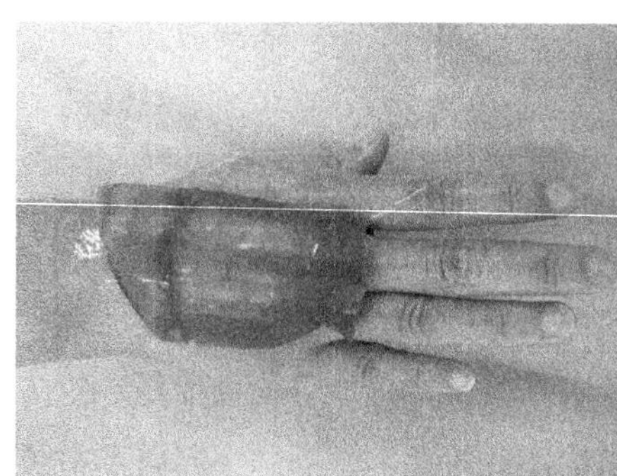

图 9-9　芦荟叶片剖开外敷

（5）喜疗妥外敷：将喜疗妥药膏均匀地涂抹在血管红肿处，范围超过病变部位 1~2 厘米，后用无菌纱布覆盖在药物涂层上，并用胶带固定，每日 3 次。

3. 艾灸加新癀片外敷疗法

新癀片具有清热解毒、活血化瘀、消肿止痛的作用。艾灸则能通十二经、走三阴、理气血，促进血液循环。

将艾条一端点燃，对准静脉炎部位，以局部有温热感而不烫为准，每次灸

15~20 分钟，艾灸后将新癀片碾碎以芦荟汁调匀，取适量涂于患处，范围略大于病变处，稍待干后，用纱布敷盖，每日 2 次。

第四节　心包积液

【疾病概述】

心包积液是由于各种原因导致心包腔内液体增加超过正常（大于 50 毫升），心包脏层、壁层分离，同时伴有壁层心包运动减弱的一种常见的病症。心包积液病因复杂多样，通过对成人尸检发现，恶性肿瘤引起的心包积液占首位。恶性肿瘤引起的心包积液又叫恶性心包积液，多为大量血性积液，常见于恶性肿瘤的终末期，少数情况下也可为首发症状。心包被侵犯后，其毛细血管大量增生并遭到破坏，若同时合并有低蛋白血症，毛细血管渗出将显著增加，其渗出速度远远大于心包对液体的吸收速度，出现心包积液。其出现常见于：①心脏及心包本身的恶性肿瘤如黏液腺瘤、原发性恶性淋巴瘤、原发性心包肿瘤等；②转移性肿瘤如肺癌、乳腺癌、白血病等恶性肿瘤转移、浸润、累及心包；③胸部肿瘤（如肺癌、乳腺癌、食管癌等）的放射治疗。

少量心包积液可无临床症状，但当液体积聚量增大导致心包内压升高产生心脏压迫时，可出现：①心脏压塞：表现为心音遥远，心搏动减弱；②静脉压升高，颈静脉扩张；③动脉压降低，脉压减小，心脏压塞三联征。出现端坐呼吸、胸闷气急、惊恐不安甚至濒死感等临床表现。大量心包积液也可机械性压迫邻近组织而出现相应临床症状，如食管受压可出现吞咽困难，气管、支气管受压可出现咳嗽，肺组织受压导致呼吸困难，膈神经受压出现呃逆，腹腔脏器受压可出现恶心、呕吐、腹胀等。

心包积液属中医“痰饮”范畴。痰饮是指三焦气化失常，水液在体内运化输布失常，停积于某些部位的一类病症。《灵枢》曰：“心包络之脉动则病胸胁支满者，谓痰饮积于心包，其病则必若是也。”故心包积液相当于痰饮之支饮范畴。有学者认为任脉作为先天经络的主络，是血海、阴脉之海，总司一身之阴，又瘀血、痰浊、水饮均为阴液络，故调节任脉可使血畅、痰消、水散；脾胃为后天之本，气血生化之源，使心包中有水邪停聚，而“水曰润下”，其位在下，现反居于上，在君主之位，治则调整阴阳，使离其位者归其位，即引水下行，归其下位。

【中医外治方法】

1. 隔药姜灸疗法（图 9-10）

治法　温阳散结，化饮利尿，疏通经络。

取穴　虚里。

操作　将桂枝 10 克、黄芪 10 克、细辛 3 克、川椒 10 克、龙葵 10 克共同研末。每次取 3 克敷于虚里穴，上置有小孔的生姜片，再将艾炷放于生姜片上，点燃灸之。每次 2 小时，每日 1 次，7 天为 1 个疗程。

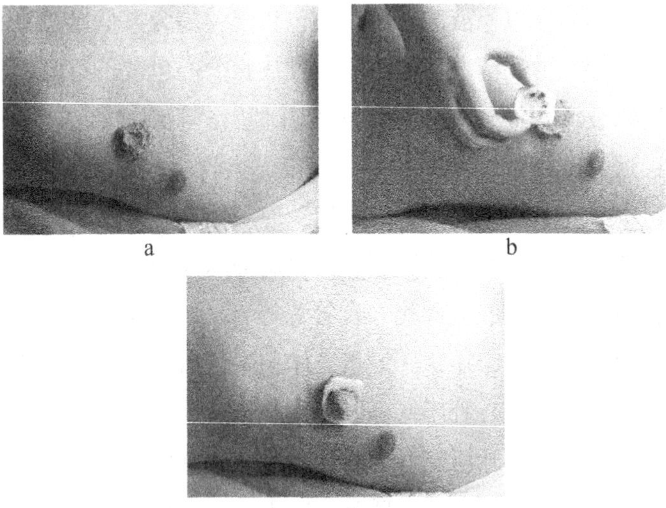

图 9-10　隔药姜灸疗法

（虚里）

2. 针刺疗法

治法　温通阳气，引水逐饮。

取穴　中脘、水分、气海、关元、中极、天枢、大横、阴陵泉、三阴交、水泉、公孙。

操作　以上各穴先泻后补，留针 30 分钟。

3. 子午流注低频电疗法（图 9-11）

取穴　同针刺治疗。

操作　治疗时除所选取穴位外，增加子午流注所开穴的穴位，将电极片贴敷于穴位上，逐渐调整强度大小至患者能适应的最大强度，治疗时长为 30 分钟，每日 1 次。

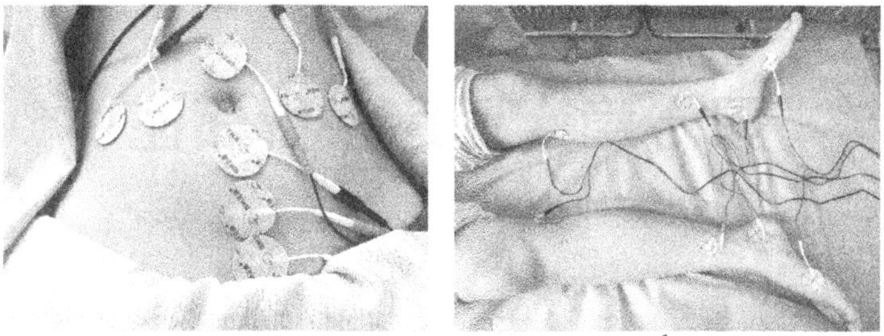

a　　　　b

图 9-11　子午流注低频电疗法

（a. 水分、天枢、大横、气海、关元、中极；b. 阴陵泉、三阴交、水泉、公孙）

4. 督脉灸疗法

治法　温阳利水。

操作　患者俯卧位，暴露背部，先沿大椎至腰俞的督脉处敷督灸粉（茯苓、白术、猪苓、桂枝、泽泻、葶苈子、附片、甘草等），再铺上桑皮纸，桑皮纸上铺宽 10 厘米、厚 3 厘米的生姜泥，以求覆盖两侧夹脊穴及背俞穴，于生姜泥上放置梭形艾炷，点燃艾炷，任其自灭，一般灸 2~3 壮，约 1 小时，每周 1 次。

5. 砭石疗法

操作　①砭毯温阳：将砭毯先置于电热毯上加热至砭毯有温热感（约 39 ℃），患者卧于砭毯上以温阳。②刮痧泄浊：患者俯卧于砭毯上，术者取砭石刮脊柱两侧旁开 1.5 寸及 3 寸的膀胱经循行部位，由背部向腰部方向刮痧至皮肤发红为度，刮毕患者仰卧于砭毯上。③运水：将大砭石 2 块置于 45 ℃的温水中加热 10 分钟，取出温砭石置于双下肢内侧三阴交穴。每日 1 次，每次 30 分钟。

第十章　泌尿系统病症

第一节　尿潴留

【疾病概述】

尿潴留是指膀胱内充满尿液而不能正常排出的一种临床症状。按其病史特点分为急性尿潴留和慢性尿潴留两类。

肿瘤患者的尿潴留按病因分为神经源性、机械性、心因性及其他四大类，其中以机械性尿潴留最为常见。任何原因引起的尿道狭窄、尿道阻塞都可导致尿道机械性梗阻，使尿液不能顺利排出，如尿道炎症性水肿、直肠肿瘤、盆腔肿瘤的压迫及膀胱颈梗阻性病变等；神经源性尿潴留的常见原因为中枢和周围神经系统病变，如脊髓或马尾神经损伤，腹腔、盆腔肿瘤的手术损伤支配膀胱的神经等，均可造成神经性膀胱功能障碍，从而出现尿潴留；心因性尿潴留，主要是由于患者被确诊为恶性肿瘤后，惧怕手术、化疗等治疗肿瘤的方法，从而导致精神过度紧张，这种过度紧张、焦虑的情绪反射性地引起尿道括约肌痉挛、膀胱逼尿肌抑制，从而出现排尿不畅；由于大多数患者术后需要卧床，患者不习惯卧位排尿，也会导致尿潴留的发生；手术麻醉因素，不论采用腰麻还是硬膜外腔阻滞麻醉，都能阻滞来自脊髓的骶 2～骶 4 节段支配膀胱的神经反射，从而出现尿潴留。

本病即中医所讲的癃闭，是指小便量少，点滴而出，甚则闭而不通为主症的一种病症。其中以小便不利，点滴而短少，病势较缓的称为癃；而小便闭塞，点滴不通，病势较急的称为闭。二者虽然有区别，但均是指排尿困难，只是程度上的不同，难以截然分开，故常合称为癃闭。其病位主要在肾和膀胱，同时与肺肝脾也有着密不可分的关系。其病机总属膀胱湿热互结、气化不利，三焦决渎失司；或肺热壅盛、津液输布失常，致水道通调不利、热邪闭阻；或肝郁气滞、跌扑损伤、下腹部手术引起筋脉瘀滞，影响膀胱气化而致小便不通；或脾虚气弱、肾气虚惫、命门或衰，不能温煦鼓舞膀胱气化，使膀胱气化无权，形成癃闭。

【辨证分型】

（1）膀胱湿热型：小便短赤灼热，淋漓不畅或量少，甚至闭而不通，小腹胀满，口苦而黏，或口渴不欲饮，或大便不畅，舌质红、苔黄腻，脉数。

（2）肺热壅盛型：小便不畅或涓滴不通，咽干，烦渴欲饮，呼吸短促或咳嗽，舌红、苔薄黄，脉数。

（3）肝郁气滞型：小便不通，或通而不畅，情志抑郁或多烦善怒，胁腹胀满，舌红、苔薄黄，脉弦。

（4）尿路阻塞型：小便点滴而下，或尿细如丝，甚至阻塞不通，小腹胀满疼痛，舌紫暗或有瘀点、瘀斑，脉涩。

（5）中气不足型：小腹坠胀，时欲小便而不得出，或尿量少而不爽，或大便溏泄，神疲倦怠，不思饮食，舌淡、苔薄，脉细弱。

（6）肾阳衰惫型：小便不通或点滴不爽，排尿无力，腰膝冷痛或酸软无力，面色苍白，畏寒肢冷，神疲怯弱，舌淡、苔白，脉沉细弱。

【中医外治方法】

1. 针刺疗法

治法　通闭利尿。以足太阳、任脉、足太阴经穴为主。

主穴　秩边、关元、中极、归来、水道、膀胱俞。

配穴　①湿热内蕴者：委阳、阳陵泉；②肺热壅盛者：尺泽、曲池、三焦俞；③肝郁气滞者：太冲、足临泣、大敦；④肾阳衰惫者：脾俞、肾俞、太溪、命门；⑤中气不足者：气海、百会、足三里；⑥无尿意或排尿无力者：气海。

操作　膀胱湿热型、肺热壅盛型、肝郁气滞型，针刺治疗时主穴、配穴用泻法。中气不足型、肾阳衰惫型，秩边用泻法，余下主穴及配穴用补法，亦可用温针灸。针刺关元、中极穴时，先叩诊检查膀胱膨胀程度，以决定针刺的方向、角度及进针的深浅。

2. 子午流注低频电疗法（图 10-1）

取穴　同针刺治疗。

操作　治疗时除所选取穴位外，增加子午流注开穴的穴位，将电极片贴敷于穴位上，调整强度至患者能适应的最大值。治疗时长为 30 分钟，每日1 次。

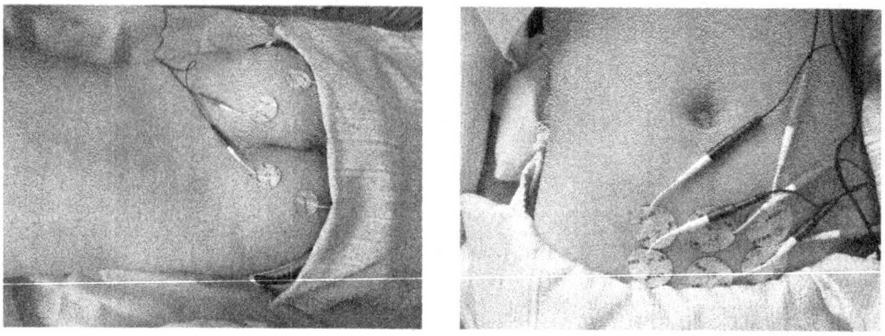

a　　b

图 10-1　子午流注低频电疗法

（a. 膀胱俞、秩边；b. 关元、中极、归来、水道）

3. 隔物灸疗法（图 10-2）

主穴　神阙、肾俞、关元、中极。

配穴　脾俞、三焦俞、三阴交、次髎。

操作　将适量食盐置于神阙穴，余穴以姜片或附子饼置于其上，以艾炷灸之，每次 5~7 壮，每日 1 次。

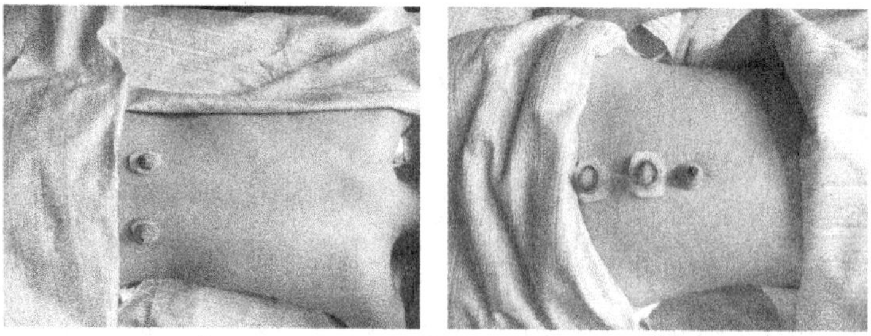

a　　b

图 10-2　隔物灸疗法

（a. 肾俞；b. 神阙、关元、中极）

4. 脐疗

取穴 神阙。

操作 ①栀子、蒜头、盐各适量，捣烂混匀后贴敷于神阙，并加热敷。②葱白、田螺、冰片各适量，捣烂混匀后贴敷于神阙，并加热敷。③麝香少许，加入捣碎的葱白内，拌匀后贴敷于神阙，并加热敷。④将食盐炒热，布包后熨烫肚脐及以下腹部，冷却后再炒热敷之。

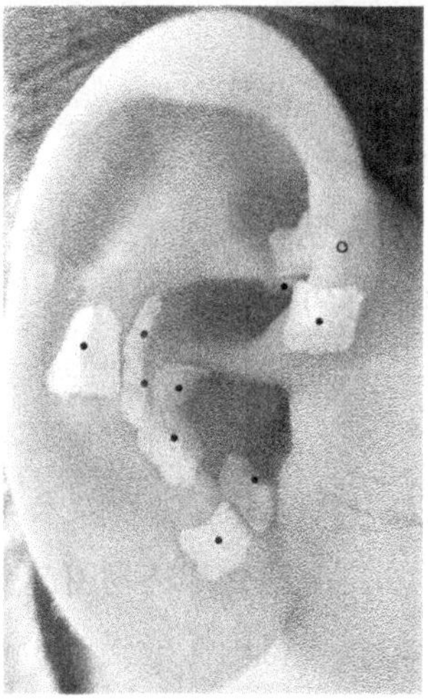

图 10-3 耳穴贴压疗法

（腰骶椎、膀胱、交感、肝、胃、肺、脾、尿道、皮质下）

5. 耳穴贴压疗法（图 10-3）

取穴 肾、膀胱、肺、三焦、皮质下、交感、脾、肝、尿道、腰骶椎。

操作 患者取坐位或卧位，操作者用75%乙醇棉球清洁消毒双耳，准确选取穴位，将粘有王不留行的胶布贴于所选穴位上。嘱咐患者每日按压5~6 次，每次每穴按压 120~150 次，按压力度以患者感觉痛胀能忍受为度。

第二节 尿 频

【疾病概述】

尿频又称小便频数，正常成人白天排尿 4~6 次，夜尿 0~1 次，次数明显增多者即称尿频。

尿频是由于膀胱排尿刺激阈降低，当少量尿液刺激膀胱时就会产生尿意，这主要是因为膀胱受到多种病变的侵袭，导致少量尿液刺激膀胱就能达到排尿的膀胱神经阈，故而产生尿频。尿频可独立发生，也可伴随多种疾病而发。肿瘤患者出现尿频的常见原因有以下几种。

（1）泌尿系统感染。肿瘤患者由于自身细胞免疫功能下降，手术、放疗、化疗使免疫功能进一步受到抑制和损害及泌尿系统的侵入性操作，使得肿瘤患者更易发生感染。

（2）心理因素。自身的病情、治疗过程的漫长及治疗费用的昂贵等原因可能会导致患者焦虑、紧张、抑郁，这些不良情绪会引起膀胱敏感性增加，从而出现尿频。

（3）膀胱受刺激。膀胱炎症、膀胱肿瘤，以及其他转移瘤、异物、膀胱周围器官的肿瘤浸润膀胱，如子宫肿瘤、直肠肿瘤等。

（4）膀胱功能的神经性失调。常因脊椎的肿瘤病灶引起。

（5）结构性膀胱容量减少。骨盆放射线治疗（子宫颈癌放射线治疗）后的纤维化、部分膀胱切除术后等。

（6）某些化疗药物引起化学性膀胱炎时也会出现尿频。

尿频属祖国医学淋证范畴，淋证是以小便频急、滴沥不尽，尿道涩痛，小腹拘急、痛引腰腹为主要临床表现的一类病症。病因以饮食劳倦、湿热侵袭为主，病机以肾虚为本、膀胱湿热为标。《诸病源候论·淋病诸候》曰："诸淋者，由肾虚而膀胱热故也。"尿频的主要病位在肾、膀胱和三焦，发病多为中老年人。目前一般将淋证分为热淋、石淋、气淋、血淋、膏淋和劳淋六种。过食辛热肥甘之品，或嗜酒过度，酿成湿热，下注膀胱；或下阴不洁，湿热秽浊，毒邪侵入膀胱，酿成湿热；或肝胆湿热下注使湿热蕴结下焦，膀胱气化不利，则发为热淋。湿热灼伤脉络，迫血妄行，或肾虚而阴虚火旺，火热灼伤脉络，血随尿出，则发为血淋。湿热久蕴，煎熬尿液，日积月累，结成砂石，则发为石淋。肝郁气滞，恼怒伤肝，肝失疏泄，郁于下焦，致肝气郁结，膀胱气化不利，或中气不足，气虚下陷，则发为气淋。湿热蕴结，膀胱气化不利，不能分清别浊，脂液随小便而出，或肾虚失固，不能制约脂液，脂液下注，随尿而出，则发为膏淋。病久伤正，遇劳即发者，则为劳淋。关于淋证的治疗，《景岳全书·淋浊》曰："淋之初，病则无不由乎热剧，无容辨矣。但有久服寒凉而不愈者，又有淋久不止及痛涩皆去，而膏淋不已，淋如白浊者，此惟中气下陷及命门不固之证也。故必以脉以证，而察其为寒为热为虚，庶乎治不致误。……治淋之法，大都与治浊相同。凡热者宜清，涩者宜利，下陷者宜升提，虚者宜补，阳气不固者宜温补命门。"

【辨证分型】

（1）脾肾亏虚型：尿频但无疼痛无热感，夜间为甚，形寒肢冷，或小腹坠胀，舌质淡，脉细。

（2）肾阴亏虚型：尿频以白天为甚，伴下腹胀痛，腰膝酸软，多梦失眠，梦遗，耳鸣，口干，舌质淡、少苔，脉细数。

（3）肝郁气滞型：尿频，伴胁肋不舒、少腹胀痛、烦躁易怒等症，常随情志变化而时轻时重，舌暗红、苔少，脉弦。

（4）膀胱湿热型：尿频伴尿急、尿痛、尿灼热，舌质红、苔薄黄，脉滑数。

【中医外治方法】

1. 针刺疗法

（1）实证：

治法　清热利湿。以足太阳经穴为主。

主穴　膀胱俞、肾俞、中极、秩边、阳陵泉。

配穴　肝郁气滞者加太冲、足临泣、大敦。

（2）虚证：

治法　温补脾肾，温阳固涩。以足太阳、任脉穴为主。

主穴　膀胱俞、肾俞、关元、气海、命门。

配穴　①肺脾气虚者：太渊、足三里、百会；②肾气不固者：太溪、复溜；③肾阴亏虚者：三阴交、照海。

2. 子午流注低频电疗法（图 10-4）

取穴　同针刺治疗。

操作　治疗时除所选取穴位，增加子午流注开穴的穴位，将电极片贴敷于穴位上，调整到患者能适应的强度，治疗时长为 30 分钟，每日 1 次。

3. 多功能无烟艾灸疗法（图 10-5）

我们运用多功能艾灸治疗仪，在传统艾灸的基础上，增添了局部磁疗的作用，可以根据患者的不同情况调整温度，一般温度控制在 40～45 ℃，以患者有温热感为度。取穴同针刺治疗。

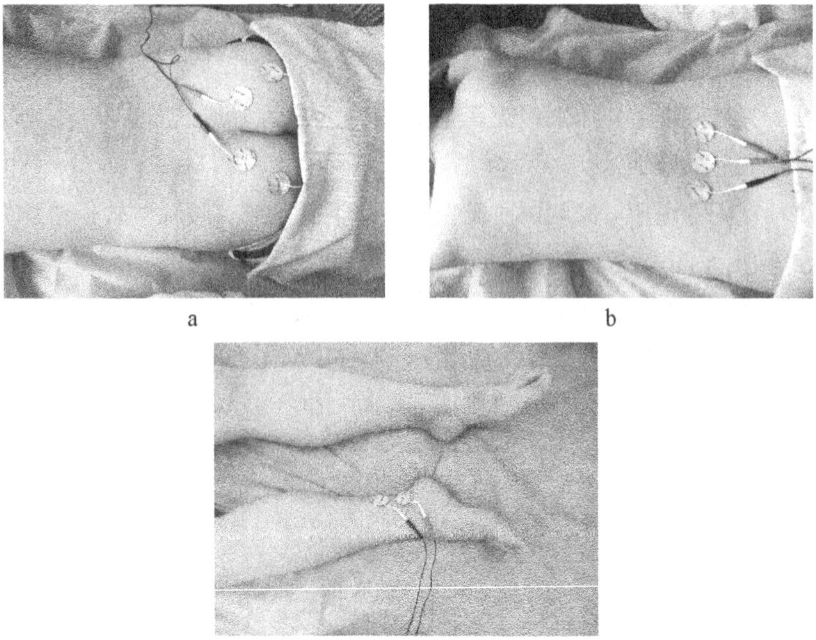

a　　b　　c

图 10-4　子午流注低频电疗法

（a. 膀胱俞、秩边；b. 肾俞、命门；c. 复溜、太溪）

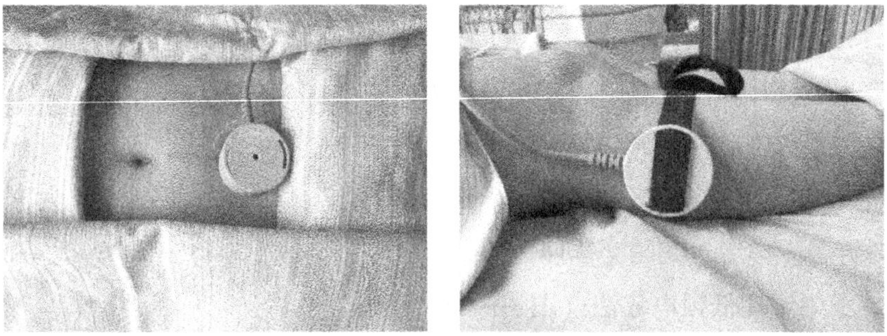

a　　b

图 10-5　多功能无烟艾灸疗法

（a. 中极；b. 阳陵泉）

4. 腹针疗法

主穴　中脘、下脘、气海、关元、大横。

配穴　足三里、三阴交。

操作　腹部采用 1 寸毫针直刺 0.5～0.8 寸，足三里、三阴交用 1.5 寸毫针，进针 1.0~1.3 寸，留针 30 分钟，同时气海、关元、足三里行温针灸，每穴施灸 5 壮。

5. 耳穴贴压疗法（图 10-6）

取穴　尿道、肾、膀胱、皮质下、交感、脾。

操作　患者取坐位，操作者用乙醇常规消毒所选穴位，将粘有王不留行的胶布准确地贴于穴位上，按揉至患者自觉酸麻胀痛，并嘱患者每日按压 2~3 次，每次 100~150 次。

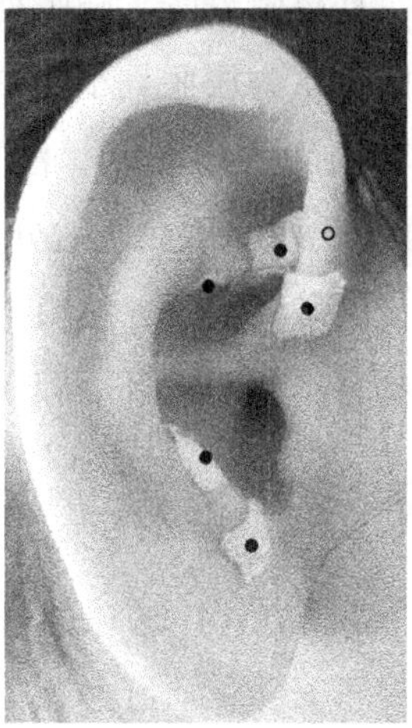

图 10-6　耳穴贴压疗法

（膀胱、交感、肾、尿道、脾、皮质下）

第三节　尿　血

【疾病概述】

尿血分为肉眼血尿和镜下血尿两大类。前者是指在 1 升尿液中有 1 毫升血液，尿色即可呈明显洗肉水样或咖啡样者；后者是指取新鲜晨尿经离心沉淀后，镜检时每高倍视野红细胞平均大于 3 个。

引起血尿的原因很多，常见的有肾小球肾炎、肾盂结石、输尿管结石、尿路临近组织器官病变、血液病、泌尿系统感染、泌尿系统肿瘤、药物毒性损害、腰部外伤等。对于肿瘤患者而言发生血尿的常见原因有：①泌尿系统肿瘤，常见肿瘤如肾肿瘤、输尿管肿瘤、膀胱肿瘤、前列腺肿瘤等；②泌尿系统感染，肿瘤患者由于自身细胞免疫功能下降，手术、放疗、化疗使免疫功能进一步受到抑制和损害及泌尿系统的侵入性操作，使得肿瘤患者更易发生感染；③凝血异常的疾病如血友病等；④全身性疾病如再生障碍性贫血、白血病等也是常见病因；⑤肿瘤患者因病情需要而使用某些化疗药物或其他药物也有可能发生血尿，如环磷酰胺、磺胺类药物等。

祖国医学认为尿血是小便中混有血液甚至血块的病症，也称为血尿，《黄帝内经》称之为“溺血”“溲血”。最早提出尿血的是张仲景的《伤寒杂病论》。尿血的出现多因热扰血分，热蓄肾与膀胱，损伤脉络，致营血妄行，血溢水道，或因脾肾两亏，统摄失职，或瘀血内阻所致。病机可以概括为虚热湿瘀，病位在肾，与心、肝、脾、肺有关。

【辨证分型】

（1）下焦湿热型：小便黄赤灼热，尿中带血，色鲜红，心烦口渴，面赤口疮，夜寐不安，舌质红、苔黄，脉数。

（2）肾虚火旺型：小便频数短赤带血，头晕目眩，耳鸣，神疲乏力，腰膝酸软，舌质红、少苔，脉细数。

（3）脾不统血型：久病尿血，色淡红，面色萎黄，体倦乏力，气短声低，或兼牙龈出血，肌衄，纳呆，便溏，舌质淡，脉细数。

（4）肾气不固型：久病尿血，血色淡红，头晕耳鸣，精神困惫，腰肌酸痛，舌质淡红、苔薄白，脉细缓或弱。

（5）气滞血瘀型：尿血暗红或夹有血块，多反复发作，伴腰部酸困，少腹刺痛拒按，或可触及积块，时有低热。舌质紫暗或有瘀斑、苔薄白，脉沉涩。

【中医外治方法】

1. 针刺疗法

治法　滋阴补脾，凉血止血。以足太阳膀胱经穴为主。

主穴　肾俞、三阴交、血海、关元、列缺。

配穴　①湿热下注者：膀胱俞、中极、阳陵泉、行间；②脾肾亏虚者：脾俞、胃俞、足三里；③阴虚火旺者：太溪、照海。

操作　下焦湿热者用泻法，阴虚火旺者平补平泻，脾肾亏虚者用补法。留针30分钟，每日1次。

2. 子午流注低频电疗法（图10-7）

取穴　同针刺疗法。

操作　治疗时除所选取穴位外，增加子午流注所开穴的穴位，将电极片贴敷于穴位上，调整到患者能适应的强度，治疗时间为30分钟，每日1次。

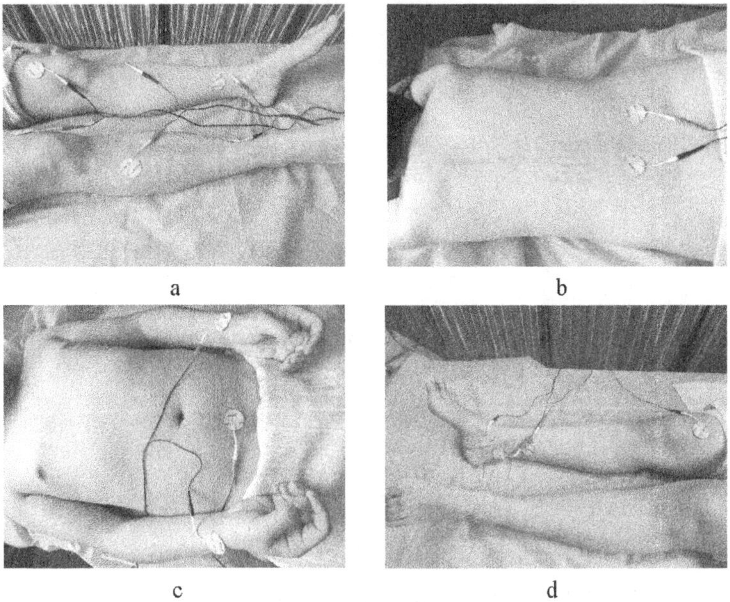

图10-7　子午流注低频电疗法

（a. 血海、足三里、三阴交；b. 肾俞；c. 关元、列缺；d. 太溪、照海、三阴交、血海）

3. 艾盒灸疗法（脾不统血、肾气不固者可采用）（图10-8）

取穴　肾俞、脾俞、胃俞、关元、血海、足三里、三阴交。

操作　艾条点燃置于艾盒内，将艾盒置于所选穴位上，每次施灸30分钟，每日1次。

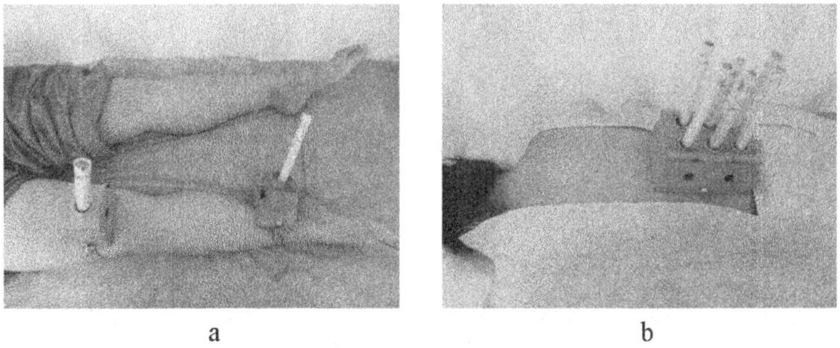

图10-8　艾盒灸疗法

（a. 血海、三阴交；b. 脾俞、胃俞）

第十一章　全身病症

第一节　癌性发热

【疾病概述】

癌性发热是指癌症患者出现的直接与恶性肿瘤有关的非感染性发热。可见于所有肿瘤，但更常见于非霍奇金淋巴瘤、急性白血病、骨肉瘤、肺癌、肾上腺肿瘤、肝原发性或转移性晚期肿瘤。表现为弛张热或持续发热，体温在 38 ℃左右，一般不超过 40 ℃，持续数周，应用抗生素常无效。

其发病原因主要有：肿瘤细胞自身产生的内源性致热源；肿瘤细胞释放的抗原物质引起免疫反应；部分肿瘤产生异位激素引起机体各种炎性反应；肿瘤生长迅速而缺血缺氧引起自身组织坏死，以及治疗引起肿瘤细胞坏死释放肿瘤坏死因子，导致机体发热；肿瘤侵犯或影响体温调节中枢引起中枢性发热；肿瘤内白细胞浸润引起炎症反应。

祖国医学认为癌性发热属于“内伤发热”范畴，其病机大体可归纳为虚、实两类，其中又以虚证发热多见。肝经郁热、瘀血阻滞及内湿停聚所致者属实，其基本病机为气、血、水等郁结壅遏化热而引起发热。血虚失养、阴精亏虚及阳气虚衰所致者属虚，因气属阳的范畴，血属阴的范畴，故此类发热均由阴阳失衡所导致；或为阴血不足，阴不配阳，水不济火，阳气亢盛而发热；或因阳气虚衰，阴火内生，阳气外浮而发热。总的来说，癌性发热的病因病机特点为人体气血阴阳久亏，脏腑功能失调。

【诊断标准】

癌性发热的诊断标准如下：①患者经临床以及病理学检查确诊患有恶性肿瘤；②体温至少一次大于 37.5 ℃，持续时间大于 2 周；③影像学检查及细菌培养未发现感染证据；④排除过敏反应、药物热反应、输液反应等。

【辨证分型】

（一）实证

（1）热毒炽盛型：高热，伴汗出口干，烦躁不安，谵语，甚则发斑，小便黄赤，舌红、苔黄，脉数。多见于恶性程度高、进展快的肿瘤，如白血病、淋巴瘤及其他恶性肿瘤侵犯中枢神经系统引起的发热，多为高热持续不退，伴有黄疸、疼痛等症。

（2）湿热蕴结型：身热不扬，汗出不退。伴头重身困、胸脘痞满、口干而苦、恶心呕吐、大便干结、小便短赤，舌苔黄腻，脉弦数或弦滑。

（3）毒瘀互结型：发热多见于夜间及午后傍晚。伴口干但不欲饮、面色黧黑、腹部肿块硬痛不移，舌质紫暗或有瘀斑，脉细涩。多见于晚期肿瘤有明显实质性肿块压迫（如后腹膜淋巴结及腹腔淋巴结转移）及骨转移者。出现发热时，多伴有重度疼痛，处于消瘦及恶液质状态。

（4）肝气郁结型：低热伴心烦易怒、胸胁胀闷、口苦叹息，舌苔黄，脉弦数。妇女常伴乳房胀痛，月经不调。多见于肝、胆、胰等消化道肿瘤进展期。常以中度热或低热为主，往往伴有黄疸、疼痛等症。

（二）虚证

（1）气虚型发热：发热常在活动后发生或加剧，热势或高或低，伴头晕乏力、气短自汗、食少便溏，舌质淡、苔薄白，脉细弱。

（2）阴虚型发热：午后或夜间发热。手足心热或骨蒸潮热，伴心烦多梦、盗汗、口干咽燥，小便短赤，大便干结，舌质干红或有裂纹、少苔，脉细数。此类发热多见于头颈部肿瘤，以及肺癌、食管癌等放疗过程中及放疗后，常为放射性炎症等引起，多为低热，若并发感染亦可出现高热。

（3）血虚型发热：一般为中度发热或低热，伴头晕眼花、身倦乏力、心悸、面色少华、唇甲色淡，舌质淡，脉细弱。一般见于化疗后及晚期肿瘤负荷大、体质虚弱者。

（4）阳虚型发热：发热欲近衣，形寒怯冷，四肢不温，少气懒言，头晕嗜卧，腰膝酸软，纳少便溏，面色苍白，舌质淡胖或有齿痕、苔白润，脉沉细无力。

【中医外治方法】

1. 针刺疗法

（1）实证：

治法　清泄热邪。以督脉、手太阴、手阳明经穴，以及井穴为主。

主穴　大椎、十二井、曲池、合谷、外关。

配穴　①肺热者：少商、尺泽；②湿热内蕴者：阳陵泉、阴陵泉；③肝气郁结者：期门、章门、太冲；④热入营血者：委中、中冲、内关、十宣。

操作　毫针刺，进针得气后，各穴用泻法。大椎、十二井、十宣可点刺出血。

（2）虚证：

治法　以补虚为要。

主穴　足三里、气海。

配穴　①阴虚发热者：肝俞、肾俞、膏肓、三阴交；②阳虚发热者：大椎、肾俞、命门；③气虚发热者：脾俞、三阴交；④血虚发热者：膈俞、脾俞、太冲、血海。

操作　先取俯卧位，后取仰卧位。进针得气后，施以补法，留针30分钟。

2. 艾盒灸疗法（适用于气虚、血虚、阳虚所致的发热）（图11-1）

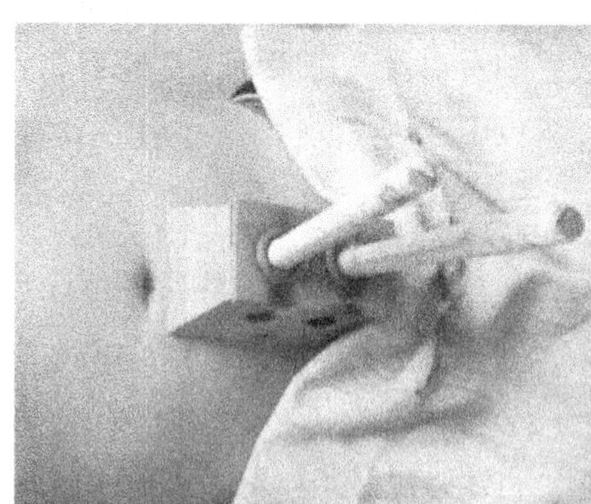

图11-1　艾盒灸疗法
（气海、关元）

治法　以补虚为要。

主穴　足三里、气海。

配穴　①气虚发热者：脾俞、

三阴交；②血虚发热者：膈俞、脾俞、太冲、血海；③阳虚发热者：大椎、肾俞、命门。

操作 先取仰卧位，取胸腹部及下肢穴位，以艾盒置于所取穴位上，灸30分钟；再取俯卧位，取项背及腰骶部穴位，以同样的方法施灸。

3. 督脉灸疗法（适用于阳虚发热者）

治法 温阳益气。取督脉诸穴。

操作 患者取俯卧位，暴露背部，在大椎至腰俞的部位上敷督灸粉（香附、附子、桃仁、桂枝等），再铺上桑皮纸，桑皮纸上铺宽10厘米、厚3厘米的生姜泥，于生姜泥上放置梭形艾炷，点燃艾炷，待其燃尽后更换另一炷。一般灸2~3壮，约1小时。

4. 刺络拔罐加穴位注射疗法（对高热、低热都适用，低热者只采用大椎穴刺络拔罐）

操作 大椎局部消毒后用三棱针点刺，使其自然出血，再加火罐于穴位上，留罐5~10分钟后起罐，每周1次；穴位注射可选用曲池，常规消毒后，用5毫升注射器抽取柴胡注射液4毫升，每侧穴位注射2毫升，每日1次。

注意事项 操作时应选择合适体位，准确取穴。颈项粗短者往往难以确定第7颈椎棘突，可嘱患者左右摇头，棘突活动者为第7颈椎棘突，其下为大椎，棘突不活动者为第1胸椎。三棱针可刺入2~3分深，过浅则出血量不够，会影响疗效。屈肘取曲池穴，注射时针尖刺入皮肤后应缓慢进入1寸许深，推药速度不可过快。

5. 穴位贴敷疗法

操作 足底敷贴氨咖黄敏。贴敷前嘱患者先用热水泡足30分钟，水温以不烫伤为准，水量淹过踝部，双足微微发红时，擦干双脚。将预先准备好的一粒氨咖黄敏胶囊掰开，将胶囊中的小药粒倒于外用风湿止痛膏上，贴于足底涌泉穴，每晚睡前换药1次，3天为1个疗程。

6. 中药灌肠疗法

对于体温为39.1~41.0℃的患者，用28~32℃的中药液200毫升行大量不保留灌肠。根据不同证型选择不同方药。

（1）热毒炽盛型：金银花、连翘、黄芩、栀子、黄柏、黄连、生地黄、七叶一枝花、芦根、地骨皮、半枝莲、半边莲、紫草、白花蛇舌草、侧柏叶、野菊花。

(2) 肝气郁结型：牡丹皮、栀子、柴胡、薄荷、当归、白术、茯苓、甘草、白芍。

(3) 毒瘀互结型：当归、川芎、赤芍、地黄、桃仁、红花、牛膝、柴胡、枳壳、桔梗、甘草。

(4) 湿热蕴结型：杏仁、豆蔻仁、薏苡仁、半夏、厚朴、通草、滑石、竹叶。

(5) 气虚型：黄芪、党参、白术、甘草、当归、陈皮、升麻、柴胡。

(6) 血虚型：黄芪、党参、茯苓、白术、甘草、当归、龙眼肉、酸枣仁、远志、木香。

(7) 阴虚发热型：银柴胡、知母、胡黄连、地骨皮、青蒿、秦艽、鳖甲、甘草、清骨散。

(8) 阳虚发热型：附子、桂枝、山茱萸、地黄、山药、茯苓、牡丹皮、泽泻。

第二节 倦怠乏力

【疾病概述】

倦怠乏力又称疲乏无力，是多种疾病的常见症状，主要由阴阳气血亏虚所致，属中医“虚劳”范畴。癌症相关性乏力是癌症患者的常见症状，是一种持续性的主观疲劳感觉，常伴有功能障碍，而与近期活动无关，可干扰患者的正常生活。世界卫生组织（WHO）对乏力的定义：在过去几个月内连续两周几乎每天都出现活动能力下降，躯体和心理应对能力下降，需要增加休息。

癌症相关性乏力是患者因恶性肿瘤或肿瘤相关性治疗如化疗、放疗、骨髓移植或分子靶向治疗等所发生的普遍症状，特别是中晚期肿瘤患者，多见于联合治疗、密集化疗及高强度治疗过程中。癌症相关性乏力可在治疗结束后数月甚至数年持续存在。肺癌、胃肠道肿瘤、泌尿生殖系统肿瘤和血液系统的肿瘤都可以引起程度较重的乏力。与普通疲劳相比较，癌症相关性乏力无法通过休息来缓解。其影响因素有癌症分期、情绪、疼痛、血清白蛋白值、抗癌治疗的种类及强度，癌症相关性贫血如白细胞、红细胞、血红蛋白计数低下者乏力程度较高。另外，乏力通常与营养不良、恶病质等病变并存。

疲乏的症状：①全身无力或肢体沉重；②不能集中注意力；③缺乏激情，情绪低落，兴趣减退；④失眠或嗜睡；⑤睡眠后感到精力仍未能恢复；⑥活动困难；⑦存在情绪反应，如悲伤、挫折感或易激惹；⑧不能完成原先能胜任的日常活动；⑨短期记忆减退；⑩疲乏症状持续数小时不能缓解。

中医学认为，癌因性疲乏可归属于“虚劳”范畴，虚劳是以脏腑功能减退，气血阴阳不足为主要病机的多种慢性虚弱症候的总称。《诸病源候论·虚劳病诸候》：“夫虚劳者，五劳六极七伤是也。”多种原因均可导致虚劳，《理虚元鉴·虚症有六因》所说的“有先天之因，有后天之因，有痘疹及病后之因，有外感之因，有困境之因，有医药之因”，对引起虚劳的原因做了比较全面的归纳。癌因性疲乏是患者在临床治疗过程中，放疗、化疗及其他多种因素作用于机体，引起脏腑气血阴阳的亏虚，日久不复而成。其中发病机制主要是正气不足，气血阴阳亏损，脏腑虚损而为病，同时或夹痰或夹湿，或气血瘀滞。

【辨证分型】

（1）气血不足型：临床以头晕目眩、少气懒言、乏力自汗、面色淡白或萎黄、心悸失眠、舌淡而嫩、脉细弱等为主要表现。肺气虚者，短气自汗、声音低怯、时寒时热，平素易感冒。心气虚者，心悸、气短，自汗，劳则尤甚，神疲体倦。脾气虚者，饮食减少、食后胃脘不适、倦怠乏力、大便溏薄、面色萎黄。脾血虚者，体倦乏力、纳差食少、心悸气短、健忘失眠、面色萎黄。

（2）脏腑亏虚型：临床表现为乏力、纳差、面色㿠白、畏寒肢冷、腰酸或下腹冷痛，久泻久痢，或五更泄泻，或下利清谷，或小便不利，面浮肢肿，甚则腹胀如鼓，气喘心悸，舌淡胖、苔白滑，脉沉细。恶性肿瘤患者的脏腑亏虚，主要以脾肾阳虚为主，一般以腰膝以下及下腹冷痛、久泻不止、浮肿等寒症并见为辨证要点。

（3）气滞血瘀型：临床表现为面色淡白或晦滞，身倦乏力，少气懒言，疼痛如刺（常见于胸胁部位），痛处不移，拒按，舌淡暗或有紫斑，脉沉涩。

（4）阴虚火旺型：临床表现为身倦，乏力，午后潮热，或夜间发热，发热不欲近衣，手足心发热，或骨蒸潮热，心烦，少寐，多梦，颧红，盗汗，口干咽燥，大便干结，尿少色黄，舌质干红或有裂纹、无苔或少苔，脉细数。本证多见于各种类型癌症骨转移，尤以晚期肺癌及晚期肝癌为多见。

（5）痰湿凝聚型：临床表现为乏力、头重如裹、颈项酸痛、关节肿痛、四肢困倦、浮肿、胸腹水、胸脘痞闷、口淡而黏、食欲不振、口虽渴却不思饮水之证候。本证多本虚标实，常见于食管癌、肺癌伴胸腹水及中晚期肿瘤患者。

【中医外治方法】

1. 督脉灸疗法（阴虚火旺者不宜）

主穴　督脉诸穴。

配穴　足太阳膀胱经穴（肺俞、厥阴俞、心俞、督俞、膈俞、肝俞、胆俞、脾俞、胃俞、三焦俞、肾俞、气海俞、大肠俞、关元俞、小肠俞）。

操作：嘱患者裸背俯卧于床上，取督脉大椎至腰俞的脊柱部位。在治疗部位上撒督灸粉（附子、黄芪、肉桂、白芍、沉香等，以温阳益气，活血补血），之后在其上覆盖桑皮纸，再在桑皮纸上铺厚2~3厘米的生姜泥，覆盖背部俞穴，宽度大于背部俞穴0.5厘米，上窄下宽形如梯状，在姜泥上面放置直径5~6厘米的艾球，点燃每个艾球前中后三点，于艾球燃尽后把姜泥和艾灰去除。然后用湿热毛巾把治疗部位擦干净。每周治疗1次，4~6次为1个疗程。

2. 针刺疗法

治法　扶正祛邪。

主穴　关元、气海、脾俞、肾俞、三阴交。

配穴　①脾气虚者：足三里、胃俞。肺气虚者：肺俞、太渊。心气虚者：心俞、神门。②气血虚者：血海、天枢。③气滞血瘀者：血海、膈俞、合谷。④阴虚火旺者：阴陵泉、涌泉、太溪。⑤脾肾阳虚者：足三里、命门、神阙。⑥痰湿凝聚者：水分、阴陵泉、足三里。

操作　毫针补法。留针30分钟，每日1次。

3. 子午流注低频电疗法（图 11-2）

取穴　同针刺治疗。

操作　治疗时除所选取穴位，增加子午流注所开穴的穴位，将电极片贴敷于穴位上，调整到患者能适应的强度，每次治疗时间为 30 分钟，每日 1 次。

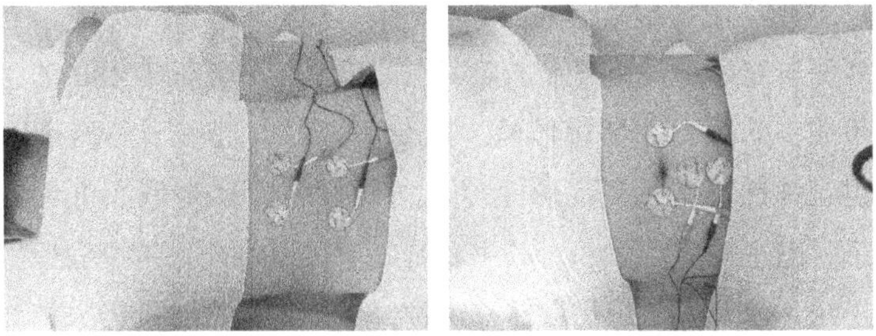

a　　　　b

图 11-2　子午流注低频电疗法

（a. 脾俞、肾俞；b. 天枢、气海、关元）

4. 艾盒灸疗法（图 11-3）

主穴　关元、气海、神阙、脾俞、心俞、肾俞、足三里、三阴交。

配穴　①气滞血瘀者：血海、膈俞；②痰湿凝聚者：水分、阴陵泉、足三里。

操作　将艾条点燃置于艾盒内，将艾盒置于所选穴位上，每次施灸 30 分钟，每日 1 次，10 次为 1 个疗程。

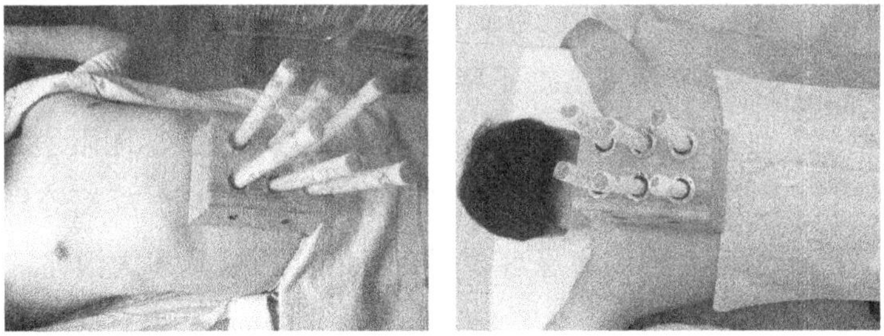

a　　　　b

图 11-3　艾盒灸疗法

（a. 神阙、关元、气海；b. 心俞、膈俞）

第三节　疼　痛

【疾病概述】

国际疼痛研究学会提出疼痛的定义：疼痛是与真正的或潜在的组织损伤有关的一种不愉快的感觉和情感体验。这一定义可以理解为疼痛是一种躯体感觉，同时也是一种情绪感受。癌性疼痛（简称癌痛）是癌症患者，尤其是中晚期癌症患者的主要症状之一。其主要是由于癌组织向周围浸润性生长以后侵犯了神经组织，以及癌组织扩散转移到神经干、神经根、神经末梢部位或侵犯了神经末梢非常丰富的骨膜等组织引起的。在癌痛发生的早期，以炎症细胞、肿瘤细胞产生的致痛物质以及破骨细胞的持续活化所致的初级传入神经敏化为主。在癌痛晚期，肿瘤增殖引起的神经压迫与损伤，参与了癌痛的过程。

有研究说明，疼痛对患者生活质量、躯体、角色、情绪、认知、社会功能等均可能产生不同程度的影响，二者成正相关。很多患者临终前的严重疼痛都没有得到缓解。

癌症患者的疼痛比较复杂，大致分为以下几种：①直接由肿瘤侵犯引起；②与肿瘤相关，但不是直接引起；③由肿瘤的治疗引起；④与肿瘤无关的疼痛。

中医认为，癌痛的病因病机可概括为“不通则痛”与“不荣则痛”两大类，即“实”与“虚”两种主要证型。“不通则痛”多因癌毒蕴积、寒邪凝滞、气机郁结、血脉瘀阻、湿痰胶结、热毒蕴聚等导致经脉闭阻、瘀塞不通而致疼痛发生；“不荣则痛”多因阳气亏虚、营血不足、精气耗竭等导致脏腑经脉失养而致疼痛发生。因癌症患者多属正虚邪实，故其痛之因亦常虚实兼夹而见。

【分级及评价标准】

一般采用世界卫生组织制定的疼痛程度分级法。Ⅰ级：有疼痛但可耐受，生活正常，睡眠无干扰。Ⅱ级：疼痛明显，不能耐受，要求服用止痛药。Ⅲ级：疼痛剧烈，不能忍受，需用止痛剂，睡眠受严重干扰，可伴自主神经紊乱或被动体位。

疗效标准参考世界卫生组织疼痛疗效标准。完全缓解（CR）：治疗后完全无痛，无需止痛药。部分缓解（PR）：疼痛较给药前明显减轻，睡眠基本不受影响，能正常生活，需止痛药，但剂量较前明显减少。轻度缓解（MR）：疼痛较前减轻，睡眠受影响，能正常生活，需止痛药。无效（NR）：和治疗前相比无减轻，需增加止痛剂量。

【辨证分型】

（1）气滞型：胀痛，时缓时急，痛无定处，舌质暗，脉弦。

（2）毒邪蕴结型：结痛，持续疼痛，肿块坚硬，舌青紫，脉弦。

（3）血瘀型：刺痛，痛有定处，舌紫，脉涩。

（4）脾肾阳虚型：隐痛，遇寒痛甚，畏寒，舌淡，脉迟。

（5）气血亏虚型：隐痛绵绵，身体消瘦，少气无力，舌淡、苔白，脉弱。

【中医外治方法】

1. 针刺疗法（图 11-4）

主穴　三阳络、内关、合谷、足三里。

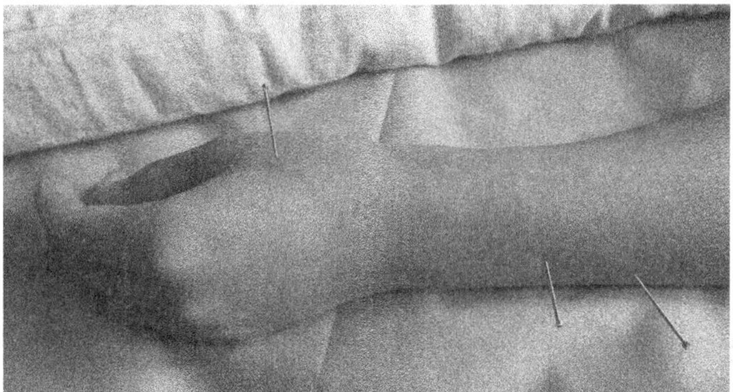

图 11-4　针刺疗法

（合谷、外关、三阳络）

配穴　①胸胁痛：膻中、支沟、大包；②胃脘痛：脾俞、胃俞；③腹痛：三阴交；④后背痛：身柱、天宗、悬钟；⑤腰痛：肾俞、委中、外关。另可根据病症选加相应的穴位，如肺癌可选加肺俞、列缺；肝癌可选加期门、肝俞、肾俞、关元；食管癌可选加上脘、天突；直肠癌可选加大肠俞、小肠俞、天枢、关元；宫颈癌可选加归来、曲骨、命门、关元俞；骨转移癌可选加阿是穴。

注意事项　针刺对轻、中度疼痛的疗效较好，强刺激与长留针能增强镇痛效应及延长镇痛时间。

2. 子午流注低频电疗法（图 11-5）

取穴　同针刺治疗。

操作　将电极片分别贴于所取穴位处。电流强度以局部肌肉跳动为宜。疼痛严重者，可连续通电 60 分钟，每日 1 次，5 次为 1 个疗程，连续治疗 2~3 个疗程。

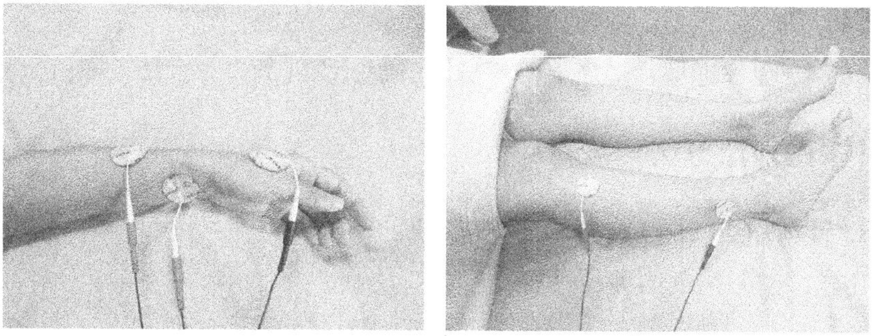

a　　　　b

图 11-5　子午流注低频电疗法

（a. 三阳络、内关、合谷；b. 足三里、悬钟）

3. 中药蒸汽浴疗法

（1）气滞型：行气散结止痛。用柴胡、郁金、川芎、白芍、当归、陈皮、甘草。

（2）毒邪蕴结型：化毒散结。用蒲公英、野菊花、莪术、丹参、白屈菜、黄连。

（3）血瘀型：活血化瘀，通络止痛。用桃仁、红花、川芎、当归、白术、枳壳、甘草。

（4）脾肾阳虚型：温补脾肾。用人参、白术、茯苓、甘草、干地黄、炮附子。伴阴虚者可加女贞子。

(5) 气血亏虚型：补益气血。用黄芪、当归、白术、党参、木香、龙眼肉、生姜、大枣。

以上各型方药，每日1剂，3剂后开始观察记录疗效。

4. 耳穴贴压疗法（图11-6）

取穴　心、神门、交感、皮质下、肾上腺、病变相应敏感点。

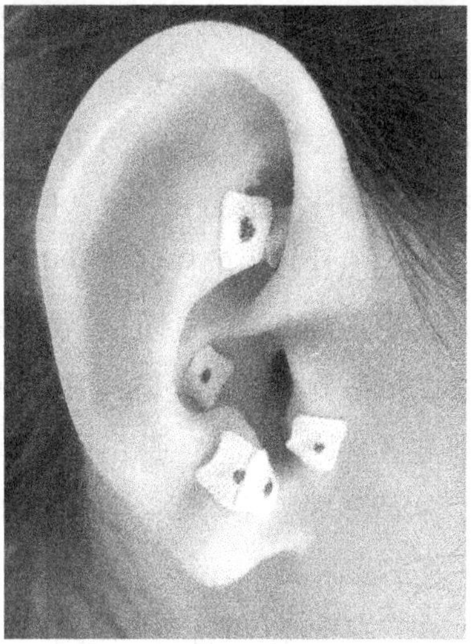

图11-6　耳穴贴压疗法

（神门、交感、脑干、皮质下、病变相应敏感点）

5. 穴位注射疗法（图11-7）

(1) 用20%的胎盘注射液8毫升，取双侧足三里、大椎，进行穴位注射，每穴2毫升；再针刺百会、内关、风门、肺俞、定喘、丰隆、阳陵泉、阴陵泉等穴。可治疗肝癌、肺癌、食管癌、乳腺癌、肠癌、膀胱癌等引起的疼痛。

(2) 用0.1～0.3毫升哌替啶（含药1～5克），取皮内注射针头，从神门穴向前下方斜刺入皮下2～3厘米，注射后慢慢抽出针头，避免药液从针口处流出。可治疗晚期癌肿引起的疼痛。

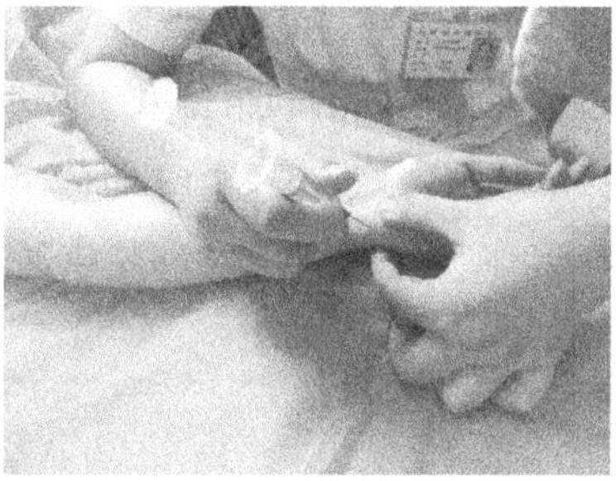

图11-7　穴位注射疗法

（手腕部神门）

(3) 用7号注射针头刺入足三里，待出现酸胀感后回抽无血，快速注入维生素K_3注射液1毫升。双侧注射，每日1次，3天为1个疗程。可治疗肝癌、胃癌、胆囊癌、胰腺癌、结肠癌等恶性肿瘤腹部疼痛。

第四节　腹　水

【疾病概述】

在各种疾病所致的腹水中，癌性腹水作为恶性肿瘤患者的晚期并发症之一，占5%~30%，男性以肝癌常见，女性以卵巢癌多见。癌性腹水多呈黄色，少数为血性。其治疗困难，预后差，是临床上比较难处理的问题。目前癌性腹水的处理主要以腹腔化疗为主，配合反复穿刺抽液、长期置管引流、控制水和盐摄入、输注白蛋白、利尿、保护肝肾功能等手段，疗效不甚理想。

引起癌性腹水的疾病多见于肝癌，其次是门静脉或肝静脉的癌栓阻塞、肿瘤压迫引起的下腔静脉阻塞、腹膜转移癌、淋巴管或胸导管阻塞等。癌性腹水又多为肿瘤晚期表现，患者的恶液质、低蛋白血症、循环血容量减少都会进一步加剧癌性腹水的发生。由于循环血容量减少，抗利尿激素和醛固酮的分泌增多，从而形成恶性循环，加剧腹水的生成。

癌性腹水属于中医学“臌胀”等范畴，为症瘕、积聚之病迁延日久，使肝、脾、肾三脏受病，气郁痰瘀凝结，气血水瘀结腹内而成。以腹部胀大、面色苍黄、脉络暴露为特征，属重症。早在《黄帝内经》中就提到“诸病水液，澄澈清冷，皆属于寒”，认为腹水是由于阳虚气滞、血瘀水泛所致，治宜温阳散结利尿。

【诊断依据】

癌性腹水的诊断根据：①腹水一般多为渗出性，可排除引起腹水的其他疾病；②腹水乳酸脱氢酶（LDH）明显增高，且腹水 LDH 与血清 LDH 之比大于0.4；③临床上找到原发病灶或通过特殊检查证实为癌者。

【辨证分型】

（一）实证

（1）气滞湿阻型：多见于肝癌。表现为腹胀拒按，肋下胀满，疼痛（有一定游走性），纳差，肛门排气稍多，小便短少，舌苔白腻。治以疏肝解郁，行气利水。

（2）寒湿困脾型：表现为腹胀如囊裹水，得热可稍舒缓，甚至颜面及下肢浮肿甚，小便量少，大便稀溏，食欲不振，舌苔白腻，脉沉缓。治以温中健脾，行气利水。

（3）湿热蕴结型：表现为腹胀拒按，得凉舒缓，烦热口苦，口渴但不欲饮，小便短少或赤涩，大便秘结或稍便溏，舌红、苔黄腻，脉弦数。治以清热利湿，攻下逐水。

（4）气滞血瘀型：表现为腹大坚满，脉络怒张，胁腹部刺痛，唇色紫褐，口渴，饮水不能下，或大便色黑，舌质紫红或有紫斑、舌下脉络瘀粗，脉弦细涩。治以活血化瘀，行气利水。

（二）虚证

（1）脾肾阳虚型：表现为腹大胀满不舒，入夜尤甚，脘闷纳呆，神疲畏寒，四肢冰寒，双下肢或浮肿，小便短少，舌体胖大，舌质紫暗，脉沉弦无力。治以温补脾肾，化水行气。

（2）气血亏虚型：表现为腹胀大，气短声低，面色苍白，畏寒，食欲下降，行动困难，甚至不能自行翻身，小便短少，大便不解或数日一解，舌质淡红、苔薄白，脉弱。治以益气养血，健脾利湿。

（3）肝肾阴虚型：表现为腹大胀满，面色晦暗，口燥，五心烦热，心烦失眠，甚至牙龈、鼻腔出血，小便少，舌红、少苔，脉弦细数。治以滋养肝肾，凉血化瘀。

【中医外治方法】

1. 艾盒灸疗法（图 11-8）

主穴　中脘、神阙、水分、气海、关元。

配穴　①气滞湿阻、寒湿困脾型：脾俞、阴陵泉；②湿热蕴结型：阳陵泉；③气滞血瘀型：支沟、血海、膈俞；④脾肾阳虚型：脾俞、肾俞、复溜；⑤肝肾阴虚型：肝俞、肾俞。

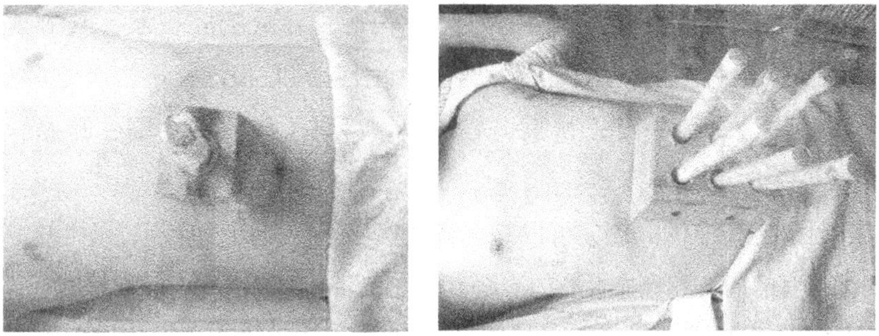

a　　　　　　　　　　　　b

图 11-8　艾盒灸疗法

（a. 中脘；b. 关元、气海、神阙、水分）

2. 脐疗

川椒目、生黄芪、龙葵、桂枝各10克，细辛3克，共研细末，取适量，敷于脐部神阙穴，后用艾灸神阙穴，第一次2小时，而后每次1小时，14天为1个周期，据患者病情4~6个周期为1个疗程。

3. 中药蒸汽浴疗法

治法　温阳利水。

方药　生黄芪30克，白术9克，茯苓30克，泽泻15克，泽兰15克，腹水草30克，蟋蟀3只，附子3克，益母草30克。

注意事项　置有腹腔引流管者禁止蒸汽浴。

第五节　胸　水

【疾病概述】

在正常情况下，胸膜腔内含有少量液体，其产生和吸收经常处于动态平衡。若由于全身或局部病变破坏此动态平衡，致使胸膜腔内液体形成过快或吸收过缓，则会产生胸腔积液，简称胸水。

胸水从性质上可分为渗出性和漏出性。

渗出性的病因很多，归纳起来分为两大类：一类是炎症性病变所致，如由细菌、病毒或真菌等感染胸膜引起感染性炎症，导致胸腔积液，或由于肺栓塞、胰腺炎、结缔组织疾病等非感染性炎症引起胸腔积液；第二类是肿瘤性，如癌肿长在胸膜或转移侵犯胸膜引起积液，可见于胸膜间皮瘤、肺癌、乳房癌、胃癌等。

漏出性胸腔积液的病因，可以是全身性疾病如低蛋白血症、过敏性疾病，也可以是某器官的病变如充血性心力衰竭、肝硬化、肝阿米巴病、胸导管破裂等。

恶性胸腔积液是恶性肿瘤的常见并发症，是恶性肿瘤胸腔转移或原发性胸腔恶性肿瘤所致，是晚期癌症患者的一种临床表现，症状较重，常伴胸闷、呼吸急促、咳嗽、气短乏力、咳吐清稀痰涎，持续胸痛或低热、消瘦等，治疗不及时或处理不当，易致病情迅速恶化而死亡，而临床疗效欠佳，往往不易控制或短期内易复发。几乎所有的恶性肿瘤都可以引起胸水，最常见的是肺癌、乳腺癌、卵巢癌、淋巴瘤、胸膜间皮瘤等。

中医认为，恶性胸水可归属为“悬饮”范畴。其病机为秽毒之气滞于体内，损伤脏腑；或正气虚弱，脏腑功能失调，致气血津液运行不利；或情志所伤，气机不利，气血痰浊壅滞，均可导致痰浊瘀毒聚结，发生癌瘤。邪留胸胁，阻滞三焦，水饮积结，发为胸水。其病位、病征均符合“悬饮”，但又与普通外邪入侵、阻于三焦所致饮停胸胁的悬饮有所不同，故可称为“恶性悬饮”。

【中医外治方法】

1. 药物外敷疗法

生大黄、白芷、枳实、山豆根、石打穿研细粉作基质，取石菖蒲、甘遂、大戟、芫花、薄荷等为主药煎浓汁作为溶剂，两者混合调匀成膏，做成饼状，外敷肺俞、膏肓俞、胸水病变部位，每日 1 次，每次敷 2~4 小时，每敷 2 天停 1 天。

2. 针刺疗法

治法　温阳利水。

主穴　膻中、关元、中极、水道、归来、太溪、期门、章门。

操作　随症采用虚补实泻针刺治疗，治疗期间用艾条温灸针刺穴位，治疗时间为 30 分钟，每日 1 次。

3. 子午流注低频电疗法（图 11-9）

取穴　同针刺治疗。

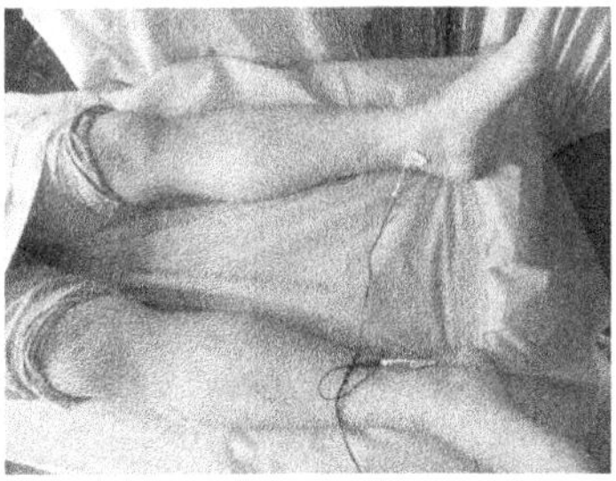

a

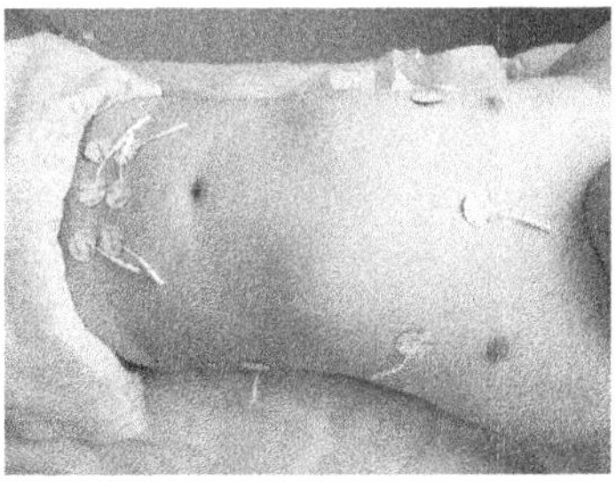

b

图 11-9　子午流注低频电疗法

（a. 太溪；b. 膻中、期门、章门、关元、中极、水道、归来）

操作　治疗时除所选取穴位外，增加子午流注所开穴的穴位，将电极片贴敷于穴位上，逐渐调整强度大小至患者能适应的最大强度，治疗时间为 30 分钟，每日 1 次。

第十二章　其他病症

第一节　失　眠

【疾病概述】

如今，恶性肿瘤已成为一种严重威胁人类健康的常见病、多发病，大多数患者不但身体上承受着疾病的痛苦，心理上更是悲观、绝望，背负着沉重的精神压力，长期的忧虑与紧张往往会干扰患者的睡眠，影响患者的情绪，导致患者发生失眠。

失眠的主要症状为 REM（快速眼球运动：在这个阶段，大脑神经元的活动与清醒的时候相同，多数人在醒来后能够回忆栩栩如生的梦）睡眠的潜伏期缩短（正常为 90 分钟，而失眠患者的首次 REM 则在睡眠出现后 50 分钟以内），早醒及深睡眠减少，同时患者表现为心烦、入睡困难、多梦、精神不振或精神异常等。长期的失眠会使患者的身心得不到充分的休息，尤其是恶性肿瘤患者，癌痛明显，机体免疫力低下，不能用足够的精力对抗肿瘤，这对于疾病的转归和预后都有着极大的影响。

中医认为，失眠属于“不寐”“不寝”“不得卧”“目不瞑”等范畴，多因思虑劳倦，心脾血亏，心神失养，或阴虚火旺，心肾不交，或情志抑郁，肝火上扰，神志不宁，或饮食不节胃腑不和，痰热扰心所致。长期失眠还可导致七情失控，五脏气血失调，从而出现躯体症状。中医的治疗原则为从根本上调节全身各脏腑的功能，养心补血，益气安神，疏肝解郁，调和阴阳。

【中医外治方法】

1. 经穴推拿疗法（图 12-1）

推拿具有开穴位、调阴阳、缓和神经紧张、镇静安神的作用。

操作　患者取仰卧位，双手自然放于身体两侧，闭目，全身放松，必要时可播放轻音乐如高山流水、二泉映月等。

①抹：从印堂抹至上星（前发际上一寸），从印堂抹至头维（头围上 0.5 寸），从印堂抹至眉头至眉尾（攒竹至丝竹空），每个步骤重复 36 次；②梳理太阳经（10~12 次）；③叩印堂 36 次；④点百会、四神聪（各 36 次）；⑤揉太阳（顺时针 10 次，逆时针 10 次）；⑥叩印堂至左太阳，叩印堂至右太阳穴，叩印堂至额顶（各 5~10 次）；⑦按风池（5~10 次，朝鼻尖方向）；⑧按揉涌泉，同时双手揉搓脚心、手心。

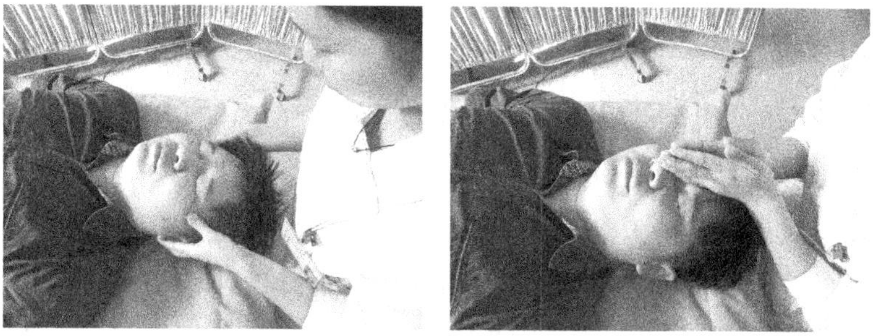

a　　b

图 12-1　经穴推拿疗法

2. 中药熏洗疗法

大量研究表明，睡前用热水浴足对于睡眠有很好的促进作用，并能适当缓解紧张的情绪。对于肿瘤患者通过中药足浴更能疏通气血，促进局部血液循环，进而濡养全身脏腑，解除疲劳。

常用中药为藏红花、姜黄、桂枝、黄芪、当归、制附子、血竭、桑枝、白芍、酸枣仁等。

中药水温以温热不烫为宜，一般为 38~40 ℃，最好不要超过 42 ℃。嘱患者在浴足过程中注意保暖，一般时间为 20~30 分钟，不可浸泡过久，以免引起头晕、心悸。

3. 耳穴贴压疗法（图 12-2）

取穴 心、神门、肾、脾、肝、脑、交感、皮质下。

操作 嘱患者每日按压 5～6 次，每次每穴按压 150～200 次，在睡前和夜间醒后按压更为重要。

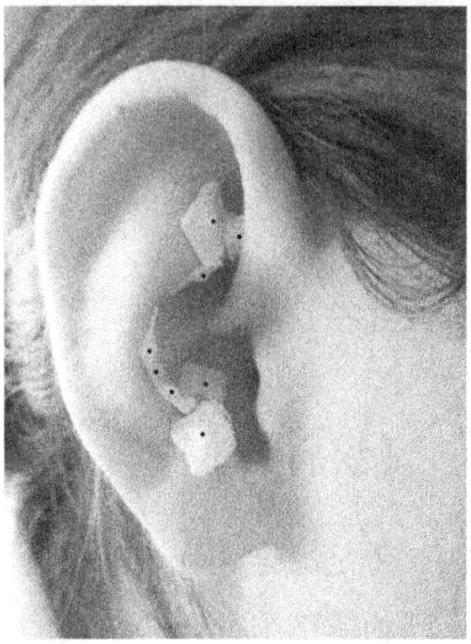

图 12-2 耳穴贴压疗法

（心、神门、肾、肝、脾、脑、交感、皮质下）

4. 针刺疗法

治法 取穴以督脉及手少阴经穴为主。

主穴 百会、神门、印堂、三阴交、照海、安眠、太冲、合谷、内关。

配穴 ①肝火扰心型：行间、侠溪；②肝气郁结型：期门；③心脾两虚型：心俞、脾俞、足三里；④心肾不交型：心俞、肾俞、太溪；⑤心神失养型：通里、心俞；⑥痰气郁结型：丰隆。

5. 子午流注低频电疗法（图 12-3）

取穴 同针刺治疗，另外增加施治时辰所开的穴位。

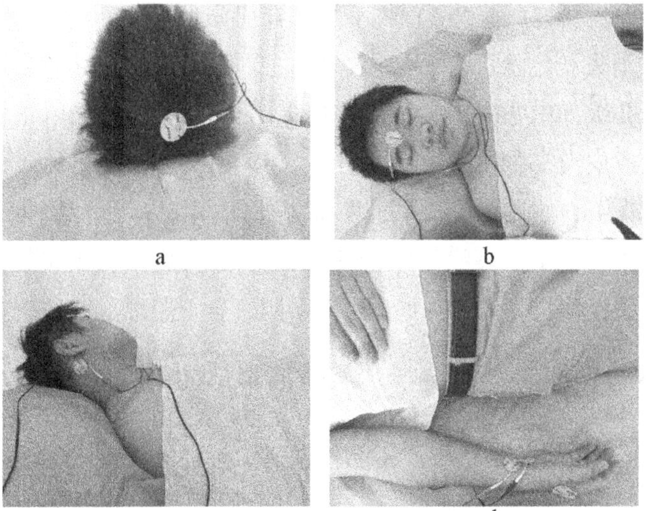

a b c d

图 12-3 子午流注低频电疗法

（a. 百会；b. 印堂；c. 安眠；d. 合谷、神门、内关）

操作　将电极片贴敷于所取穴位上，调整强度及频率，以患者能适应的最大强度为标准，随着患者的耐受力提高，每5分钟调整强度及频率一次，治疗时长为30分钟，每日1次，7~10次为1个疗程。

第二节　手足综合征

【疾病概述】

手足综合征（hand-foot syndroms，HFS）是肿瘤患者在接受化疗过程中由于药物的细胞毒性所引起的以掌跖部感觉丧失性红斑为主的一种皮肤综合征。其发病机制还不十分清楚，有学者认为手足综合征是一种炎性反应，可能与环氧化酶-2（COX-2）的过表达有关。临床应用中容易引起手足综合征的药物有5-FU、卡培他滨、阿霉素、阿糖胞苷、多西他赛、表柔比星、环磷腺苷等。手足综合征最初表现为手掌和脚掌皮肤发红、肿胀，感觉迟钝和刺痛，严重者出现烧灼样疼痛，进一步发展为水疱和皮肤脱屑。其病症若不及时处理，会出现极度疼痛、虚弱等情况。

美国国家癌症研究所（NCI）将手足综合征分为4级：Ⅰ级，皮肤改变或皮炎（如指纹消失、色素沉着、红斑、皮肤麻木、感觉迟钝、感觉异常等），不伴有疼痛；Ⅱ级，皮肤改变或皮炎同Ⅰ级，伴有疼痛但不影响正常生活；Ⅲ级，皮肤改变或皮炎（如皮肤湿性脱屑、溃疡、水疱），疼痛加重，同时还影响正常生活；Ⅳ级，脱皮、脱指甲，疼痛剧烈。

中医认为本病属于“萎症”“血痹”的范畴，其病因与化疗药物引起的周围神经损伤有关；病机为气血亏虚、经络痹阻、营卫阻滞、肌肤失养。

【辨证分型】

（1）血热受风、热毒痈滞型：肢体微肿，麻木不仁，下肢为重，舌红、苔黄腻，脉滑数。

（2）气血亏虚、血寒瘀滞型：患者面浮不华，神疲乏力，苔薄白，脉细弱。

【中医外治方法】

1. 中药熏洗疗法

我们在临床实践中发现，手足综合征的病位主要在手足四肢等处，在用药1~2周期后患者会出现手足麻木，皮肤干燥，在遇冷水、冷风后症状加重。中药熏洗利用热力和药力的协同作用，能有效缓解化疗后的手足反应，改善手足麻木、冷痛的症状。

处方　桂枝30克，苍耳子30克，藏红花15克，络石藤30克，防风10克，蝉蜕6克等，每日1剂。有化脓感染者加黄柏20克、天南星20克、黄连20克。

操作　将上述中药用水煎40分钟后进行足浴，最好能泡到小腿，温度以38~41 ℃为宜，一般不超过42 ℃，一次30分钟，可早晚各1次，7天为1个疗程。

注意事项　足浴应避免选择在餐前或餐后30分钟内进行；在泡洗过程中应经常询问患者有无不适，水温是否适宜，注意让患者保暖；观察患者皮肤情况，告知患者不可浸泡时间过长，以防止因血容量增加而出现头晕、目眩等，如有不适症状应立即停止足浴，协助患者平卧休息至症状缓解。

2. 针刺疗法（图12-4）

治法　活血通络，通痹止痛。

主穴　曲池、手三里、合谷、外关、阿是穴、髀关、伏兔、阳陵泉、足三里、三阴交、腰夹脊。

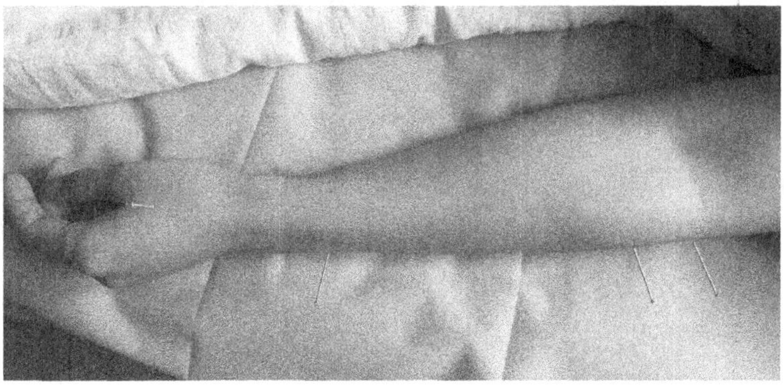

图12-4　针刺疗法

（合谷、外关、手三里、曲池）

配穴　①热毒痈滞者：阴陵泉、大椎；②气血亏虚者：血海。

操作　患者取舒适卧位，常规消毒后按上述穴位针刺治疗，治疗中注意患者保暖，留针 10~20 分钟，也可根据患者情况适当延长留针时间。

3. 子午流注低频电疗法(图 12-5)

取穴　同针刺治疗，另外增加施治时辰所开的穴位。

操作　将电极片贴敷于所取穴位上，调整强度及频率，以患者能适应的最大强度为标准，随着患者的耐受力提高，每 5 分钟调整强度及频率一次，治疗时长为 30 分钟，每日 1 次，7~10 次为 1 个疗程。

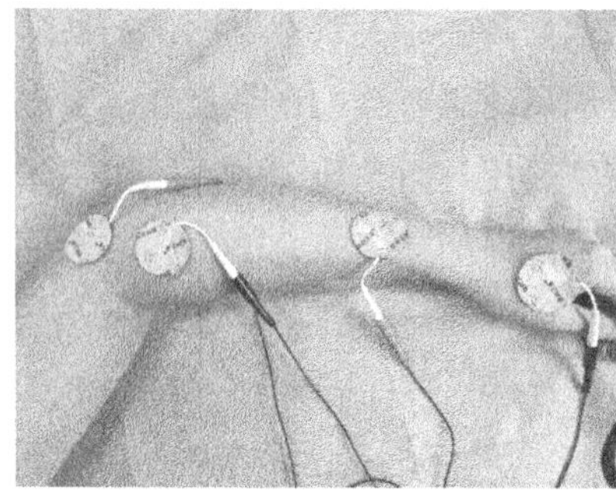

图 12-5　子午流注低频电疗法
（曲池、手三里、外关、合谷）

4. 经穴推拿疗法（图 12-6）

按照足太阳膀胱经、手少阳三焦经在肢体的分布位置，用手指推拿，以每次 10 分钟为宜。手法由轻到重，再由重到轻。推拿过程中注意询问患者，力度以患者能忍受为宜。

患者也可自行揉搓肢体麻木、疼痛的部位，配合按摩涌泉、三阴交、合谷、劳宫等穴位，一次按揉5~10分钟。

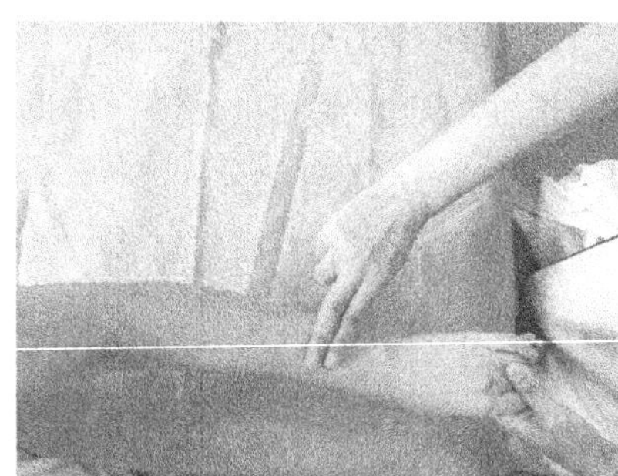

图 12-6　经穴推拿疗法

5. 中药蒸汽浴疗法

处方　红花、桂枝、黄芪、络石藤、防风、蝉蜕等。

操作　将中药装入药袋中，提前 30 分钟将中药袋用温水浸泡，浸泡后将其放入熏蒸机贮药罐中，设置好熏蒸温度（32~35 ℃）、时间（一般以 15~25 分钟为宜），预热机身。协助患者暴露躯体，坐或者躺于熏蒸床上。熏蒸过程中注意观察患者情况，询问有无不适。

第三节　化疗药物外渗

【疾病概述】

化疗药物外渗（图 12-7）是指肿瘤患者在输注化疗药物过程中，由于各种原因导致药物未进入血液循环，而是渗出到血管外进入皮下组织中，从而造成局部组织肿胀甚至坏死的一种病症。化疗药物有极强的刺激性和腐蚀性，一旦发生外渗可引起局部皮肤及软组织非特异性炎症。化疗药物外渗分为局部组织炎性反应期、静脉炎性反应期、组织坏死期。一般表现为轻度红斑、局部组织疼痛肿胀、局部组织坏死形成硬结，严重者溃疡可深及肌腱及关节，且病灶不断扩大，甚至经久不愈、反复发作，最终可导致运动功能障碍。

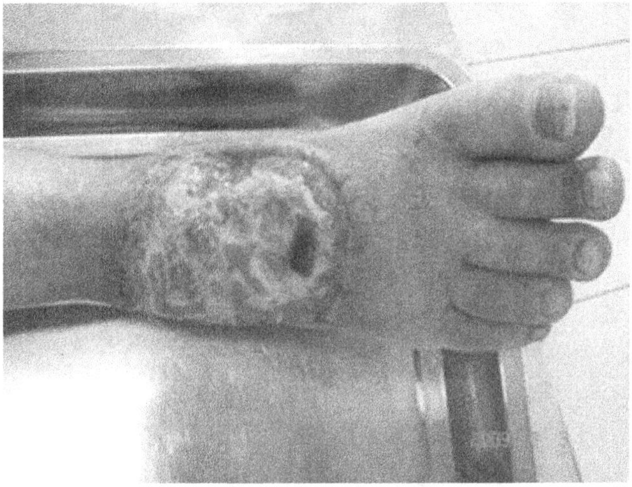

图 12-7　化疗药物外渗导致组织坏死

化疗药物外渗引起的组织损伤因药而异。根据损伤程度的不同将化疗药物分为发疱性药物和非发疱性药物。常用的发疱性药物包括长春瑞滨、丝裂霉素、阿霉素、柔红霉素、表阿霉素、氮芥等，这些药物外渗可引起局部组织坏死；非发疱性药物包括环磷酰胺、5-氟脲嘧啶、氨甲蝶呤、顺铂等，这些药物外渗可引起局部组织发生炎症反应或静脉疼痛，但很少产生急性反应或组织坏死。

中医认为化疗药物属热毒之邪，化疗药物外渗系局部脉络损伤，血瘀滞阻，血行不畅，不通则痛，津液输布受阻而肿胀，血溢肌肤则发红，瘀血内蕴而发热。其发病机制在于热毒郁结，经络阻滞，气滞血瘀。

【中医外治方法】

1. 如意金黄膏外敷疗法

中医认为，化疗药物外渗当清热解毒、消肿止痛、活血化瘀。金黄散（药物组成：大黄、姜黄、白芷、天花粉、黄芩、天南星、黄柏、陈皮、甘草等）具有清热、解毒、散瘀、化结、消肿等功效，用于疮疡阳证。

操作　将上述药物碾磨成粉，按比例配好，加蜂蜜适量调和成糊状，常规清洁消毒患处，取适量药膏均匀涂抹于外渗部位的皮肤，面积要大于肿胀部位0.5厘米，上用无菌纱布覆盖（图12-8）。每日3~5次，直至局部皮肤颜色正常，若为发疱剂，应大于7日。

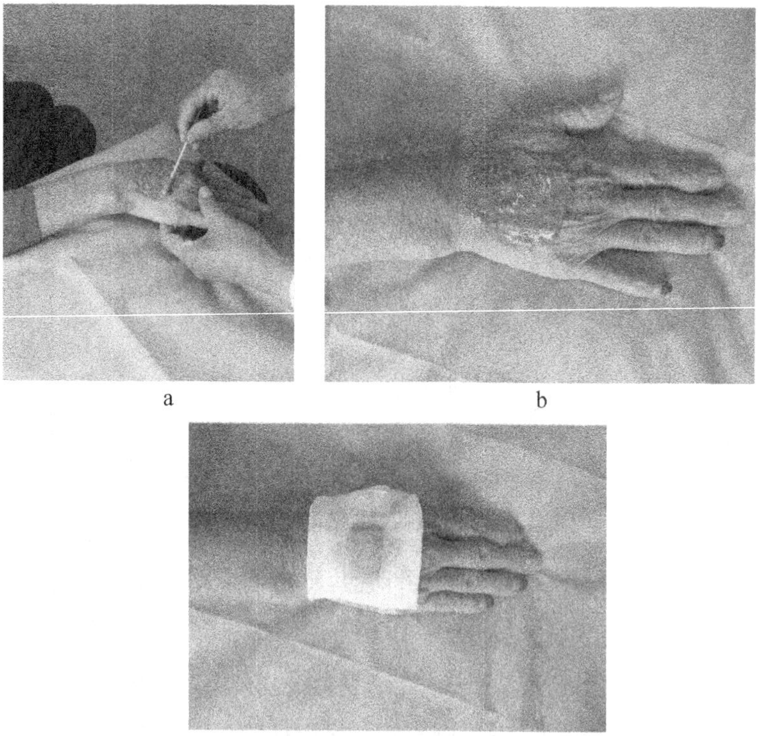

a　b　c

图12-8　如意金黄膏外敷疗法

2. 土豆片贴敷疗法（图 12-9）

土豆内含大量的淀粉，具有高渗作用，能有效缓解外渗部位的肿胀；同时土豆含有的胆甾烷衍生物茄碱及龙葵碱也具有兴奋平滑肌和加快血液流通的作用，能较快地活血化瘀，消肿止痛。因此，在治疗期间也可将洗干净的土豆去皮切成薄片贴敷于肿胀、疼痛部位，可起到较好的辅助治疗作用，每日可贴敷 4~5 次。

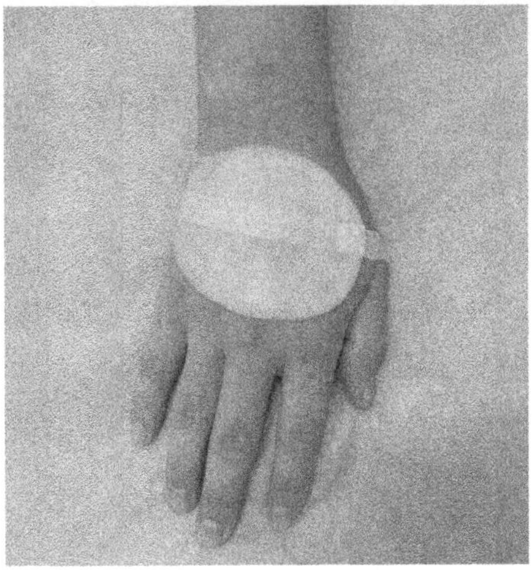

图 12-9 土豆片外敷疗法

3. 局部注射疗法

发现化疗药物外渗，应立即停止继续给药，在不拔出针头的情况下，用注射器尽量抽吸出化疗药物，并在渗出部位周围用地塞米松 5 毫克加 2%利多卡因 5 毫升做局部注射，以减轻患者疼痛、消炎、消肿。

操作 抽取上述药液，在外渗边缘周围进针，抽吸无回血将药物缓慢注入，如果外渗部位在手背，取穴当谨慎，药量可适当减少，并冷敷 12~24 小时，注意防止冻伤。

4. 三黄汤外敷疗法

三黄汤药物组成为黄芩、黄连、黄柏各 15 克，具有清热利水、凉血止血、活血化瘀、消肿止痛之功效。黄连、黄柏、黄芩三者的有效成分为小檗碱，具有广谱抗菌的作用。

操作 将上述药物煎煮后，汤药自然冷却，用小毛巾或纱布蘸取适量敷于外渗部位，保持湿润但以不滴水为宜，每次 30 分钟，每日 3~4 次，严重者可随时外敷。

5. 艾盒灸治疗

化疗药物外渗初期只能冷敷，不能热敷和用本疗法，但形成溃疡，局部分泌物多，伴有细菌感染者，可以用艾盒灸，每日 2 次，每次 30 分钟，直至溃疡面结痂愈合。

第四节　放射性皮炎

【疾病概述】

放射性皮炎（radiodertitis）是指由于各种放射线照射所致的一种皮肤炎症性损害。放射性皮炎一般出现在癌症患者进行放疗的过程中或放疗结束后。放射肿瘤协作组（RTOG）将急性放射性皮炎分为4度。Ⅰ度：皮肤出现红斑、色素沉着。Ⅱ度：皮肤发生干性脱皮。Ⅲ度：皮肤发生湿性皮炎，出现水泡，继之发生糜烂、渗液、表皮脱落。Ⅳ度：皮肤溃疡，出血，坏死。Ⅱ度以上为湿性反应，需要采取相应治疗措施，干性反应一般无需特殊治疗。

外来伤害、感受特殊之毒为放射性皮炎的基本病因，其所引起的放射性皮肤损伤以“热毒”“火毒”最为多见，有的在初起阶段并不都具有热毒、火毒的红热现象，在不控制的情况下病至中期才显现。这类疮疡一般都具有阳证疮疡的特点，因为疮疡发生之后，其病理过程是不断发展和变化的，而疮疡的最终表现大多为热毒、火毒之象。

【辨证分型】

1. 阴虚内热型　放射线为热邪，长期连续的放射治疗可致阴液亏虚，内不能濡养五脏六腑，外不能濡养皮肤腠理，故可见肌肤脱屑、瘙痒等症。

2. 热毒互结型　随着放射剂量的不断增加，火热之邪循经入里，侵犯脏腑经络致络脉不通、瘀血内阻，加之火热内盛、热毒互结于内，可见皮肤红斑肿痛，疼痛难耐，甚至肌肤破溃、流脓等症。

3. 气阴两虚型　放疗日久，热毒之邪耗气伤精，致阴精亏虚、气血不足，加之热邪犯里，损伤脾胃功能，使气血生化之源受损，气血生化不足，故见肌肤粗糙、色素沉着，溃疡缠绵难愈等症。

【中医外治方法】

1. 复方芦荟汁外敷疗法

操作　将鲜芦荟去皮取肉制成泥状，加入冰片、滑石粉和维生素 B_{12} 针剂调成糊状，于放疗结束后外涂于放射野皮肤，涂抹均匀后暴露局部 1 小时左右，每日 2 次，皮炎严重者可根据需要每日多次使用。

2. 三黄皮炎膏外敷疗法

三黄皮炎膏由黄芩、黄连、黄柏、丹参、紫草、三七、冰片等中草药制成，具有清热燥湿、凉血解毒、止血活血的功效。

操作　将三黄皮炎膏涂抹于放射区皮肤，涂抹均匀后暴露局部 1 小时左右，每日 2 次，也可根据需要每日多次涂抹患处。

3. 复方紫草油外敷疗法

复方紫草油主要成分为紫草、黄芩、黄柏、生地榆、冰片、白芷、忍冬藤等。上述药物具有止血凉血、活血化瘀、去腐生肌的功效，能够改变周围组织血流，促进组织修复，同时也能减少瘢痕形成。

操作　将上述中药研磨成粉，用芝麻油浸泡 1 周后用纱布过滤，与捣碎的冰片同放于灭菌容器内搅匀后，每日 2 次，也可根据需要每日多次涂抹患处。

第五节　癌性溃烂

【疾病概述】

癌性溃烂是指恶性肿瘤生长浸润上皮组织和周围血管、淋巴结，导致局部组织缺血缺氧进而坏死，从而形成皮肤溃烂（图 12-10）。

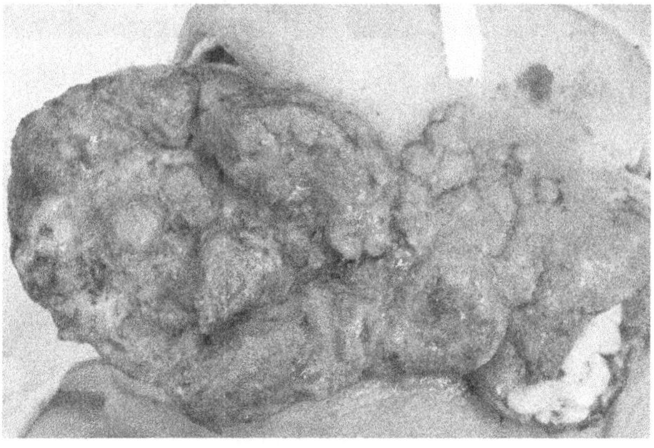

图 12-10　癌性溃烂

癌性溃烂的发生率为 5%～10%，肿瘤患者发生癌性溃烂的原因如下：①手术或检查中肿瘤细胞播散至真皮层导致的机械性种植；②原发性皮肤癌或恶性肿瘤转移至皮肤；③慢性溃疡或瘢痕也有可能发生癌变。

癌性溃烂的特点如下：①溃烂难以愈合；②大量的渗出液；③癌细胞浸润大血管时易出现致命性出血；④溃烂处易发生感染；⑤由于组织坏死和感染，癌性溃烂处会出现恶臭；⑥易向周围组织浸润扩散。

【中医外治方法】

1. 药物外敷疗法

（1）如患处红肿，可用芦荟胶涂抹，每日 3~5 次。

（2）如皮肤溃破，可将冰片、麝香、雄黄研末以芦荟胶调制，外敷溃烂处，每日外敷 2~3 次，若渗出液过多可用泡沫敷料包扎患处。

2. 艾盒灸疗法（图 12-11）

如皮肤溃烂且合并有绿脓杆菌或金黄色葡萄球菌感染时可用艾盒灸施灸患处，每日 2 次，每次灸 30 分钟。

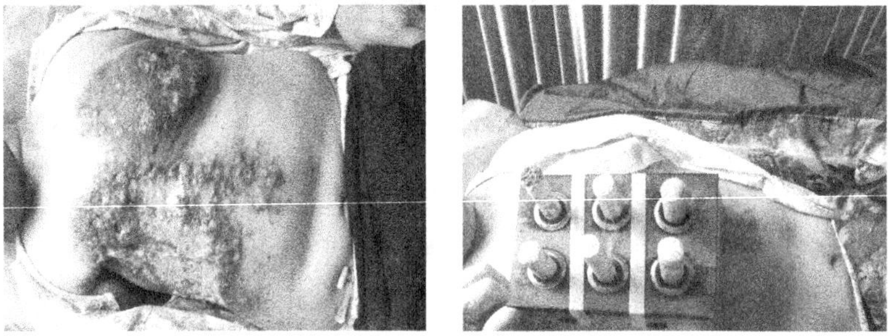

a　　　　　　b

图 12-11　乳癌浸润艾盒灸疗法

第十三章　中医外治基本操作技术

第一节　艾条灸疗法

一、评估

（1）核对医嘱，评估患者体质及艾灸处皮肤情况。

（2）了解患者临床表现、既往史、当前症状、发病部位及相关因素。

（3）了解患者年龄、文化层次、当前心理状况及对疾病的认识。

二、物品准备

治疗盘、艾条、打火机、酒精灯、弯盘、纱布、屏风、治疗碗（盛有少量水）、剪刀、必要时备浴巾等。

三、操作流程

（1）衣帽整齐，洗手，戴口罩。

（2）备齐用物携至床旁，做好解释，核对患者床号、姓名、住院号、腕带等。

（3）帮助患者取舒适合理的体位，暴露施灸部位，注意保暖和保护患者隐私。

（4）点燃艾条，进行施灸。

（5）根据病情或医嘱，实施相应的灸法。

1）温和灸：将点燃的艾条对准施灸部位，距离皮肤 2~3 厘米，以使患者局部有温热感为宜，每处灸 10~15 分钟，至局部皮肤红晕为度。

2）雀啄灸：将点燃的艾条对准施灸部位一上一下进行施灸，反复熏灸，一般每穴灸 5~10 分钟，至皮肤红晕为度。

3）回旋灸：将点燃的艾条悬于施灸部位上方约 3 厘米处反复旋转移动施灸，每处灸 10~15 分钟，至皮肤红晕为度。

（6）施灸过程中随时询问患者有无不适及灼痛感，及时调整距离，防止烧伤。观察患者病情变化及有无体位变动引起的不适。了解患者生理、心理变化。

（7）施灸中及时将艾灰弹入弯盘，防止灼伤皮肤及烧坏衣物。

（8）施灸结束，再次查对。立即将艾条插入小口瓶，熄灭艾火。

（9）观察患者皮肤情况，如有艾灰，用纱布清洁，协助患者穿衣，取舒适卧位，酌情开窗通风，整理用物，洗手。

（10）详细记录治疗后的客观情况、施灸部位、皮肤情况、患者感觉及目标达到程度，并签全名。

艾条灸疗法见图 13-1。

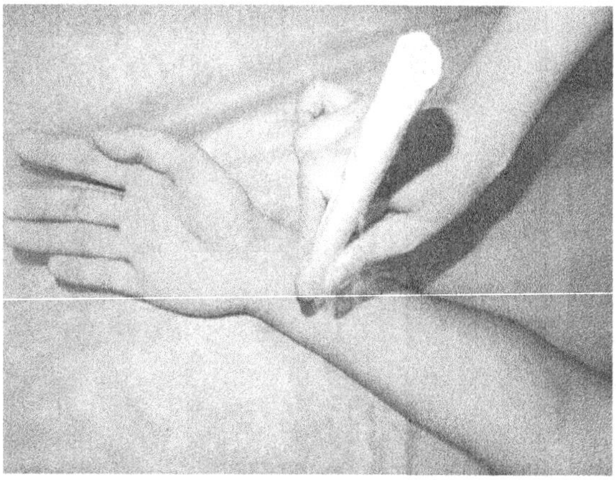

图 13-1　艾条灸疗法

（内关）

四、注意事项

（1）颜面部、大血管处不宜施灸；空腹或餐后 1 小时左右不宜施灸；有出血倾向者不宜施灸；凡是实热证、阴虚发热者不宜施灸。

（2）一般情况下，施灸顺序自上而下，先灸头顶、胸背，后灸腹部、四肢。

（3）防止艾灰脱落烧伤皮肤或衣物。

（4）注意皮肤情况，对糖尿病、肢体感觉障碍的患者，需谨慎控制施灸强度，防止烧伤。

（5）施灸后，局部皮肤发红可涂抹芦荟胶；出现小水疱，无需处理，可自行吸收；如水疱较大，用无菌注射器抽出泡液，并以无菌纱布覆盖。

（6）取下的艾灰应放入盛水的容器内，并确认彻底灭掉死火，以免发生火灾。

第二节　艾炷灸疗法

一、评估

（1）核对医嘱，评估患者体质及艾灸处皮肤情况。

（2）了解患者临床表现、既往史、当前症状、发病部位及相关因素。

（3）了解患者对艾炷灸的了解及配合程度、当前心理状况及对疾病治疗的信心。

二、物品准备

有排烟设备的艾灸房、治疗盘、艾炷、打火机、镊子、纱布、弯盘（盛少量水）、屏风、盛有水的盆，必要时备浴巾等。间接灸时，备姜片或附子饼等。

三、操作流程

（1）衣帽整齐，洗手，戴口罩。

（2）备齐用物携至床旁，做好解释，核对患者床号、姓名、住院号、腕带、门诊患者编号、诊断等。

（3）帮助患者取舒适合理的体位，暴露施灸部位，注意保暖和保护患者隐私。

（4）定穴：遵医嘱确定艾炷施灸部位及相应的灸法，根据医嘱取鲜姜片或附子饼（事先将鲜姜切成 0.6 厘米厚的姜片，用 10 毫升注射器针头穿刺数孔；

附子饼是附子研末以黄酒调和而成，厚度为0.6~0.9厘米，中心用20毫升注射器针头穿刺数孔)，置于施灸穴位上，其上置艾炷，点燃施灸，施灸壮数按医嘱而定，一般3~7壮。当艾炷燃尽或患者感到灼痛时，则更换新炷再点燃。

（5）艾炷燃烧时，认真观察局部皮肤红晕情况，以不起疱为度，防止艾灰脱落，以免灼伤皮肤或烧坏衣物等。

（6）施灸结束取下艾炷、姜片放于弯盘中，用纱布清洁局部皮肤。再次核对。

（7）协助患者整理衣着，整理床单位，取舒适位，酌情开窗通风，整理用物，洗手。

（8）详细记录治疗后的客观情况、施灸部位、皮肤情况、患者感觉及目标达到程度，并签全名。

艾炷灸疗法见图13-2。

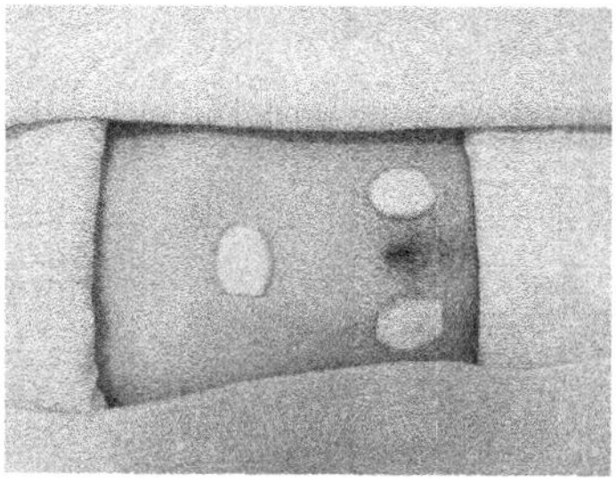

a.将扎有小孔的姜片,放置在固定的穴位上

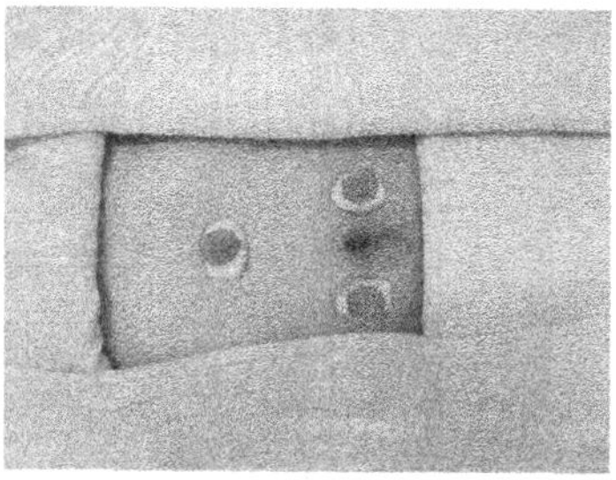

b.将艾炷置于姜片上

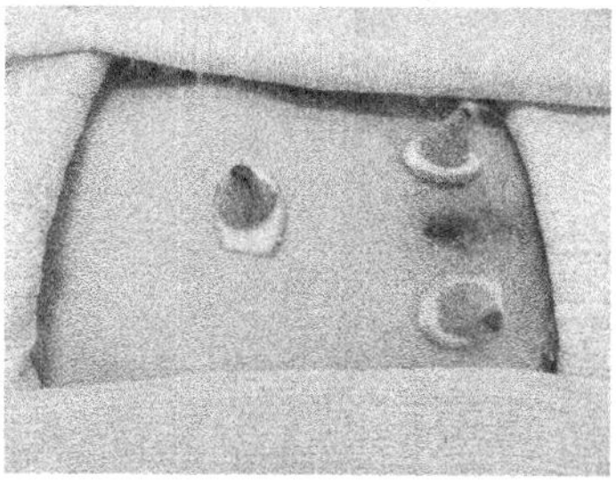

c.点燃艾炷

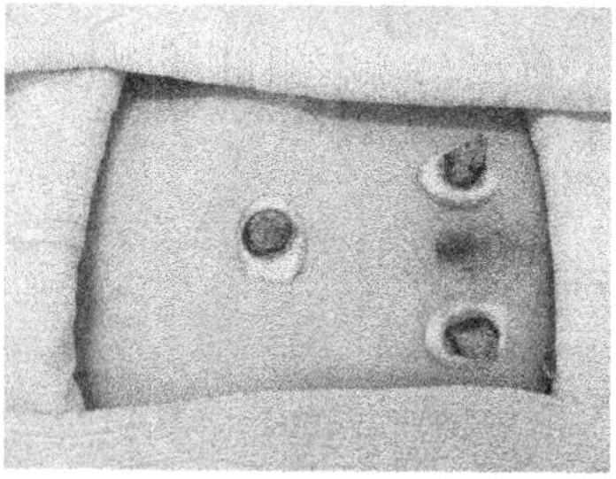

d.燃尽的艾炷

图13-2　艾炷灸疗法

四、注意事项

艾炷灸疗法注意事项同艾条灸疗法。

第三节　拔罐疗法

一、评估

（1）核对医嘱，了解患者体质及拔罐局部皮肤情况。

（2）了解患者既往史、当前主要症状、临床表现，癌肿所在的部位、辨证分型及相关因素。

（3）了解患者年龄、文化程度、对疼痛的耐受度和对热的敏感程度、心理状况等。

二、物品准备

治疗盘、合适口径的火罐（玻璃罐或陶罐等）、止血钳、95%乙醇、棉球、打火机、小口瓶，必要时备浴巾、屏风。如选用药罐需要根据辨证分型准备竹罐、药物、煮锅、电磁炉、冰水、毛巾。

三、操作流程

（1）衣帽整齐，洗手，戴口罩。

（2）备齐用物，携至床旁，核对患者床号、姓名、住院号、腕带等，做好解释。

（3）根据季节调节室温，必要时用屏风遮挡，做好解释以取得配合。帮助患者取适宜的体位，暴露拔罐的部位，注意保暖。

（4）根据情况选择不同的拔罐方法。①火罐法：使用闪火法、投火法或贴棉法将罐体吸附在选定部位上。②煮罐法：一般使用竹罐，将竹罐倒置在沸水或药液中，煮沸1~2分钟，用镊子夹住罐底，提出后用冷毛巾吸去罐口水分及过剩热量，趁热按在皮肤上半分钟左右，令其吸牢。③抽气罐法：用抽气罐置于选定部位上，抽出空气，使其产生负压而吸于体表。

（5）观察罐体吸附情况和皮肤颜色，询问有无不适感。

（6）起罐时，左手轻按罐具，向左倾斜，右手食指或拇指按住罐口右侧皮肤，使罐口与皮肤之间形成空隙，空气进入罐内，顺势将罐取下，不可硬行上提或旋转提拔。

（7）操作完毕，再次查对。协助患者整理衣着，取舒适体位，整理床单位，告知患者拔罐后的注意事项，整理用物，洗手。

（8）记录：详细记录拔罐后的客观情况，并签全名。

拔罐疗法见图 13-3。

✻常用拔罐手法

（1）留罐：又称坐罐，即火罐吸拔在应拔部位后留置于施术部位 10～15 分钟，然后将罐起下。

（2）走罐：又称推罐，先在罐口或吸拔部位上涂一层润滑剂，将罐吸拔于皮肤上，再以手握住罐底，稍倾斜罐体，向前后推拉，或做环形旋转运动，如此反复数次，以皮肤潮红、深红或起痧点为止。

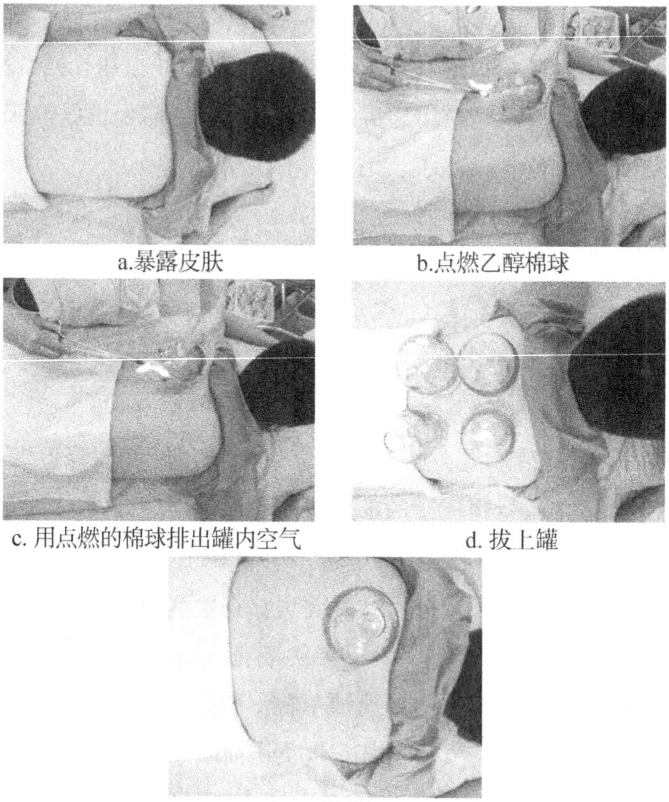

a.暴露皮肤　b.点燃乙醇棉球

c. 用点燃的棉球排出罐内空气　d. 拔上罐

e. 起罐

图 13-3　拔罐疗法

（3）闪罐：以闪火法或抽气法使罐吸附于皮肤后，又立即取下，如此反复操作，以皮肤潮红、充血或瘀血为度。

（4）针罐：将针刺与拔罐相结合应用的一种方法。即先针刺，待得气后留针，再以针为中心点将火罐拔上，留置10~15分钟，然后起罐起针。

四、注意事项

（1）拔罐时患者应取合适体位，选择肌肉较厚的部位，骨骼凹凸不平和毛发较多处不宜拔罐。

（2）操作前检查罐口周围是否光滑，有无裂痕，以防造成皮肤损伤。

（3）拔罐时动作要稳、准、快，起罐时勿强拉，棉球蘸取乙醇不可过多，以免乙醇滴落燃烧，造成烫伤。

（4）使用过的火罐，均应消毒后备用。

（5）起罐后，如局部出现小水疱，用芦荟胶涂抹，3~5天可自行吸收，如水疱较大，消毒局部皮肤后，用注射器吸出液体，覆盖无菌纱布，并每天更换。

第四节　督脉灸疗法

一、评估

（1）了解患者的临床表现、既往史、当前症状、发病部位及相关因素。

（2）评估患者的年龄、文化层次、当前心理状况及对疾病治疗的信心。

二、物品准备

治疗盘、艾绒、打火机、凡士林、镊子、弯盘、纱布、压舌板、温热生姜末5~6斤、15厘米×70厘米桑皮纸1张、治疗巾。根据辨证备督脉灸中药粉，冬季备浴巾。

三、操作流程

（1）衣帽整齐，洗手，戴口罩。

（2）核对患者床号、姓名、住院号、腕带等，做好解释，将患者带进有排烟设备的艾灸房。

（3）协助患者俯卧，倒穿开襟衣，暴露背部，注意保暖和保护患者隐私。

（4）定穴：大椎至腰俞。

（5）施灸：在施灸部位均匀撒上少量督灸粉，其上铺桑皮纸，铺姜末于桑皮纸上（做成上窄下宽，边缘高、中间低的形状，中间厚度大约 2 厘米），放鸡蛋大小的艾绒球，放置后点燃艾绒球。

（6）观察：患者有无不适。

（7）灸毕：取走姜末，清洁皮肤，再次核对。

（8）整理：协助患者整理衣着，安排舒适体位，酌情开窗通风，整理用物，洗手。

（9）记录：详细记录治疗后的客观情况并签名。

督脉灸疗法见图 13-4。

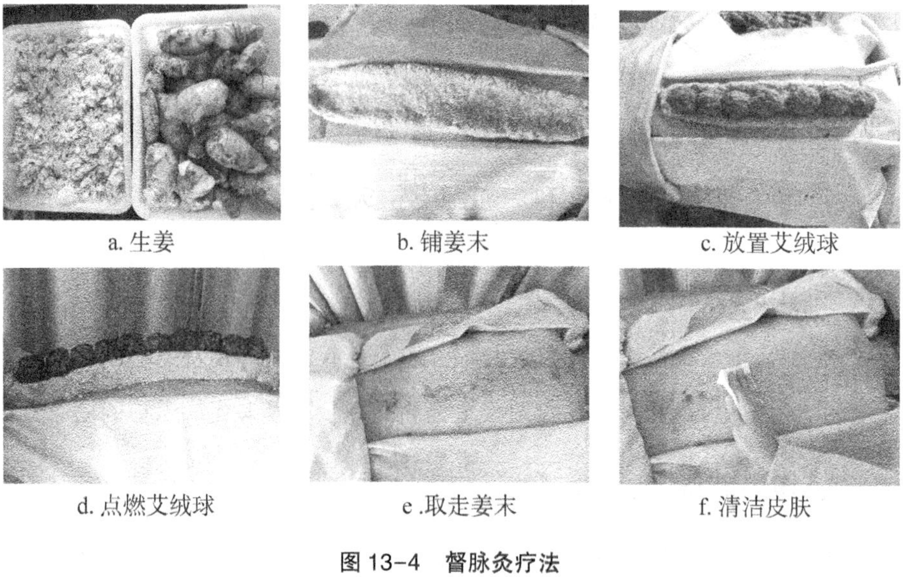

a. 生姜　b. 铺姜末　c. 放置艾绒球

d. 点燃艾绒球　e .取走姜末　f. 清洁皮肤

图 13-4　督脉灸疗法

四、注意事项

（1）患者空腹或餐后 1 小时左右不宜施灸；有出血倾向者不宜施灸；凡是实热证、阴虚发热者不宜施灸；不能俯卧、严重咳嗽者不宜施灸。

（2）一般情况下，施灸顺序自上而下，从大椎至腰俞施灸。

（3）防止艾灰脱落烧伤皮肤或衣物。

（4）注意皮肤情况，对糖尿病、肢体感觉障碍的患者，需谨慎控制施灸强度，防止烧伤。

（5）施灸后，局部出现小水疱，无需处理，可自行吸收；如水疱较大，用无菌注射器抽出疱液，并以无菌纱布覆盖。

（6）燃烧过的艾绒应放入盛水的治疗碗内，以免发生火灾。

（7）施灸完毕给患者饮用适量的温开水。

第五节　艾盒灸疗法

一、评估

（1）核对医嘱，评估患者体质及艾灸处皮肤情况。

（2）了解患者临床表现、既往史、当前症状、发病部位及相关因素。

（3）了解患者年龄、文化层次、当前心理状况及对疾病治疗的信心。

二、物品准备

治疗盘、艾条、艾灸盒、打火机、酒精灯、弯盘、纱布、屏风、治疗碗（盛有少量水）、剪刀，必要时备浴巾等。

三、操作流程

（1）衣帽整齐，洗手，戴口罩。

（2）备齐用物，携至床旁，做好解释，核对患者床号、姓名、住院号、腕带等。

（3）帮助患者取舒适合理的体位，暴露施灸部位，注意保暖和保护患者隐私。

（4）定穴：根据医嘱，选择合适的艾灸盒，点燃艾条，放入艾灸盒中，对准施灸部位，进行施灸。

（5）艾条燃烧时，使患者局部有温热感为宜，时间 20~30 分钟，至局部皮肤红晕为度。

（6）施灸过程中随时询问患者有无不适及灼痛感，防止烧伤。观察患者病情变化及有无体位变动引起的不适。了解患者生理、心理变化。

（7）施灸结束，再次查对。立即将艾条插入小口瓶，熄灭艾火。

（8）观察患者皮肤情况，如有艾灰，用纱布清洁，协助患者穿衣，取舒适卧位，整理用物，洗手。

（9）详细记录治疗后的客观情况、施灸部位、皮肤情况、患者感觉及目标达到程度，并签全名。

四、注意事项

（1）颜面部、大血管处不宜施灸；空腹或餐后 1 小时左右不宜施灸；有出血倾向者不宜施灸；凡是实热证、阴虚发热者不宜施灸。

（2）防止艾灰脱落烧伤皮肤或衣物。

（3）注意皮肤情况，对糖尿病、肢体感觉障碍的患者，需谨慎控制施灸强度，也可用薄姜片置于施灸的皮肤上，防止烧伤。

（4）施灸后，出现小水疱，无需处理，可自行吸收；如水疱较大，用无菌注射器抽出疱液，并以无菌纱布覆盖。

（5）取下的艾灰应放入盛水的容器内，并确认彻底灭掉死火，以免发生火灾。

第六节　耳针或耳穴贴压疗法

一、评估

（1）核对医嘱。了解患者既往史，当前主要临床表现、癌肿部位、耳针取穴部位的皮肤情况，有无对胶布过敏情况。

（2）了解患者年龄、文化程度、对疼痛的耐受程度。

（3）了解患者睡眠、二便情况，以及心理状况、有无焦虑抑郁等不良情绪。

二、物品准备

治疗盘、一次性毫针或粘有王不留行的胶布、皮肤消毒液、棉签、75%乙醇棉球或纱布、镊子、探棒、弯盘。

三、操作程序

（1）衣帽整齐，洗手，戴口罩。

（2）备齐用物，携至床旁，核对患者床号、姓名、住院号、腕带等，做好解释，取得患者的配合并取舒适体位。

（3）探查耳穴敏感点。①观察法：按疾病的部位，在耳郭上相应部位寻找充血、变色、丘疹、脱屑、凹陷处，即是该穴。②按压法：一手持住患者耳轮后上方，暴露疾病在耳郭的相应部位，另一手用探棒（或毫针柄、火柴梗等）轻巧缓慢、用力均匀地按压，寻找耳穴压痛点，压痛最明显处即为耳针治疗点。③点测法：应用耳穴探测仪测定到的反应点，就是针刺的部位（穴位）。

（4）实施耳针治疗者，核对穴位后，用棉签蘸取皮肤消毒液，自上而下消毒患者耳部皮肤。一手固定耳郭，另一手进针，其深度以刺入软骨，但不透对侧皮肤为度，留针时间一般为10~30分钟。在针刺中及留针期间观察患者局部皮肤，询问有无不适感。起针后用干棉签按压针孔片刻，以防出血。

（5）实施耳穴贴压者，用75%乙醇棉球或纱布自上而下消毒耳部皮肤，将粘有王不留行的胶布，用镊子夹住并贴敷于所取耳穴的部位上，并给予按压，使患者有热、麻、胀、痛感觉，即“得气”，每日按压5~6次，每次每个穴位按压120~150下。

常用按压手法：①对压法：用食指和拇指的指腹置于患者耳郭的正面和背面，相对按压，至出现热、麻、胀、痛等感觉，食指和拇指可边压边左右移动，或做圆形移动，一旦找到敏感点，则持续对压2~2.5分钟，本法属泻法，适用于实证、热证及年轻体壮者。对内脏痉挛性疼痛、躯体疼痛有较好的镇痛作用。②直压法：用指腹垂直按压耳穴，至患者产生胀痛感，持续按压2~2.5分钟，本法仍属泻法，适应证与对压法相同。③点压法：用指尖一压一松地按压耳穴，每次间隔 0.5 秒。本法以患者感到胀而略沉重刺痛为宜，用力不宜过重，具体可视患者耐受性而定，本法属补法，适用于各种虚证、久病体弱、年老体衰及耳穴敏感者。④轻柔按摩法：用指腹将压贴的王不留行压实贴紧，然后按顺时针方向轻轻按压并旋转，以患者出现酸胀、胀痛或轻微刺痛为度。此法若用力轻微属补法，有补虚的作用，适用于久病体衰、年老体弱及疼痛敏感者；若用力适中，属平补平泻法，是最常用的一种手法。

（6）操作完毕，再次查对。协助患者取舒适体位，整理床单位，告知患者注意事项，整理用物，洗手。

（7）记录耳针或耳穴贴压治疗后的客观情况，并签全名。

耳穴贴压疗法见图 13-5。

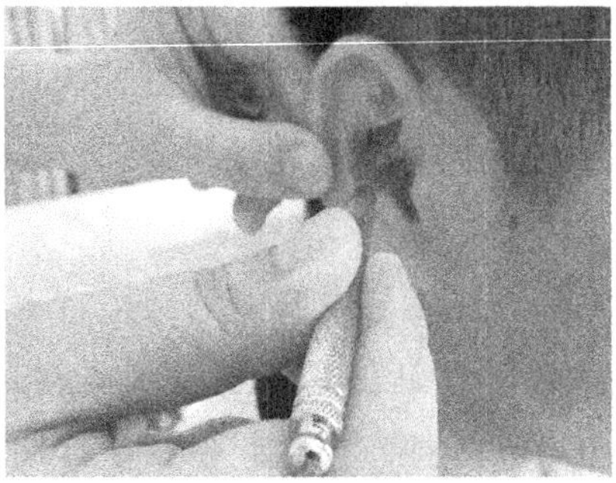

a.探查敏感点

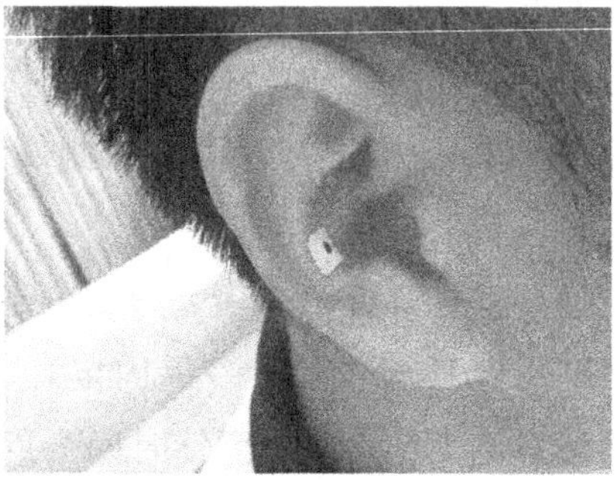

b. 将粘有王不留行的胶布贴敷于穴位上

图 13-5　耳穴贴压疗法

四、注意事项

（1）在针刺中及留针期间，患者感到局部热、麻、胀、痛或感觉循经络放射传导为“得气”，应密切观察有无晕针等不适情况。

（2）严格无菌操作，预防感染，起针后如针孔发红，应及时处理。

（3）使用耳针治疗肢体活动障碍者，嘱患者适当活动患部，并配合患部按摩、艾灸等，以提高疗效。

（4）年老体弱及高血压患者，针刺前后应适当休息，以防发生晕针，一旦发生晕针应及时处理。

第七节　刺络放血疗法

一、评估

了解患者主要病症、辨证分型、瘤肿部位、合作程度、耐受程度、心理状态、体质，以及局部有无硬结、红肿、溃疡等不宜刺络疗法的状况。

二、物品准备

治疗车、治疗盘（内放一次性三棱针）、皮肤消毒液、无菌棉签、无菌敷贴、无菌手套、弯盘、垫巾、打火机、酒精灯、镊子、95%乙醇棉球、消毒后的玻璃罐、5 毫升注射器等。

三、操作流程

（1）衣帽整齐，洗手，戴口罩。

（2）备齐用物，携至患者床旁，根据季节调节室温，必要用时屏风遮挡，做好解释以取得配合。

（3）暴露刺络部位，用左手拇、食指向针刺部位上下推按，使局部充血。常规消毒后，右手拇、食指挟持针柄，中指紧贴针体下端，裸露针尖，对准所刺部位迅速刺入 1~2 分深，随即将针迅速退出，令其自然出血，或轻轻挤压针孔周围以助瘀血排出。也可用右手持 5 毫升注射器对准所刺部位迅速刺入 1~2 分深，将针头退出，随即用火罐扣在针刺部位，利用罐内负压吸出局部瘀血，达到预计出血量后，取下火罐，用无菌纱布擦干净血迹，观察局部不出血后再贴无菌敷贴。

（4）操作过程中注意和患者沟通交流，观察患者反应，防止刺激强度过大，出现晕针、晕血。

（5）协助患者取舒适体位，整理用物，洗手，记录签名。嘱患者保持针刺部位干燥 24 小时，防止局部感染。

四、注意事项

（1）严格执行无菌技术操作原则，以免局部感染。

（2）熟悉解剖部位，切勿刺伤深部动脉、静脉血管，以及神经和淋巴管。

（3）点刺、散刺时，针刺宜浅，手法轻快，出血不宜太多，注意控制出血量。

（4）年老体弱、血小板低、血压低者应当慎用；凡有出血倾向、凝血功能障碍者或癌肿局部禁用此方法。

第八节　刮痧疗法

一、评估

（1）了解患者当前主要病症、发病部位及相关因素。

（2）评估患者体质及刮痧部位皮肤情况，以及患者当前心理状态和对此项操作技术的信任度。

二、物品准备

治疗盘、刮具（牛角板或瓷匙等）、治疗碗（盛少量清水或刮痧油），必要时备浴巾、屏风等。根据季节调节室内温度为25～27 ℃。

三、操作流程

（1）衣帽整齐，洗手、戴口罩。

（2）调节室温，关闭门窗，屏风遮挡。核对患者，协助取合理体位，暴露刮痧部位，冬季注意保暖。

（3）根据病情或医嘱，确定刮痧部位或刮痧经络。常用部位有头颈部、背部、胸部及四肢或膀胱经、督脉、脾经、胃经、三焦经等。

（4）检查刮具边缘是否光滑、有无缺损，以免划破皮肤。

（5）手持刮具，蘸水或刮痧油，在选定的部位，从上至下刮擦皮肤，要向单一方向刮，不要来回刮，用力要均匀，禁用暴力。

（6）如刮背部，应在脊椎两侧沿肋间隙呈弧形由内向外刮，每次刮 8~10 条，每条长 6~15 厘米。

（7）刮动数次后，当刮具干涩时，需及时蘸湿再刮，直至皮下呈现红色或紫红色为度，一般每一部位刮 20 次左右。

（8）刮痧过程中，随时询问患者有无不适，观察病情及局部皮肤颜色变化，及时调节手法力度。

（9）刮痧完毕，用纱布清洁局部皮肤，协助患者着衣，安置舒适卧位。整理用物，洗手，记录并签名。

四、注意事项

（1）室内忌对流风，以防风寒加重病情。

（2）操作中用力要均匀，勿损伤皮肤。

（3）刮痧过程中要注意与患者沟通交流，了解患者的感受，随时观察病情变化，发现异常，应立即停止操作，并报告医师，配合处理。

（4）告知患者刮痧部位皮肤有疼痛、灼热的感觉，出现红紫色瘀点或瘀斑属于正常现象，数日后可自行消失。

（5）刮痧后嘱患者保持情绪安定，饮食要清淡，忌生冷油腻之物，当日勿用浴液洗浴。

（6）使用过的刮具应消毒后备用。

（7）患者体型过于消瘦者、有出血倾向者及皮肤病变处禁用此法。

第九节　针刺疗法

一、评估

（1）核对医嘱，了解患者既往史、当前主要症状、发病部位及相关因素。

（2）了解患者的年龄、文化程度、当前心理状态及对疾病的认识。

（3）了解患者的精神状态、体质、针刺局部皮肤情况。

（4）了解患者对此项操作技术的信任度。

二、物品准备

治疗盘、毫针盒（内备各种一次性毫针）、皮肤消毒液、棉签、弯盘、屏风，必要时备浴巾。

三、操作程序

（1）衣帽整齐，洗手，戴口罩。

（2）备齐用物，携至床旁，核对患者姓名、床号、住院号或门诊编号、腕带、诊断等，做好解释。

（3）协助患者松开衣着，按针刺部位，取合理体位。

（4）选好穴后，先用拇指按压穴位，找出敏感点。

（5）严格消毒进针部位，按针刺深浅和患者胖瘦，选取合适的毫针，同时检查针柄是否松动，针身和针尖是否弯曲或带钩。术者消毒手指。

（6）根据针刺部位，选择相应进针方法，正确进针。

（7）当刺入一定深度时，患者局部产生酸、麻、胀、重等感觉或向远处传导，即为“得气”。得气后调节针感，一般留针 15～30 分钟。间隔 5～10 分钟行针一次，行针时根据患者的体质及病症施以捻、转、提、插补泻手法。

（8）在针刺及留针过程中，密切观察有无晕针、滞针、折针等情况。如有意外发生，需紧急处理。

（9）起针：一般用左手拇（食）指端按压在针孔周围皮肤处，右手持针柄慢慢捻动将针尖退至皮下，迅速拔出，随即用无菌棉签轻压针孔片刻，防止出血。最后检查针数，以防遗漏。

（10）操作完毕，再次查对。协助患者穿好衣服，取舒适卧位，整理床单位，整理用物，洗手。

（11）记录患者针刺前后的情况，签全名。

针刺疗法见图 13-6。

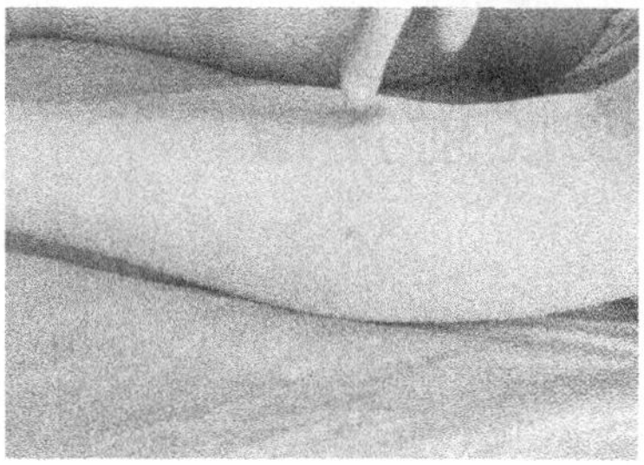

a. 选穴

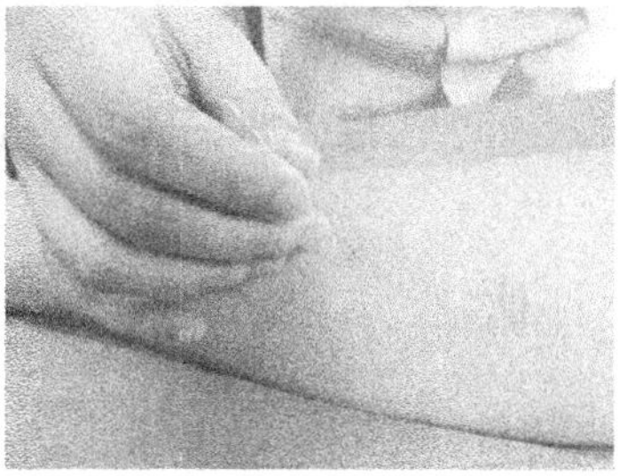

b. 进针

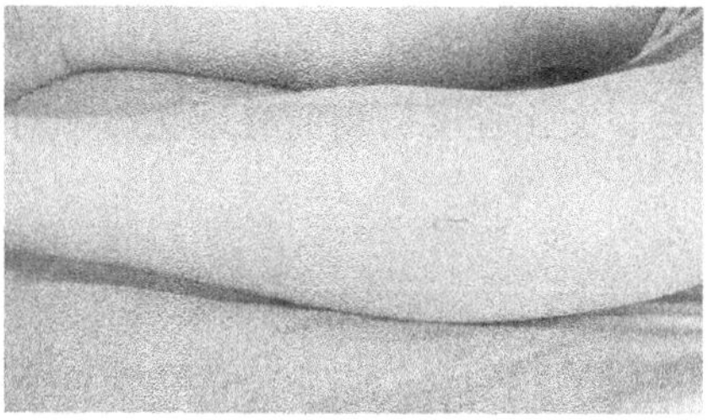

c. 留针

图 13-6　针刺疗法

四、注意事项

（1）操作前检查用物是否备齐，是否在有效期内。

（2）针刺前做好解释工作，消除患者紧张情绪。选择合理体位，以便于暴露针刺部位，方便操作，注意保暖。

（3）严格执行操作规程及无菌技术操作原则，准确运用进针方法、角度和深度，勿将针身全部刺入，以防折针。刺激强度因人而异，急性病、体质强者宜强刺激；慢性病、体质弱者以弱刺激；一般情况中等刺激。

（4）针刺过程中严密观察患者的反应，如有意外，应紧急处理。

（5）起针时要核对穴位及针数，以免将毫针遗留在患者身上。

（6）患者在饥饿、疲劳、精神高度紧张时不宜针刺。

（7）对胸胁、腰背部位的穴位，不宜直刺、深刺，以免刺伤内脏。皮肤有感染、溃疡、瘢痕或肿瘤的部位，不宜针刺。

（8）使用过的一次性针具，放入无渗漏的利器盒内，进行无害化处置。

第十节　穴位注射疗法

一、评估

（1）核对医嘱，确认患者、药物、穴位；评估患者体质及局部皮肤情况。

（2）了解患者既往史、过敏史、当前主要临床表现、发病部位等。

（3）了解患者年龄、文化程度、当前心理状态和对疾病的认识。

二、物品准备

消毒设施，无菌治疗盘内放置已抽好的药物（根据药物剂量和患者的体型选择2~10毫升注射器，用10毫升注射器应换2毫升或5毫升注射器针头）。

三、操作程序

（1）衣帽整齐，洗手，戴口罩。

（2）备齐用物，携至床旁，核对，患者姓名、床号、住院号、腕带、药物的名称、剂量等，严格无菌操作。

（3）做好解释，以取得合作；取合理体位，协助患者松解衣着，暴露局部皮肤，注意保暖。

（4）再次核对，确定注射穴位，指压患者局部找到敏感点。常规消毒局部皮肤，消毒直径大于等于5厘米。

（5）术者手持注射器排净空气，另一手绷紧皮肤，针尖对准穴位迅速刺入皮下，然后用针刺手法将针身刺至针梗的1/2~2/3，并上下提插，得气后回抽无回血，将药液缓慢注入。如所用的药量较大，可以推入部分药液后，将针头提起少许再注入余药。

（6）在注射过程中，应注意与患者沟通交流，密切观察患者的反应，如出现晕针、弯针、折针等意外，应紧急处理。

（7）药液注入完毕后快速拔针，用无菌棉签轻按压针孔片刻，以防出血。再次核对患者床号、姓名、住院号、腕带等信息。

（8）操作完毕，协助患者穿好衣服，取舒适卧位，整理床单位、用物，洗手。

（9）记录，签全名。

穴位注射疗法见图 13-7。

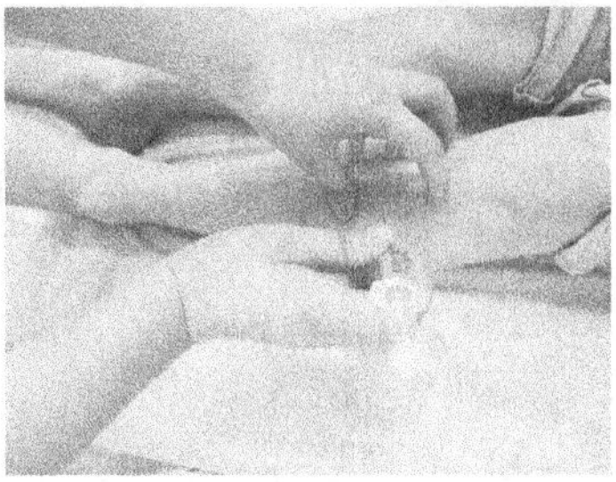

图 13-7　穴位注射疗法
（足三里）

四、注意事项

（1）严格执行“三查七对”及无菌操作规程，注意药物的配伍禁忌。有毒副作用和刺激性较强的药物不宜采用本法；凡是可引起过敏反应的药物，必须先做皮肤过敏试验，结果为阴性者，方可使用。

（2）按医生的医嘱选穴进行操作，要熟练掌握穴位的部位、注入的深度、针刺的方向。

（3）每个穴位注入的药量一般为 1～2 毫升，胸背部可注射 0.5～1 毫升，肌肉丰厚处可加量。

（4）注射药液前要回抽检查有无回血，无回血后方可注药，如患者有触电感时针体应往外退出少许后再进行注射；操作前应注意检查注射器确保在有效期内，检查有无漏气、针头是否有钩等情况。

（6）一人一针，避免交叉感染，用过的注射器等按医疗垃圾分类、进行无害化处理。

第十一节　温针灸疗法

一、评估

（1）核对医嘱，评估患者体质及针灸处皮肤情况。

（2）了解患者临床表现，既往史，当前症状，发病部位及相关因素。

（3）了解患者年龄，文化层次，当前心理状况及对本项治疗方法的认可度。

二、物品准备

治疗盘、艾绒或艾条、打火机、皮肤消毒液、棉签、一次性毫针、纱布。

三、操作流程

（1）衣帽整齐，洗手，戴口罩。

（2）备齐用物，携至床旁，做好解释，核对患者床号、姓名、住院号、腕带等信息。

（3）帮助患者取舒适合理的体位，暴露针刺部位，注意保暖和保护患者隐私。

（4）选好穴位，消毒皮肤，选取毫针，正确持针，实施针刺。

（5）针刺得气后留针。将艾绒搓团捻裹于针柄上（或用长约 2 厘米的艾条一段，插在针柄上），点燃施灸，使热力沿针身传至穴位。

（6）当艾绒燃尽后及时更换艾绒或艾条再灸，可连灸 2~5 壮，若患者局部有烧灼感，可用镊子稍向外出针或用薄鲜姜片遮挡局部皮肤。

（7）施灸时观察有无出现针刺意外，及时清除脱落的艾灰防止烫伤皮肤。

（8）施灸完毕，除去艾灰，起出毫针，用无菌干棉签轻压针孔片刻，以防出血，并核对毫针数，以防遗漏。

（9）操作完毕，再次查对。协助患者穿衣、取舒适位，整理床单位，酌情开窗通风，整理用物，洗手。

（10）详细记录治疗后的客观情况，并签全名。

温针灸疗法见图 13-8。

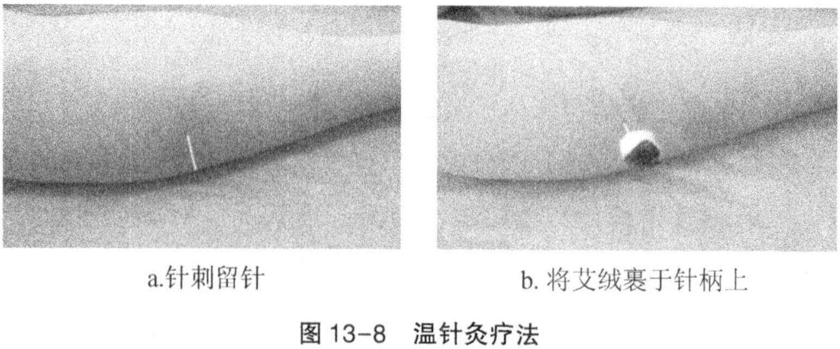

a.针刺留针　　b. 将艾绒裹于针柄上

图 13-8　温针灸疗法

四、注意事项

温针灸疗法注意事项同艾条灸疗法。

第十二节　经穴推拿疗法

一、评估

（1）核对医嘱，了解患者当前主要症状、发病部位及相关因素。
（2）了解患者体质及按摩部位皮肤情况。
（3）了解患者心理状态及对此项操作的信任度。

二、物品准备

治疗巾，必要时备浴巾或屏风。

三、操作流程

（1）衣帽整齐，洗手，戴口罩。

（2）遵医嘱进行穴位按摩，向患者讲明穴位按摩的作用、方法，以取得合作。

（3）进行腰腹部按摩时，嘱患者先排尿。

（4）安排合理体位，必要时协助患者松开衣服，注意保暖和保护隐私。

（5）准确取穴，根据患者的症状、发病部位、年龄及耐受性，选用适宜的手法和刺激强度，进行按摩。

（6）常见疾病推拿部位和穴位：

1）头面部：取穴百会、四神聪、印堂、太阳、头维、攒竹、睛明、鱼腰、丝竹空、瞳子髎、承泣、迎香、地仓、颊车、下关、翳风、风池等。

2）颈项部：取穴风池、风府、肩井、肩峰、天柱、大椎等。

3）胸腹部：取穴天突、膻中、中脘、下脘、梁门、气海、关元、中极、天枢、大横等。

4）腰背部：取穴胃俞、脾俞、大肠俞、肺俞、肾俞、心俞、膈俞、命门、华佗夹脊、腰阳关等。

5）肩部及上肢部：取穴肩髃、肩贞、手三里、天宗、曲池、极泉、小海、内关、合谷等。

6）腿足部：取穴血海、梁丘、委中、阴陵泉、阳陵泉、足三里、上巨虚、下巨虚、承山、商丘、太冲、公孙等。

（7）操作过程中要随时观察患者对手法的反应，若有不适，应及时调整手法或停止操作，以防发生意外等。

（8）操作后协助患者着衣，安排舒适卧位，整理床单位及用物，洗手，记录并签名。

四、注意事项

（1）操作前应修剪指甲，以防损伤患者皮肤。

（2）操作时用力要均匀、柔和、有力、持久，禁用暴力。

（3）肿瘤患者伴有骨转移者，血小板低于 80×10^9/升、有出血性疾病者，妇女月经期，皮肤破损处及瘢痕等部位，忌用此法。

第十三节　穴位磁疗

一、评估

（1）核对医嘱。了解患者的既往史、当前主要症状、发病部位及相关因素。

（2）了解患者的年龄、文化程度、当前心理状态对疾病的认识。

（3）评估患者的精神状态、体质、穴位磁疗部位皮肤情况。

（4）评估患者对此项操作技术的信任度。

二、物品准备

治疗盘、磁片、胶布、磁疗机。

三、操作流程

（1）衣帽整齐，洗手，戴口罩。

（2）备齐用物，携至床旁，核对患者姓名、床号、住院号、腕带等，做好解释。

（3）接通电源。

（4）协助患者松开衣服，遵医嘱暴露所选穴位或痛点，并取合理体位。

（5）根据中医理论辨证定位选穴，将磁片直接贴在穴位或痛点上，再以有弹性粘带或胶布固定、连接磁疗仪，调节合适的磁场强度。

（6）遵医嘱调节磁疗的时间，一般以 20~30 分钟为宜。

（7）在使用过程中，要观察患者有无不适，如有不适，应立即停止，并给予处理。

（8）操作结束，再次查对，然后关机，摘除磁片。用清洁纱布清洁皮肤，协助患者穿好衣物，取舒适卧位，整理床单位。

（9）拔下电源线，整理用物，向患者交代注意事项，洗手。

（10）记录，签全名。

穴位磁疗见图 13-9。

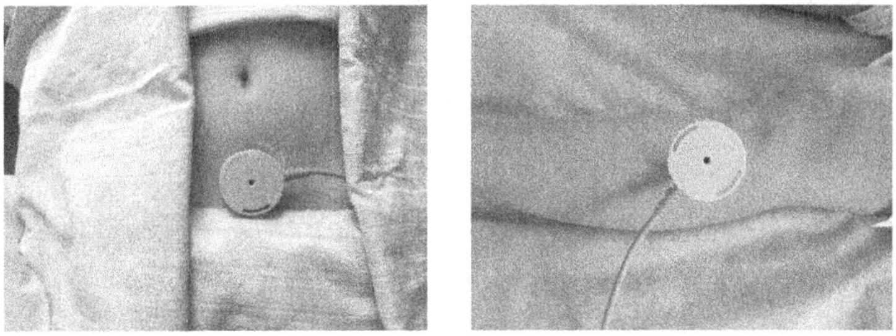

a　　　　b

图 13-9　穴位磁疗

四、注意事项

（1）根据病情选用适宜的磁疗方法及施治穴位及部位，灵活掌握强度、时间、疗程。一般病情较轻、病程短、老幼患者的治疗强度宜小，病程重、病程长的患者治疗强度宜大。穴位磁疗每日 1 次，每次 20~30 分钟，疗程视病情而定。

（2）磁疗过程中注意观察患者反应，如出现头晕、嗜睡乏力、恶心、病情加重或局部皮肤反应等情况，一般不需特殊处理，停止磁疗1~2天后，反应可自行消失，严重时对症处理。

（3）注意保护磁片，防止退磁或破裂，对磁片应定期检测磁强度，以保证其疗效。

（4）白细胞下降、体质过度虚弱、高热、危重患者及孕妇下腹部应慎用。

（5）磁疗一般不宜选取心脏区及其邻近穴位作刺激点，如需治疗胸前区病变时，可遵医嘱选用心经、心包经及背部穴位。

（6）在磁疗过程中，应避免在病房内使用各种电子设备，如手机、笔记本电脑等，以免干扰影响治疗效果及对仪器造成损害。

（7）磁疗仪器属于贵重仪器，应避免碰撞等。

第十四节　穴位埋线疗法

一、评估

（1）做好查对，了解患者当前主要症状、临床表现、发病部位、既往史及过敏史。

（2）检查穴位埋线处的皮肤有无红肿、硬结、破溃情况，了解患者对疼痛的耐受程度。

（3）了解患者心理状况，对穴位埋线的配合程度，向患者讲解此项治疗的方法，消除患者的恐惧和疑虑。

二、物品准备

无菌治疗盘、皮肤消毒液、棉签、一次性埋线针、无菌纱布、手套、孔巾、0.8~1厘米的胶原蛋白线数段、无菌敷贴，必要时备浴巾。

房间准备：关闭门窗，房间进行空气消毒。

三、操作流程

（1）衣帽整齐，洗手，戴口罩。

（2）再次核对患者，取舒适并利于实施治疗的体位。

（3）暴露埋线部位，注意保暖，保护患者隐私。

（4）准确选择穴位，在穴位同一水平位置用记号笔标记，严格消毒皮肤，带无菌手套，将无菌孔巾铺于所选穴位上，将胶原蛋白线放入针梗中，左手绷紧皮肤，右手持针，根据患者体型和埋线部位，快速刺入 1～2 厘米，患者出现酸胀麻感即“得气”后，推动针芯，将线埋入穴位，用无菌纱布按压针孔 1～2 分钟，无渗血后，覆盖无菌敷贴。

（5）穴位埋线过程中应密切观察患者情况。

（6）操作完毕，协助患者着衣，取舒适体位，整理床单位，整理用物。洗手，记录并签名。

穴位埋线疗法见图 13-10。

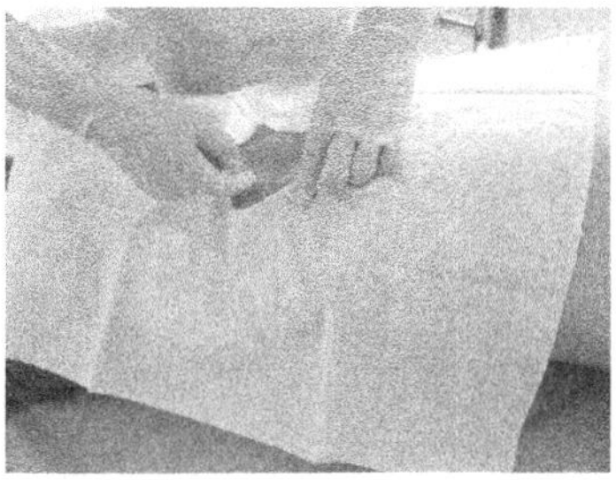

a. 准备刺入

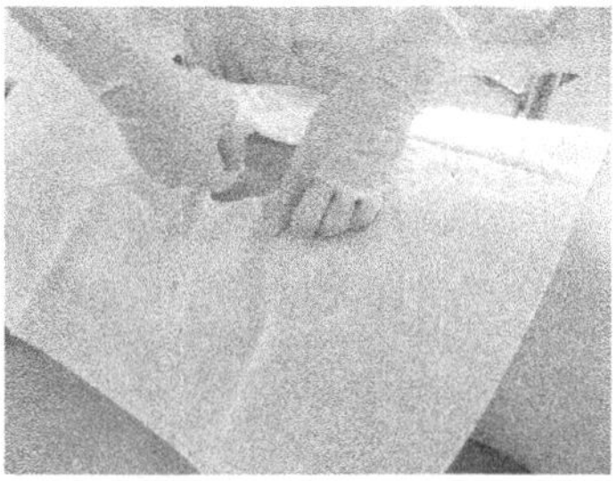

b. 快速刺入1~2厘米

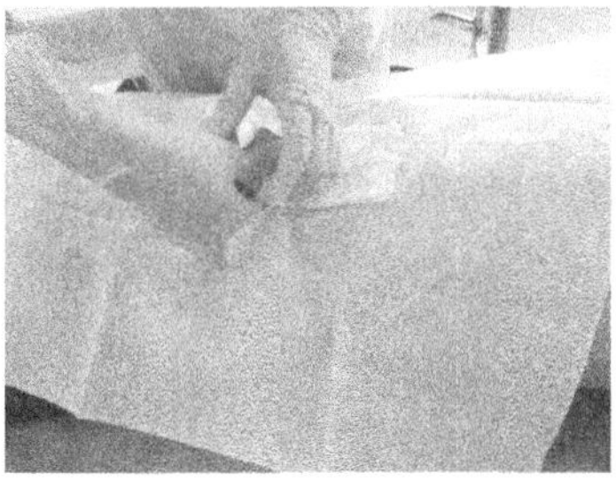

c. 推动针芯,将线埋入穴位

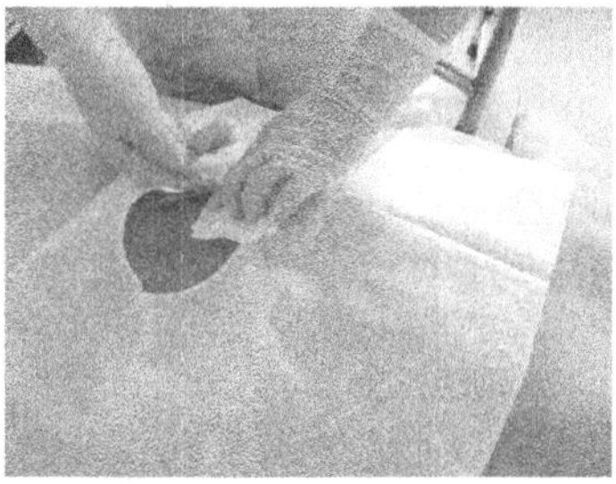

d. 用无菌纱布按压针孔

图 13-10　穴位埋线疗法

四、注意事项

（1）严格无菌技术操作。

（2）告知患者胶原蛋白线可自行吸收，48 小时内禁止洗浴。

（3）对严重心脏病、糖尿病、有出血倾向者（如凝血功能障碍、血小板减少症者)，以及高热、意识障碍、月经期患者禁用此方法。

（4）操作时动作宜轻柔，不能用力过猛。

（5）术后出现酸胀麻感即“得气”感，局部出现轻度红肿、热痛或轻度发热属正常现象，2~3天后可逐渐减轻或消失。

第十五节　穴位贴敷疗法

一、评估

（1）了解患者既往史、当前主要症状、发病部位及相关因素、取穴部位的皮肤情况、有无胶布过敏史。

（2）了解患者的年龄、文化程度、当前心理状态及对疾病的认识。

二、物品准备

治疗盘、一次性无菌敷贴或棉纸、药物膏或药物泥、油膏刀、无菌纱布、胶布或绷带、温热生理盐水棉球、镊子，必要时备屏风。

三、操作程序

（1）衣帽整齐，洗手，戴口罩。

（2）备齐用物，携至床旁，核对患者床号、姓名、住院号、腕带等，做好解释，取合理体位，充分暴露患处，调节病室温度。必要时用屏风遮挡患者。

（3）用温热生理盐水棉球清洗皮肤上的药渍和污垢，观察穴位贴敷处皮肤情况。如非第一次敷药，注意观察和询问敷药处皮肤情况和效果。

（4）敷药面积较大者，取大小合适的棉纸，用油膏刀将所需药物均匀地平摊于棉纸上，厚薄适中。敷药面积较小者，可以将药物膏或药物泥均匀地平摊于一次性无菌敷贴上，直接贴敷于穴位上。

（5）为避免药物受热溢出污染衣物，可加盖纱布，以胶布或绷带固定，松紧适宜。

（6）观察患者局部皮肤，询问有无不适感。再次查对。

（7）操作完毕，协助患者穿好衣服，取舒适体位，整理床单位，告知患者穴位贴敷注意事项，整理用物，洗手。

（8）记录，并签全名。

穴位贴敷疗法见图 13-11。

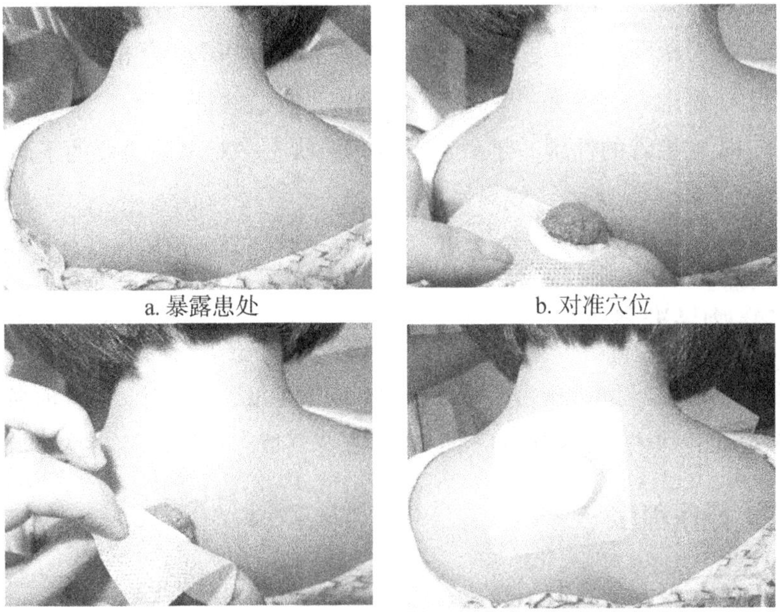

a. 暴露患处　b. 对准穴位

c. 将药物膏(泥)贴敷于穴位上　d. 贴敷完成

图 13-11　穴位贴敷疗法

四、注意事项

（1）药物必须均匀地平摊于敷贴或绵纸上，厚薄要适中，一般以 0.2～0.5 厘米为宜。一般穴位贴敷药物直径 1～2 厘米即可；局部肿块贴敷药物者范围应超出肿块 1～2 厘米。

（2）贴敷穴位应交替使用，不宜单个部位连续贴敷。

（3）小儿的皮肤嫩薄，贴敷时间不宜太长。

（4）除拔毒膏外，患处有红肿及溃烂时不宜贴敷药物，以免发生化脓性感染。

（5）对于残留在皮肤上的药膏，不宜采用肥皂或刺激性物品擦洗。

（6）敷药后，如出现红疹、瘙痒、水疱等过敏现象，应停止使用。

第十六节　中药熏洗疗法

一、评估

（1）核对医嘱，了解患者当前的主要症状、发病部位及相关因素。

（2）了解患者的体质、熏洗部位和熏洗处皮肤的情况。

（3）了解患者的性别、年龄、当前心理状态、对熏洗治疗的了解及配合程度。

（4）了解患者是否患有高血压、心脏病、肺气肿、中风等基础疾病。

二、物品准备

治疗盘、熏洗药液、腿浴治疗仪、纱布或擦手纸、水温计，必要时备浴巾屏风及换药用品，根据熏洗部位的不同，也可备坐浴椅、有孔木盖浴盆及治疗碗等。

三、操作程序

（1）衣帽整齐，洗手，戴口罩。

（2）备齐用物，携至床旁，做好解释，再次核对医嘱。

（3）根据熏洗部位安排患者体位，暴露熏洗部位，必要时用屏风遮挡，冬季应注意保暖。

（4）眼部熏洗时，将煎好的药液趁热倒入治疗碗，眼部对准碗口进行熏蒸，并用纱布蘸洗眼部，稍凉即换，每次 15～30 分钟。

四肢熏洗时，将药液倒入特制塑料袋内，将装有药液的塑料袋放入盛有热水的腿浴治疗仪内，根据患者的耐受力和治疗需要，由低到高调节水温并设定熏洗时间，一般为 38～42 ℃，时间为 20～30 分钟，待温度适宜时，将患肢浸泡于药液中。

坐浴时，将药液趁热倒入盆内，上置带孔木盖，协助患者脱去内裤，坐在木盖上熏蒸，待药液不烫时，拿掉木盖，坐入盆中泡洗。药液偏凉时，应更换药液，每次熏洗 15～30 分钟。

（5）熏洗过程中，密切观察患者的反应，了解其生理及心理感受。若感到不适，应立即停止熏洗，协助患者卧床休息。

（6）熏洗完毕，清洁皮肤，协助穿衣，安置舒适卧位。

（7）整理用物，洗手，记录并签全名。

中药熏洗疗法见图 13-12。

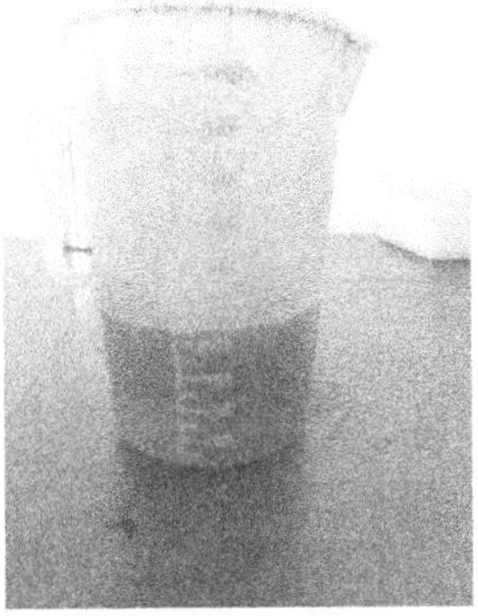

a. 量取中药液

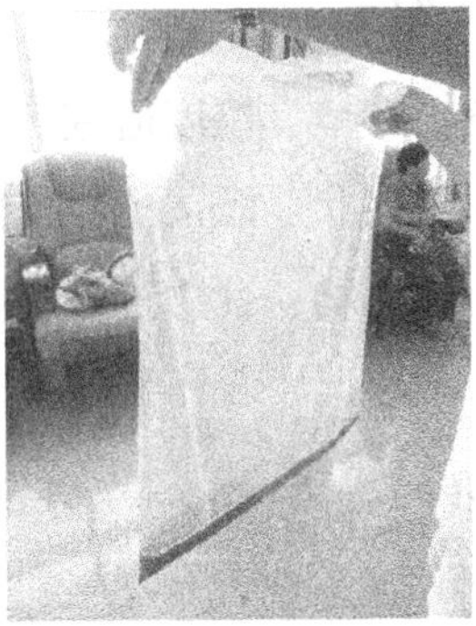

b. 倒入特制塑料袋中

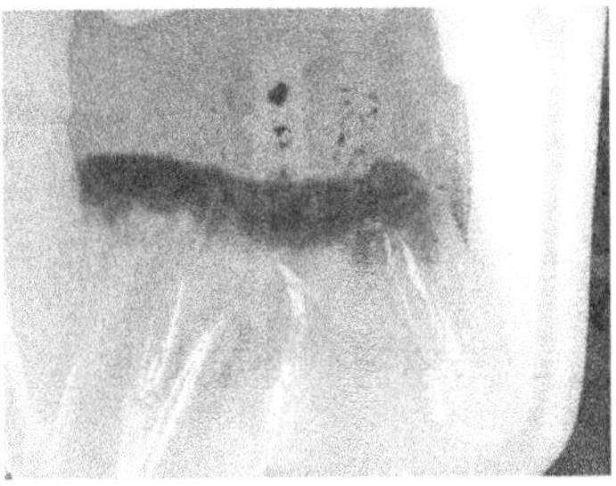

c. 放入恒温腿浴桶中

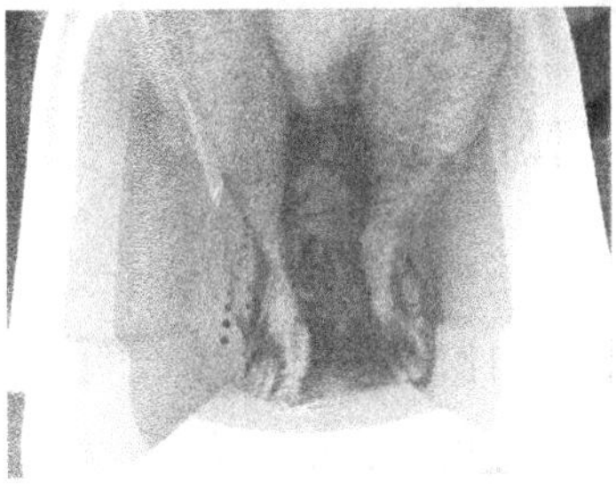

d. 将双足和双小腿泡在药液中

图 13-12　中药熏洗疗法

四、注意事项

（1）注意保暖，暴露部位尽量加盖衣被保护隐私。

（2）熏洗药温不宜过热，一般为 38～42 ℃，以防烫伤。

（3）在伤口部位进行熏洗时，按无菌技术操作原则进行。

（4）根据熏洗部位，选用合适物品，必要时可在浴室内进行。

（5）包扎部位熏洗时，应揭去敷料，熏洗完毕后，更换消毒敷料。

（6）所用物品需清洁消毒，每人一份，避免交叉感染。

（7）熏洗一般每日一次，每次 20～30 分钟，视病情也可每日 2 次。

（8）熏洗结束半小时后方可外出，以防感冒，出汗较多时及时补充水分。

第十七节　中药灌肠疗法

一、评估

（1）室内环境、温度适宜。

（2）主要症状、既往史、排便情况。

（3）有无药物、食物过敏史。

（4）心理状况、合作程度。

二、物品准备

治疗盘、适量中药药液、一次性灌肠袋、水温计、一次性手套、垫枕、中单、石蜡油棉球、纱布等，必要时备便盆、屏风。

三、操作流程

（1）衣帽整齐，洗手，戴口罩。

（2）核对医嘱，评估患者，做好解释，调节室温。嘱患者排空二便。

（3）备齐用物，携至床旁。

（4）关闭门窗，用隔帘或屏风遮挡。

（5）协助患者取左侧卧位（必要时根据病情选择右侧卧位），充分暴露肛门，垫中单于臀下，置垫枕以抬高臀部10厘米。

（6）测量药液温度（39~41 ℃），液面距离肛门不超过30厘米，用石蜡油棉球润滑肛管前端，排净肛管内的气体，暴露肛门，将肛管缓慢插入10~12厘米，根据病变部位可增加插入长度。缓慢滴入药液（滴入的速度视病情而定），滴注时间15~20分钟。

（7）药液滴完，夹紧并拔出肛管，协助患者擦干肛周皮肤，用纱布轻揉肛门处，嘱患者尽量保留药液20分钟以上，协助取舒适卧位。

四、注意事项

（1）肛门、直肠、结肠术后，大便失禁，下消化道出血的患者禁用。

（2）一次灌注药液量不可过大，不可超过 200 毫升。

（3）灌注药液时若有排便意识，嘱咐患者做深呼吸。

第十八节　中药湿热敷疗法

一、评估

（1）评估病室环境、温度是否适宜。

（2）了解患者主要症状、既往史及药物过敏史。

（3）评估患者对热的耐受程度及局部皮肤情况。

（4）了解患者的年龄、文化程度、当前心理状态及对疾病的认识。

二、物品准备

治疗盘、38~43 ℃的药液、敷料、水温计、镊子（2 把）、一次性中单、无菌纱布等。

三、操作程序

（1）衣帽整齐，洗手，戴口罩。

（2）备齐用物，携至床旁，核对患者床号、姓名、住院号、腕带等，做好解释，取合理体位，充分暴露湿热敷处，调节病室温度。必要时用屏风遮挡患者。

（3）测试温度，将纱布浸于 38~43 ℃药液中，绞至不滴药水后敷于患处。

（4）及时更换敷料或频淋药液于敷料上以保持湿润，也可将热水袋置于敷料上保持温度，询问患者的感受。再次查对。

（5）操作完毕，清洁皮肤，协助患者穿好衣服，取舒适体位，整理床单位，告知患者湿热敷注意事项，整理用物，洗手。

（6）记录，并签全名。

中药湿热敷疗法见图 13-13。

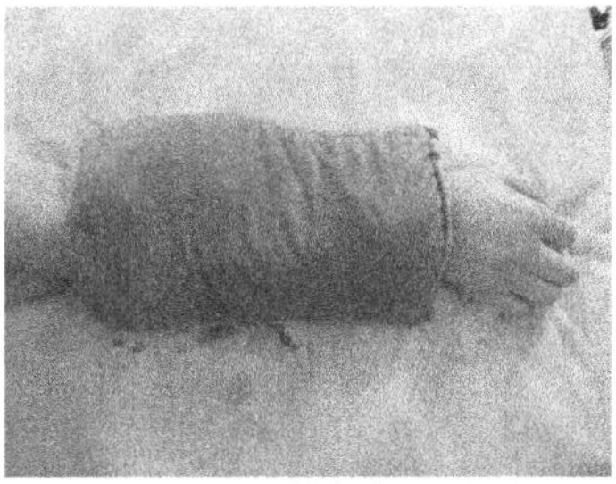

图 13-13　中药湿热敷疗法

四、注意事项

（1）外伤后患处有伤口、有皮肤急性传染病者等忌用中药湿热敷。

（2）湿敷液应现配现用。

（3）必要时通过调节室温或使用支被架为患者保暖。

（4）注意保暖及保护患者隐私。

第十九节　中药溻渍疗法

一、评估

（1）根据季节调节病室温度，关闭门窗，保持病室温暖适宜。

（2）严格执行查对制度，询问患者主要症状、不适部位、既往史及药物过敏史。

（3）了解患者的年龄、文化程度、当前心理状态及对疾病的认识。

（4）了解患者对热的耐受程度、局部皮肤情况、对实施治疗的配合程度。

二、物品准备

治疗盘、水温计、镊子（2 把）、浴巾、弯盘，一次性中单、治疗巾、治疗碗［内盛放药液（38~43 ℃）］、无菌纱布、中药包等。

三、操作程序

（1）衣帽整齐，洗手，戴口罩。

（2）备齐用物，携至床旁，核对患者床号、姓名、住院号、腕带信息，做好解释，取得患者配合。

（3）取舒适体位，充分暴露治疗部位，铺一次性中单于治疗部位下方。

（4）可用以下两种方法进行中药溻渍疗法。①测试药液温度使其保持在 38~43 ℃，将无菌纱布浸于药液中，绞干后敷于患处，上盖一次性治疗巾，以免污染衣被。间隔 10~15 分钟更换药纱布或淋药液于纱布上，以保持纱布湿润和温度。②将溻渍中草药放入棉布包内，温水浸泡半小时后，放入药锅煎熬浓缩药液，用镊子将中草药布包捞起冷却至温热，放于患部，间隔10~15 分钟淋药液于药包上，注重与患者沟通，询问患者的感受。

（5）操作完毕，清洁皮肤，协助患者穿好衣服，取舒适体位，整理床单位，告知患者中药溻渍疗法注意事项，整理用物，洗手，再次查对，记录并签全名。

中药溻渍疗法见图 13-14。

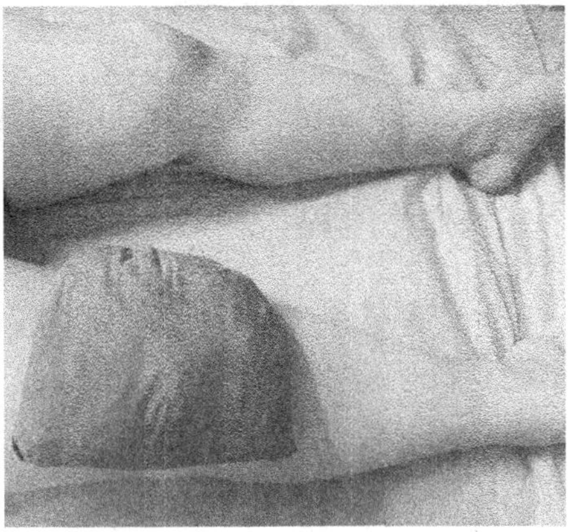

图 13-14　中药溻渍疗法

四、注意事项

（1）外伤后患处有伤口、有皮肤急性传染病者等忌用中药溻渍疗法。

（2）溻渍药液应保持新鲜，最好现配或现熬现用。

（3）注意保护患者隐私，必要时用屏风遮挡。注意保暖，可通过调节室温或使用支被架为患者保暖。

（4）注意药包和药液的温度不可过高，防止发生烫伤。

（5）用一次性治疗巾隔挡衣被，避免药液污染。

第二十节　中药蒸汽浴疗法

一、评估

（1）核对医嘱，了解患者既往史，有无高血压、心脏病、糖尿病等基础疾病，当前主要症状，发病部位及相关因素。

（2）了解患者有无中心静脉留置导管，胸腔、腹腔等体腔引流管，若有应做好固定和防水措施，并在中药蒸汽浴结束后，及时更换敷贴，防止导管脱出。

（3）了解患者的体质及全身皮肤情况、当前心理状态、进餐时间。

二、物品准备

熏蒸床、中药液或中药包、浴巾、毛巾、拖鞋、衣裤。

三、操作流程

（1）衣帽整齐，洗手，戴口罩。

（2）核对医嘱，做好解释，调节熏蒸室温度，嘱患者排空二便。

（3）在熏蒸床药盒内，放置中药液或中药包。

（4）根据患者的体质和喜好，选择半坐式、卧式熏蒸床。打开熏蒸床的水源、电源开关，调节熏蒸时间为20~30分钟、温度为38~45℃。

（5）协助患者脱去外衣，调节洗浴水温，选择站位、坐位或卧位冲洗熏蒸部位或全身。

（6）用浴巾裹身进入熏蒸床内，去浴巾，就位于熏蒸床上，进行熏蒸，若为局部熏蒸，对准熏蒸部位进行熏蒸。

（7）熏蒸过程中，随时询问患者有无不适，以便及时调节熏蒸温度或停止熏蒸；观察患者的面色、脉搏、呼吸等生命体征，以及是否有体位不当引起的不适。

（8）熏蒸结束后，协助患者着衣。清洗熏蒸仓，打开臭氧消毒按钮，对熏蒸床进行消毒。

（9）消毒完毕，关闭水源、电源，取出药包。

（10）整理用物，洗手，记录并签全名。

四、注意事项

（1）空腹和餐后30分钟内，不宜熏蒸。使用胰岛素等降糖药未补充能量者禁止熏蒸。

（2）熏蒸完毕，应及时擦干药液和汗液，注意保暖，避免直接吹风。

（3）Ⅳ度骨髓抑制、大量胸腔积液、心脏压塞征、传染病急性期、严重心脏病、严重高血压病患者等，均忌用全身熏蒸。

（4）妇女妊娠和月经期间，均不宜进行熏蒸。

（5）所用物品需清洁消毒，用具一人一份一消毒，避免交叉感染。

（6）熏洗结束半小时后方可外出，以防感冒，出汗较多时及时补充盐和水。

第二十一节　子午流注低频电疗法

一、评估

（1）做好查对。了解患者既往史、当前主要症状、辨证分型、发病部位及相关因素。

（2）了解患者的年龄、文化程度、当前心理状态及对疾病的认识。

（3）了解患者的精神状态、体质，以及所选穴位局部皮肤情况。

（4）了解患者对此项技术的信任度。

二、物品准备

弯盘、乙醇纱布、清洁纱布、子午流注电极片，必要时备配电盘、屏风等。

三、操作程序

（1）衣帽整齐，洗手，戴口罩。

（2）备齐用物，携至床旁，核对患者姓名、床号、住院号、腕带等，做好解释。

（3）接通电源，查看该时辰所开穴位，将电极片连接在子午流注治疗仪导联线上，检查各导连线连接是否完好。

（4）协助患者松开衣着，暴露所选部位，并取舒适体位。

（5）用乙醇纱布清洁所选穴部位皮肤，干燥后粘贴电极片。

（6）开启子午流注仪器，调整各导联所刺激的强度（以患者耐受程度而定，一般数值从 40±5 开始）。

（7）调节子午流注治疗时间，一般 20~30 分钟。

（8）在使用过程中，5 分钟左右调节各导联的刺激强度 1~3 个数值，并观察患者有无不适，如有不适，应立即调低刺激强度或停止治疗，并给予处理。

（9）治疗结束，再次查对、关机，分离导联线放于治疗仪抽屉里，摘除电极片，放入污物桶。用清洁纱布清洁治疗部位皮肤，协助患者穿好衣物，取舒适卧位，整理床单位。

（10）拔下电源线，整理用物，向患者交代注意事项，洗手。

（11）记录，签全名。

子午流注低频电疗法见图 13-15。

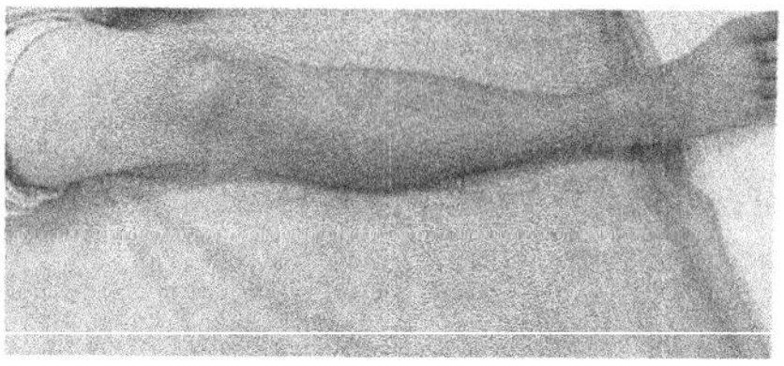

a. 清洁皮肤

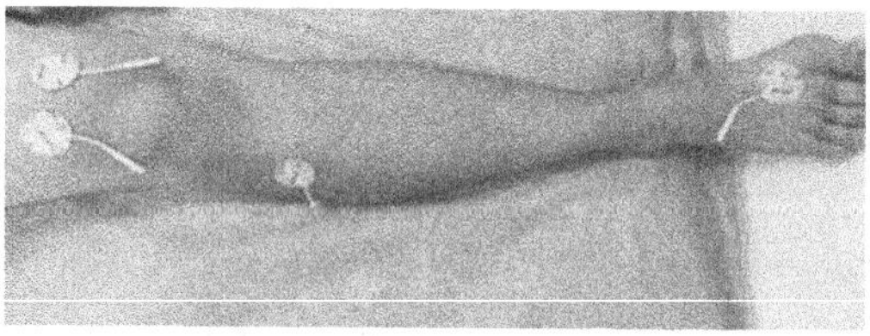

b. 粘贴电极片

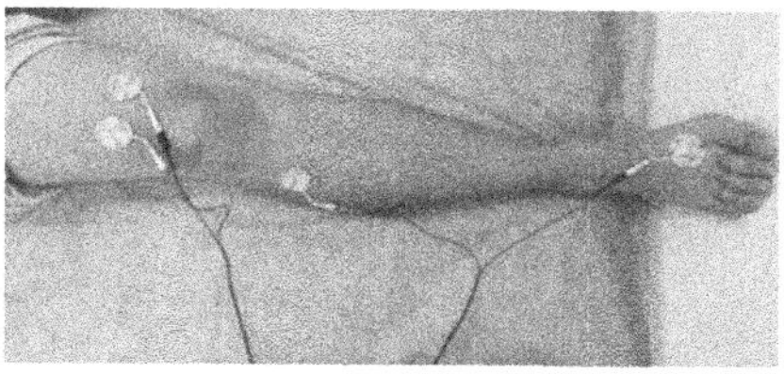

c. 连接仪器

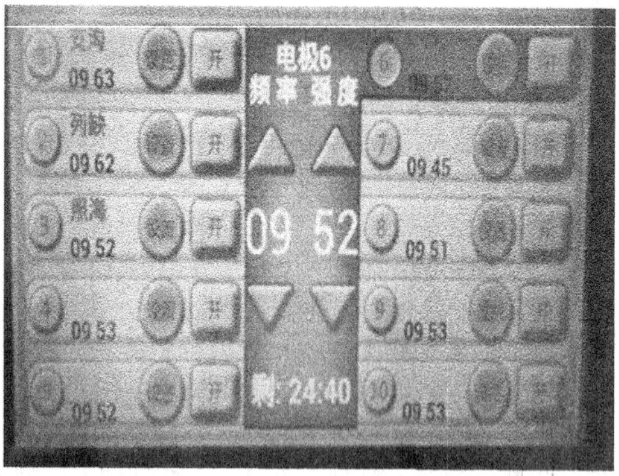

d. 调节仪器

图 13-15　子午流注低频电疗法

四、注意事项

（1）在使用过程中，应避免在病房内使用各种电子设备，如手机、笔记本电脑等，以免干扰影响治疗效果及对仪器造成损害。

（2）子午流注仪器在使用过程中应避免碰撞，以免损坏仪器。

（3）缓慢调节刺激强度，以免产生强刺激，患者难以耐受。

（4）治疗期间活动幅度不宜过大，以防电极片脱落。

（5）如有不适或贴电极片部位皮肤有痒感即停止治疗。

第二十二节　多功能无烟艾灸疗法

一、评估

（1）核对医嘱，了解患者既往史、当前主要症状、辨证分型、癌肿部位及相关因素。

（2）了解患者的年龄、文化程度、当前心理状态及对疾病的认识。

（3）了解患者的精神状态、体质，以及所选穴位局部皮肤情况。

（4）了解患者对此项操作技术的信任度。

二、物品准备

多功能无烟艾灸治疗仪、艾灸片、一次性艾灸片外套，必要时备配电盘、屏风等。

三、操作流程

（1）衣帽整齐，洗手，戴口罩。

（2）备齐用物，携至床旁，核对患者姓名、床号、住院号、腕带等，做好解释。

（3）接通电源，连接导联线，检查各导连线连接是否完好，将艾灸片装好，套好外套。

（4）协助患者松开衣着，暴露所选穴位，并取舒适体位。

（5）将无烟艾灸片圆心对准并固定在所选穴位。

（6）开启多功能无烟艾灸仪，调整各导联温度，以施灸部位感到温热不烫为宜（一般 40~46 ℃）。

（7）遵医嘱调节无烟灸的时间，一般为 30~40 分钟。

（8）在治疗过程中，观察患者有无不适，如有不适，应立即停止，并给予相应处理。

（9）操作结束，再次查对、关机，分离导联线放于治疗仪抽屉里，摘除外套和艾灸片，放入污物桶。协助患者穿好衣物，取舒适卧位，整理床单位。

（10）拔下电源线，整理用物，向患者交代注意事项，洗手。

（11）记录，签全名。

多功能无烟艾灸疗法见图 13-16。

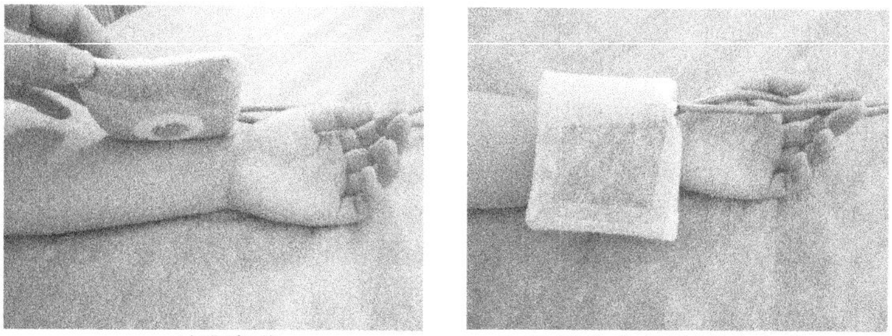

a.对准穴位　　b.无烟艾灸片放置在穴位上

图 13-16　多功能无烟艾灸疗法

四、注意事项

（1）不要随意调节温度，以免损害仪器或烫伤患者。

（2）治疗结束后检查患者施灸部位的皮肤，如有发红局部可涂抹芦荟胶或贴新鲜土豆片，以防局部烫伤起疱。

（3）多功能无烟艾灸仪在使用过程中应避免碰撞。

（4）在使用过程中，应避免在房间内使用各种电子设备，如手机、笔记本电脑等，以免干扰影响治疗效果及对仪器造成损害。

第二十三节　中药离子导入疗法

一、评估

（1）了解患者的主要病症、用药史、过敏史。

（2）评估患者的自理能力、合作程度、耐受程度、心理状况。

（3）了解患者对此种治疗方法的知晓情况及信任度。

二、物品准备

治疗车、中频治疗仪、治疗盘（内放中药液、衬垫、治疗碗、镊子、沙袋、塑料薄膜、绷带、纱布块或卫生纸）。

三、操作流程

（1）衣帽整齐，洗手，戴口罩。

（2）备齐用物，携至床前，做好解释，再次核对，以取得配合。

（3）协助患者取合适体位，暴露治疗部位。

（4）将药液衬垫放在治疗部位，根据药液选择电极，药液衬垫在电极板下，再放塑料薄膜于电极板下，用沙包或绷带固定妥当。

（5）检查输出短电位调节是否至“0”，再接通电源，调节电流量。局部电流量不超过40毫安，全身电流量不超过60毫安，小部位（小衬垫）如指关节电流量不超过10毫安，眼部电流量不超过5毫安。

（6）治疗过程中，根据患者的反应，及时调节电流量，治疗时间一般为20~30分钟。

（7）治疗结束时，先将输出调节至“0”位，然后关电源，撤去衬垫，擦净局部皮肤，清理用物。

四、注意事项

（1）操作前嘱患者排空二便，冬天要注意保暖。

（2）衬垫上药物的浓度一般为1%~10%，眼结膜及体内药物导入浓度应低于前者，并注意药物溶液 pH 值，以减少刺激性。

（3）药物的成分要纯，以防止或减少寄生离子的影响，每个衬垫只供一种药物使用。清洁消毒衬垫要按离子分开，清洁时不用任何洗涤剂。

（4）治疗过程不能离开患者，随时观察患者的反应，及时调节合适的电流量，注意控制电流量，谨防电灼伤。

（5）如患者局部出现瘙痒等过敏情况，可用皮炎平、新肤松等药膏外涂，过敏严重时应停止治疗，停药后局部瘙痒可自行消失。

（6）高热、活动性出血、结核、治疗部位局部皮肤有发炎及破损、对直流电过敏、有金属异物、严重心功能不全和带有心脏起搏器的患者禁用此疗法。

第二十四节　脐火疗法

一、评估

（1）核对医嘱，评估患者体质及脐部皮肤情况。

（2）了解患者临床表现、既往史、当前症状、发病部位及相关因素。

（3）了解患者对脐火疗法的了解及配合程度、当前心理状况及对疾病的认识。

二、物品准备

有排烟设备的治疗室、治疗盘、艾炷、脐疗器（药筒）、药饼、打火机、镊子、纱布、弯盘（盛少量水）、屏风、盛有水的盆，根据季节调节室温，必要时备浴巾等。

三、操作流程

（1）衣帽整齐，洗手，戴口罩。

（2）备齐用物，携至床旁，做好解释，核对患者床号、姓名、住院号、腕带、门诊编号、诊断等。

（3）帮助患者取平卧位，暴露神阙穴，注意保暖和保护患者隐私。

（4）先将药饼置于脐部，再将脐疗器置于药饼上，正对脐中心在上端点燃，自然燃烧，燃尽后换第二根，每次7根，每日1次。时间30~40分钟。

（5）结束后取下脐疗器、药饼，用纱布清洁局部皮肤。再次核对。

（6）协助患者整理衣着，整理床单位，酌情开窗通风，整理用物，洗手。

（7）观察脐周皮肤情况、患者感觉及目标达到程度。

（8）详细记录治疗后的客观情况，并签全名。

四、注意事项

（1）有严重心血管疾病者、过敏性皮肤病发病期禁忌进行脐疗。

（2）因脐部皮肤娇嫩，如药物刺激性较强或隔药灸脐次数较多时，宜在用药或治疗前先在脐部涂一层凡士林以保护皮肤，小儿尤应注意。

（3）由于脐疗药物吸收较快，故用药开始几天个别患者（尤其用走窜或寒凉药时）会出现腹部不适或隐痛感，一般几天后可自行消失，告知患者不必紧张。

（4）用药后宜用无菌纱布、蜡纸、宽布带盖脐，外以胶布或伤湿止痛膏固封，个别患者会对胶布等过敏，可暂停用药。

（5）治疗过程中要注意保暖，以免患者受凉，体质虚弱者、老年人、小儿尤应注意。

（6）本法用于小儿时应妥善护理，嘱其不能用手搔抓或擦拭，以防敷药脱落。同时小儿肌肤娇嫩，不宜使用刺激性强的药物，贴药时间也不宜过长。

第二十五节　手指点穴疗法

一、评估

（1）核对医嘱，了解患者体质及点穴部位皮肤情况。

（2）了解患者既往史、当前主要症状、临床表现，癌肿所在的部位、辨证分型及相关因素。

（3）了解患者年龄、文化程度、对疼痛的耐受程度、心理状况等。

二、物品准备

治疗盘、治疗巾、一次性中单，必要时备屏风。

三、操作流程

（1）操作者修剪指甲，衣帽整齐，洗手，戴口罩。

（2）治疗室宽敞明亮，减少人员走动，保持治疗室安静。

（3）备齐用物，携至床旁，做好解释，再次核对。

（4）取合适体位，暴露施治部位，非头面部穴位盖治疗巾或一次性中单，必要时用屏风遮挡。

（5）根据患者病情选取穴位，运用点、按、揉、掐等手法刺激穴位以达到治疗目的。

（6）帮助患者穿好衣物，安置舒适卧位，整理床单位，酌情开窗通风。

（7）洗手，记录施治时间及治疗效果。

四、注意事项

（1）点穴过程中，施治部位会有酸、麻、胀、热、抽动感，为正常现象。

（2）点穴时按照轻→重→轻的原则，手法不宜过重，以免引起骨折和皮肤破损。

（3）肿瘤患者应避免在肿瘤部位、有骨转移处及出血部位进行点穴。

第二十六节　温砭疗法

一、评估

（1）核对医嘱，评估患者。

（2）了解患者临床表现、既往史、当前症状、发病部位及相关因素。

（3）了解患者对砭石治疗的了解及配合程度、当前心理状况及对疾病的认识。

二、物品准备

治疗盘、砭石、纱布、水桶（内盛45℃温水）、弯盘、屏风，必要时备浴巾等。

三、操作流程

（1）衣帽整齐，洗手，戴口罩。

（2）备齐用物，携至床旁，做好解释，核对患者床号、姓名、住院号、腕带、门诊编号、诊断等。

（3）协助患者取舒适卧位，注意保暖和保护患者隐私。

（4）根据医嘱取穴，将砭石放入45℃的温水中，加热10～15分钟后取出，将温砭石置于所取穴位，每日1次，每次30分钟。

（5）结束治疗后，将砭石放入弯盘中，用纱布清洁局部皮肤。再次核对。

（6）协助患者整理衣着，整理床单位，取舒适位，酌情开窗通风，整理用物，洗手。

（7）详细记录治疗后的客观情况，并签全名。

四、注意事项

（1）注意保暖，防止着凉。

（2）保护患者隐私，必要时用屏风遮蔽。

（3）加强巡视，注意水温不宜过高，防止烫伤。

（4）皮肤溃疡或有疖肿者、有精神疾患者慎用。

参考文献

[1] 于世英，印季良，秦叔逵，等．肿瘤治疗相关呕吐防治指南（2014 版）［J］．临床肿瘤学杂志，2014，19（3）：263-273.

[2] 王捷鹏，姚艳梅，张寿山．食管多通道腔内阻抗技术联合 pH 监测对嗳气症发病机制及治疗的研究［J］．海南医学，2012，23（14）：14-15.

[3] 杨淑珲，李汉友．胃病的经络诊断临床观察［J］．北京针灸骨伤学院，1992（4）：30-32.

[4] 梁繁荣．针灸学［M］．上海：上海科技技术出版社，2006.

[5] 董伟强，丁燕，徐连辉．点刺溃疡面放血治疗口腔溃疡［J］．中国针灸，2002，22（10）：686.

[6] 王绍霞，郭嫌，张秀兰．穴位注射治疗恶性肿瘤放疗所致腹痛的观察与护理［J］．中国实用护理杂志，2004，20（7）：1-2.

[7] 王绍霞，朱霞，郭嫌．穴位注射治疗恶性肿瘤化疗所致腹痛的观察和护理［J］．郑州大学学报（医学版），2004，39（4）：651-652.

[8] 徐桂华．内科护理学［M］．北京：中国中医药出版社，2006.

[9] 徐桂华，刘虹．中医护理学基础［M］．北京：中国中医药出版社，2012.

[10] 罗莎，陈春华．穴位埋线配合雷火灸治疗便秘的疗效观察［J］．广西中医学院学报，2010，13（4）：18-19.

[11] 单佩佩．肿瘤患者合并腹泻的原因分析及护理［J］．护理学报，2010，17（8A）：41-42.

[12] 蔡欣．艾灸配合吴茱萸穴位贴敷治疗腹泻［J］．内蒙古中医药，2014，33（3）：72.

[13] 刘森．浅谈腹泻的中医治疗［J］．按摩与康复医学，2011，2（5）：16.

[14] 张小芹．肿瘤相关性腹泻的病因构成分析及护理对策［J］．护理实践与研究，2011，8（9）：71-72.

[15] 左明焕，孙韬，姜敏，等．中医外治法治疗肿瘤术后胃瘫 31 例［J］．世界中医药，2011，6（2）：124-125.

[16] 杜业勤，孙永强．中西医结合治疗胃肠瘫综合征临床分析［J］．辽宁中医杂志，2007，34（4）：485-486.

[17] 陈钦盛．胃复安维生素 B6 穴位注射治疗胃部术后胃瘫综合征［J］．当代医学，2012，18（18）：156.

[18] 石学敏．针灸治疗学［M］．北京：人民卫生出版社，2001：144.

[19] 王卉．穴位艾灸治疗化疗引起的白细胞减少症的临床观察［D］．北京：北京中医药大学，2011：1-77.

[20] 杨嘉恩．温针灸治疗化疗后白细胞减少症的临床观察［D］．武汉：湖北中医药大学，2013：1-48.

[21] 南登崑．康复医学［M］．3 版．北京：人民卫生出版社，2004：231.

[22] 魏俊青，任树芬．中药足浴加穴位按摩预防脊髓损伤下肢深静脉血栓形成及护理体会［J］．河北中医杂志，2013，35（12）：1 895-1 896.

[23] 郭水英，郭勇．275 例静脉疾病的临床总结［J］．蛇志，2003，15（4）：34-36.

[24] 陆玉全．静脉炎的预防性护理［J］．中国实用杂志，2004，20（5）：62.

[25] 赵美玉．艾灸法治疗注射后硬结效果观察［J］．护理研究，2004，18（2B）：350.

[26] 庞自云．艾灸加新癀片治疗化疗性静脉炎的效果探讨［J］．护理学杂志 2005，20（5）：39.

[27] 张文，严晓伟，付向东，等．心包积液原因待查的病因分析［J］．中国心血管杂志，2001，6（2）：89-92.

[28] 张巧丽，吴桐，田叶红，等．隔药艾灸虚里穴治疗恶性心包积液 21 例［J］．中医药导报，2012，18（12）：67-68.

[29] 刘泽银，许冬梅，罗英，等．治疗心包积液经验介绍［J］．中国中医药信息杂志，2010，17（8）：79-80.

[30] 贾松松，张萌，贾成文，等．腹针结合温针灸治疗夜尿频多的临床观察［J］．按摩与康复医学，2012，3（12）：353.

[31] 李金彩，朱锐．中医辨证治疗癌性发热临床观察［J］．湖北中医杂志，2007，29（3）：34.

[32] 陈凯，王庆才．癌性发热辨治［J］．江苏中医药，2005，24（8）：48-49.

[33] 李艳丽．癌性发热的中西医治疗体会［C］．全国第三届中医学术论文集，2001：88-89.

[34] 张宇，韩晓，陈晶．浅谈低热的中医针灸治疗措施［J］．世界最新医学信息文摘，2013，13（12）：250.

[35] 李少丽．发热患者足底敷贴氨咖黄敏的效果观察［J］．护理学杂志，2012，27（3）：48.

[36] 于世英．癌症相关性乏力的诊治策略［J］．中国疼痛医学杂志，2012，18（10）：591.

[37] 王妙苗，王杰军．癌痛的发生机制及其相关药物治疗的研究现状［J］．临床肿瘤学杂志，2011，16（7）：662.

[38] 孙燕，顾慰萍．癌症三阶梯止痛治疗原则［M］.2版．北京：北京医科大学出版社，2002：16-17.

[39] 李佩文．中西医临床肿瘤学［M］．北京：中国中医药出版社，1996：413.

[40] 张利军．辨证分型治疗癌痛45例疗效观察［J］．河北中医，2007，29（5）：406-407.

[41] 洪晓瑜．耳针对中晚期肝癌疼痛的治疗体会［J］．中国临床康复，2002，6（14）：2136-2137.

[42] 张良玉．手足综合征的中西医结合护理体会［J］．湖南中医杂志，2011，27（4）：96-97.

[43] 肖舒静，谢珍，蔡娇芝．中药沐足缓解卡培他滨所致手足综合征的疗效观察［J］．国际医药卫生导报，2014，20（17）：2 724-2 725.

[44] 郭远超，张伶俐，王丹青，等．化疗药物与手足综合征［J］．中国肿瘤临床，2009，36（6）：357-360.

[45] 王玲，焦智民，李平．中药内服外洗治疗所致中重度手足综合征 8 例［J］．2006，19（4）：41-43.

[46] 张丽丽，王丽，陈淑惠．化疗药物外渗的防治［J］．中国误诊学杂志，2004，4（4）：620.

[47] 叶剑霞．化疗药物外渗的原因分析及护理［J］．解放军护理杂志，2009，26（4B）：56-57.

[48] 徐景毅，高步芳．金黄散外敷治疗化疗外渗 86 例疗效观察［J］．中医外治杂志，2003，12（2）：25.

[49] 王秀华，薛向荣，郭华．穴位注射加三黄汤外敷治疗化疗外渗的疗效观察［J］．护理实践与研究，2006，3（5）：17-18.

[50] 段文娟，张兰凤，孟凡迅，等．针刺治疗长春瑞宾外渗损伤的实验研究［J］．现代肿瘤医学杂志，2005，13（5）：642.

[51] 刘莉莉．浅谈放疗所致放射性皮炎的预防和护理体会［J］．求医问药，2012，10（8）：384-385.

[52] 顾炜．张家源．放射性皮炎中医防治护理进展［J］．中华现代护理杂志，2014，20（23）：2 999-3 001.

[53] 朱雪萍，廖惠莲，陈利，等．自制复方芦荟汁预防鼻咽癌患者放射性皮炎的效果观察［J］．护理学报，2013，20（8B）：67-68.

[54] 黎晓鹃．李克明．林洪英．三黄皮炎膏防治急性放射性皮炎的临床研究［J］．山东医药，2013，53（17）：85-86.

[55] 魏东波，张雪华，赫现玲．复方紫草油治疗 32P 交替注射海绵状血管瘤后放射性皮损的临床疗效［J］．求医问药，2013，11（11）：148-149.